AF572756

Strohmeyer – Becker – May

Geschichte der Inneren Medizin
in Nordrhein-Westfalen

Georg Strohmeyer – Klaus Becker – Burkard May

Geschichte der Inneren Medizin in Nordrhein-Westfalen

100 Jahre Rheinisch-Westfälische Gesellschaft für Innere Medizin

1903-2003

In Zusammenarbeit mit
Dr. Birgitt Morgenbrod und Dr. Stephanie Merkenich

Mit einem Beitrag von Prof. Ingrid Müller, Bochum

Ferdinand Schöningh

Paderborn · München · Wien · Zürich

Die Autoren:

PROF. DR. MED. GEORG STROHMEYER

Studium der Medizin an den Universitäten Göttingen, Innsbruck, Hamburg. Biochemische und klinische Ausbildung an den Universitätskliniken Hamburg-Eppendorf, Marburg und Harvard Universität Boston.
Direktor der Medizinischen Klinik, Klinik für Gastroenterologie, Hepatologie und Infektionskrankheiten der Heinrich Heine Universität Düsseldorf von 1972-1994.
Seit 1995 Ärztlicher Direktor der Mörsenbroich-Rath GmbH Düsseldorf.

DR. MED. KLAUS BECKER

Studium der Medizin in Würzburg und London. Klinische Ausbildung an den Universitätskliniken in Bonn und Düsseldorf. 1996 Gebietsbezeichnung „Innere Medizin", 1998 Schwerpunktbezeichnung „Gastroenterologie". Oberarzt-Tätigkeit am Florence-Nightingale-Krankenhaus in Düsseldorf-Kaiserswerth.
Seit 2003 Chefarzt der Klinik für Innere Medizin mit Gastroenterologie und Stoffwechselerkrankungen am St. Clemens-Hospital in Oberhausen-Sterkrade.

PROFESSOR DR. MED. BURKARD MAY

Studium der Medizin an den Universitäten in Köln, München, Marseille und Freiburg. Pharmakologische und klinische Ausbildung an den Universitätskliniken in Freiburg, Frankfurt a. M. und Hannover.
Leitender Arzt der Abteilung für Gastroenterologie und Hepatologie der BG-Kliniken Bergmannsheil, Klinikum der Ruhr-Universität Bochum, von 1978-2002.

Bibliografische Information Der Deutschen Bibliothek

Die Deutsche Bibliothek verzeichnet diese Publikation in der Deutschen Nationalbibliografie; detaillierte bibliografische Daten sind im Internet über http://dnb.ddb.de abrufbar.

Umschlaggestaltung: Evelyn Ziegler, München

Gedruckt auf umweltfreundlichem, chlorfrei gebleichtem und alterungsbeständigem Papier ♾ ISO 9706

Internet: www.schoeningh.de

Printed in Germany. Herstellung: Ferdinand Schöningh, Paderborn

ISBN 3-506-71757-X

Inhalt

KAPITEL V
MEDIZINISCHE EINRICHTUNGEN IM RHEINISCH-WESTFÄLISCHEN RAUM

Vorwort

Den Anstoß zu dieser Monographie über *100 Jahre Innere Medizin in Nordrhein-Westfalen* gab Professor Tilman Sauerbruch, Bonn, der aus Anlass der 175. Tagung der Rheinisch-Westfälischen Gesellschaft für Innere Medizin um eine historische Übersicht unserer Gesellschaft bat. Die Beschäftigung mit ihrer Geschichte führte dann zu einer intensiven Aufarbeitung der verschiedenen, zum Teil schwer zugänglichen Quellen.

Nachdem auch der Ausschuss der Gesellschaft ein positives Votum abgegeben hatte und sogar finanzielle Selbstbeteiligung anbot, war der Auftrag endgültig erteilt. Wenn die Autoren allerdings den Umfang ihrer Aufgabe rechtzeitig erkannt hätten, wäre das Buch wahrscheinlich nicht geschrieben worden. Das Haupthindernis war, dass die Gesellschaft kein Archiv hat, das leichten Zugang zu den Grundlagen der Gesellschaft ermöglicht hätte. Daher waren dringend Hilfen erforderlich! Sie fanden sich im näheren Umkreis des Erstautors in Dr. Klaus Becker, jetzt Chefarzt der Klinik für Innere Medizin an den St. Clemens Hospitalen Sterkrade in Oberhausen, der sich dem nachdrücklichen Wunsch seines früheren Chefs nicht entziehen konnte, und in Professor Burkard May, Bochum, Freund und langjähriger Kollege, der Mitleid empfand und sich freiwillig zur Mitarbeit bereit erklärte. Besonderer Dank gilt den Historikerinnen Frau Dr. Birgitt Morgenbrod und Frau Dr. Stephanie Merkenich, die ganz wesentliche und gründliche Vorarbeit leisteten, und ohne deren professionelle Hilfe das Buch nicht zustande gekommen wäre. Danken möchte ich auch vielen Kollegen aus Nordrhein-Westfalen, die mit Rat und Tat zur Seite standen. In Vertretung für viele Ungenannte seien an dieser Stelle genannt: Professor Dr. Wilhelm Berges, Aachen, zur Zeit Schriftführer der Gesellschaft und sein Vorgänger Professor Dr. Rudolf Phlippen, Duisburg; Professor Dr. Alfons Labisch, Direktor des Instituts für Geschichte der Medizin an der Universität Düsseldorf und gegenwärtiger Rektor, sowie sein Vorgänger im Amt, Professor Dr. Hans Schadewaldt und Herrn Prof. Dr. Dr. h.c. mult. Paul Mikat, die fachliche Ratschläge und Quellenhinweise gaben.

Frau Professor Ingrid Müller verdanken wir den Beitrag über „Die Entwicklung des Gesundheitswesens im Ruhrgebiet". Hilfreich waren auch die Diskussionen mit den Professoren Gerlach, Münster; Budde, Essen; Schmidt-Wilke, Münster; Häussinger und Erckenbrecht, Düsseldorf; Barmeyer, Bochum.

Unser besonderer Dank gilt Herrn Udo van Meeteren, Düsseldorf, Herrn Dr. Jürgen Manchot, Herrn Dr. h.c. Rolf Schwartz-Schütte und Herrn Patrik Schwartz-Schütte und nicht zuletzt den Mitgliedern des Ausschusses der Gesellschaft, die durch großzügige finanzielle Hilfe das Erscheinen dieser Monographie ermöglicht haben.

Die Autoren möchten sich schon jetzt dafür entschuldigen, dass nicht alle um die Gesellschaft verdienten Ärzte und Internisten erwähnt werden konnten. Das lag zum Teil daran, dass nicht alle Unterlagen bei den Nachforschungen gefunden wurden und zur Verfügung standen. Es war aber von vornherein natürlich völlig unmöglich und auch nicht beabsichtigt, alle größeren und kleineren Kliniken in das Kapitel „Medizinische Einrichtungen im nordrhein-westfälischen Raum" in diese geschichtliche Übersicht aufzunehmen. Wir mussten uns daher darauf beschränken, aus möglichst allen Regionen einige Krankenhäuser exemplarisch vorzustellen. Natürlich wird mancher Leser enttäuscht sein, wenn er sich im Text nicht wiederfindet. Auf keinen Fall stellt die Auswahl der Krankenhäuser und der Umfang ihrer Darstellung eine irgendwie geartete Bewertung dar. Das Buch wurde von Ärzten ohne medizinhistorische Erfahrungen geschrieben, denen hoffentlich einige Unzulänglichkeiten verziehen werden.

Bei einem Rückblick auf die 100 Jahre Innere Medizin in Nordrhein-Westfalen – und zum Teil ein bisschen darüber hinaus – wird deutlich, wie sich von einer Beobachtungs- und Erfahrungsmedizin in atemberaubender Geschwindigkeit eine auf naturwissenschaftlicher Grundlage basierende Innere Medizin entwickelt hat. Sicher ist, dass es den Tagungsleitern und Referenten immer gelungen ist, neue Erkenntnisse und Fortschritte der Inneren Medizin forschungs- und zeitnah und gründlich den Internisten in Nordrhein-Westfalen zu präsentieren. Das ist mit Sicherheit einer der Gründe für das hohe Niveau der Inneren Medizin in unserem Land.

Wir hoffen, dass Sie als Leser Freude und viele Informationen aus dieser Schrift schöpfen können. Es wäre eine große Genugtuung für die Autoren, wenn bei der Feier zum 200jährigen Bestehen der Gesellschaft im Jahr 2103 noch aus diesem Buch zitiert würde!

Es ist den Internisten und Medizinstudenten in Nordrhein-Westfalen gewidmet.

Neuss, im Dezember 2003 *Georg Strohmeyer*

Geleitwort

von Prof. Dr. med. Dr. h. c. Jörg-Dietrich Hoppe

100 Jahre alt zu werden ist möglich geworden, dank der Medizin, insbesondere der Inneren Medizin. Die medizinischen Errungenschaften der letzten hundert Jahre steigern die Erwartungen in gleicher Weise, wie paradoxerweise die Skepsis über den Wert des Erreichten wächst. Ein 100-jähriges Jubiläum sollte dennoch Anlass zu freudiger Erwartung bieten. Aus dem Fach Innere Medizin ist ein Gebiet geworden. Kein anderes Fach hat in gleicher Weise eine Differenzierung erfahren, wie die Innere Medizin und gleichzeitig die Hauptlast der medizinischen Versorgung getragen. 80 dieser 100 Jahre sind die Rheinisch-Westfälische Gesellschaft für Innere Medizin und die verfasste Selbstverwaltung der deutschen Ärzteschaft gemeinsamen Weges gegangen, zumeist auch gemeinsamen Sinnes; solange gibt es nämlich den Facharzt für Innere Krankheiten im deutschen Weiterbildungsrecht.

Alt zu werden allein ist kein Verdienst, auch wenn es Anlass zur Freude bietet. Wie die demografische Entwicklung in Deutschland zeigt, bereitet das Altern der Solidargemeinschaft auch Probleme. Der Erfolg der Medizin schafft damit auch Probleme für den Sozialstaat.

Spezialisierung zur Erzielung hoher fachlicher Qualität kann dann ihre Wirksamkeit entfalten, wenn Kommunikation das Trennende der Spezialisierung verhindern hilft. So verstehe ich Ihr Bemühen um den Erhalt der Einheitlichkeit der Inneren Medizin und unterstütze es nachhaltig.

Vorherzusagen, was uns in 100 Jahren die Zukunft und vornehmlich die Informations- und Gentechnik bringen werden, erscheint nicht möglich. Eine verlässliche Prognose für das nächste Jahrzehnt scheint schon vermessen. So bleibt die bescheidene Hoffnung, es in weiteren 100 Jahren nicht schlechter vorzufinden als heute.

Einführung

Ärztliche Lebenswelt im 19. Jahrhundert

Zu Beginn des 19. Jahrhunderts stand die Medizin den meisten Krankheiten hilflos gegenüber. In der Regel gelang es den Ärzten nicht einmal, Leiden sicher zu diagnostizieren – Untersuchungen beschränkten sich auf das Pulsmessen oder die Befragung des Patienten nach seinem körperlichen Befinden. Noch bis in die 1840er Jahre war das bereits 1819 in Frankreich entwickelte Stethoskop in Deutschland nahezu ungebräuchlich. Die wichtigste Behandlungsmethode war der Aderlass, die am häufigsten verabreichten Arzneien Brech- und Abführmittel. Über die spezifische Wirkungsweise einiger um die Wende des 18. zum 19. Jahrhundert neu entdeckter

Abb. 1: Ärztliche Praxis zu Beginn des 19. Jahrhunderts

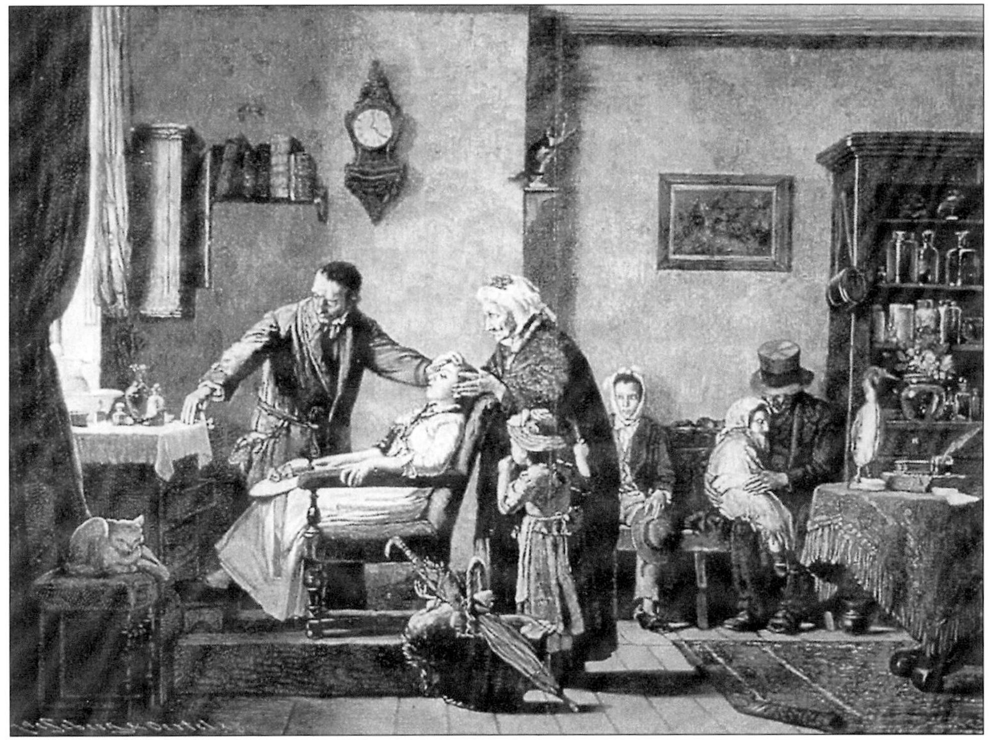

pharmazeutischer Substanzen wie Digitalis, Jod und Chinin war man sich lange im unklaren. Dass viele Ärzte in der Therapie dennoch erfolgreich waren, lag mehr an ihrer oft in jahrzehntelanger Praxis erworbenen Erfahrung als an ihrer „wissenschaftlich" fundierten Kompetenz.
Der Mangel an gesicherten Erkenntnissen, die eine fachliche Überlegenheit der studierten Ärzte hätten begründen können, hatte Auswirkungen auf ihr berufliches Leben, vor allem im Verhältnis zu ihren in der Regel der begüterten Oberschicht angehörenden Patienten. Da die Konsultation eines Arztes in schweren Fällen kaum als ein für die Wiederherstellung des Kranken zweckdienlicher Schritt galt, sondern, wie ein Zeitgenosse sarkastisch formulierte, die Anwesenheit eines Mediziners einfach „zum rechtmäßigen Tode eines nur etwas bedeutenden Menschen" dazugehörte, also eine Art soziales Ritual darstellte, blieb die professionelle Autorität der meisten Ärzte gering, zumal sie sich die Gunst von Angehörigen und Patienten mit einer Vielzahl von Laienhelfern, wie Badern, sogenannten Urinbesehern und heilkundigen Frauen teilen mussten.
Ungeachtet des vielfach prekären Arzt-Patient-Verhältnisses besaßen die studierten Mediziner als Mitglieder des Gelehrtenstandes ein hohes Sozialprestige. Das Studium an der Universität hatte ihnen – in den häufig noch lateinisch gehaltenen Vorlesungen – ein vorwiegend theoretisches Wissen vermittelt: Es umfasste neben den medizinischen Fächern im engeren Sinn auch Botanik, Zoologie, Mineralogie und

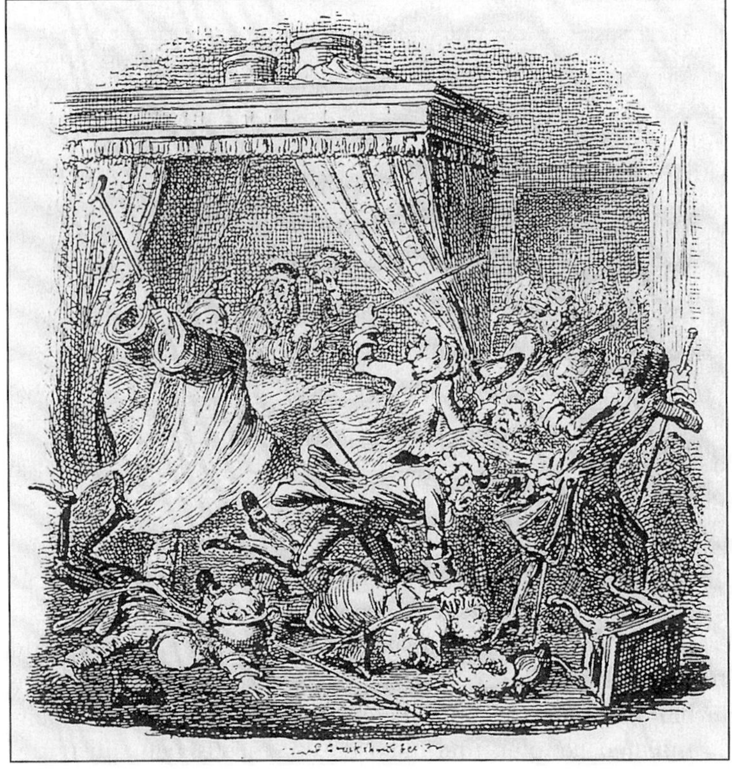

Abb. 2: Karikatur: Streit am Bett eines Kranken (englischer Kupferstich 1839).

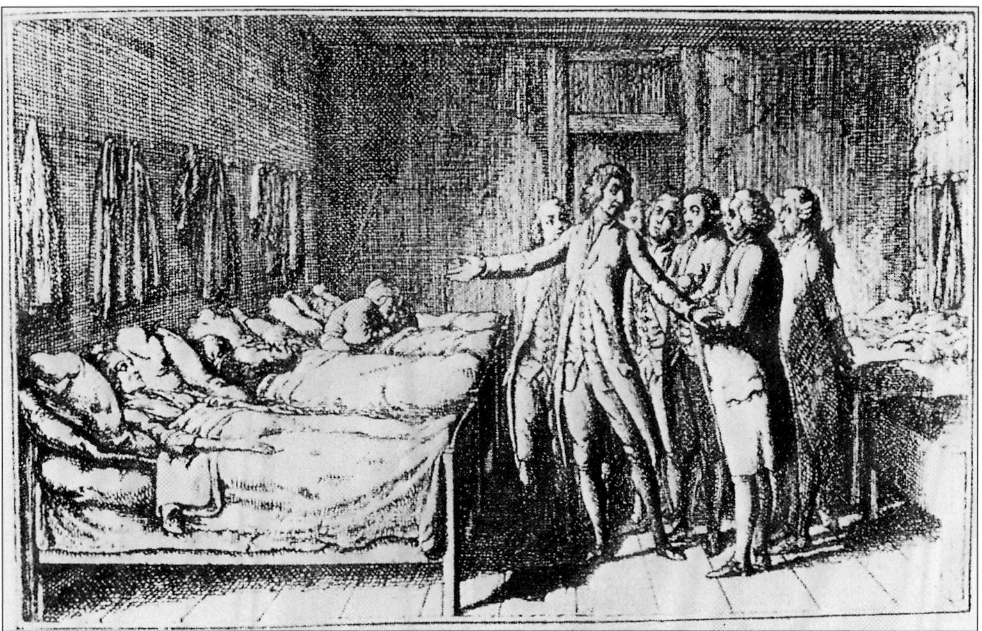

Abb. 3: Krankenzimmer der Berliner Charité um 1780. Kupferstich von D. Chodowiecki, 1783.

Chemie sowie Logik und Philosophie. Das Interesse richtete sich im wesentlichen darauf, das „Wesen" von Krankheiten zu erkennen, diese nach äußerlichen Symptomen zu klassifizieren und in eine phänomenologische Ordnung zu bringen. Eine entsprechend untergeordnete Rolle spielte die klinische Untersuchung am Krankenbett – praktische Erfahrungen erwarben die angehenden Mediziner vor allem in den Mitte des 18. Jahrhunderts an den Universitäten eingeführten akademischen Armen-Sprechstunden, später auch in den allmählich entstehenden Universitätskliniken, die mit ihren durchschnittlich zehn bis zwanzig Betten allerdings zunächst nur äußerst bescheiden ausgestattet waren.

Unter der schmalen Schicht der studierten Ärzte stand die weit größere Gruppe der Wundärzte verschiedener Abstufungen und Grade. Mitte des 19. Jahrhunderts gab es etwa in Württemberg neun verschiedene Klassen von Wundärzten mit 20 Unterstufen. Ihre Tätigkeit sollte sich gemäß alter Tradition und nach Maßgabe der im 18. Jahrhundert erlassenen staatlichen Medizinalordnungen auf die Behandlung äußerer Verletzungen, also auf chirurgische Eingriffe, beschränken, doch waren die Wundärzte insbesondere auf dem Land oder in kleineren Städten häufig für die gesamte Krankenversorgung zuständig. Ihre Ausbildung war nicht einheitlich geregelt – oftmals waren es ehemalige Bader oder Barbiere, die durch Talent oder jahrelange Übung eine besondere Geschicklichkeit bei bestimmten medizinischen Eingriffen und Behandlungen erworben hatten. Nur eine kleine Elite insbesondere von Militär- und Stadtwundärzten hatte die zur Hebung des fachlichen Niveaus vom Staat eingerichteten chirurgischen Institute, wie etwa das 1713 in Berlin gegründete „theatrum anatomicum", besucht.

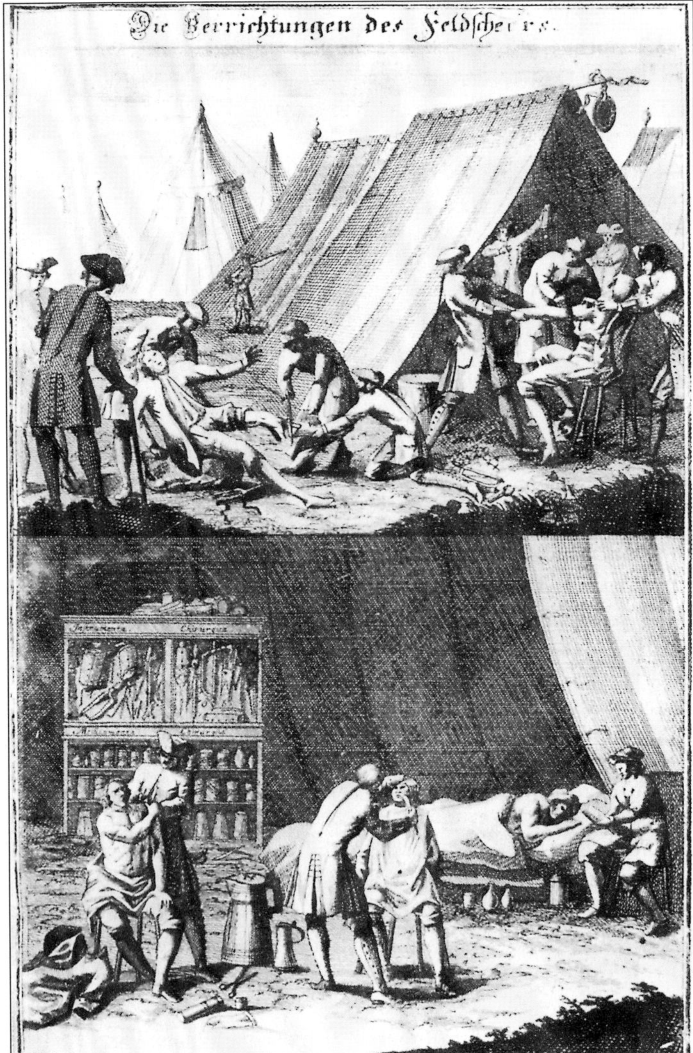

Abb. 4: Behandlungszelt eines Militär-Wundarztes im Felde in der ersten Hälfte des 18. Jahrhunderts. Kupferstich, 1727.

1825 versuchte der preußische Staat mit einer neuen Prüfungsordnung das unübersichtliche System zu reformieren. Er behielt zwar die alte Hierarchie von studierten Ärzten und Wundärzten bei, hob aber die traditionelle Trennung der Heilkunde in Medizin und Chirurgie auf: Auch die Medizinstudenten mussten in ihren Examina nun chirurgische Kenntnisse nachweisen und konnten dann wählen, ob sie sich als reine Mediker oder als Ärzte und Wundärzte zugleich, als „Mediko-Chirurgen", niederlassen wollten. Für die staatliche Approbation zum „Wundarzt erster Klasse", der in seiner Ausrichtung auf „praktische Routine" dem wenige Jahre zuvor eingerichteten bayerischen Landarzt entsprach, wurde eine Ausbildung an einer der neugegründeten mediko-chirurgischen Lehranstalten obligatorisch. Die Wundärzte rein handwerklicher Provenienz sollten allmählich aus dem System ausgegrenzt

werden: Als „Wundärzte zweiter Klasse“ waren sie offiziell nur noch zur sogenannten kleinen Chirurgie, etwa zum Aderlass, zum Setzen von Blutegeln oder zum Anlegen von Verbänden berechtigt.
Mit der Reform begann sich die Zusammensetzung der preußischen Ärzteschaft in der Tat zu verändern: Die Zahl der als „Mediko-Chirurgen“ praktizierenden promovierten Ärzte sowie der „Wundärzte erster Klasse“ stieg von 1828 bis 1846 jeweils auf über das Doppelte an, während die ursprünglich große Gruppe der „Wundärzte zweiter Klasse“ erheblich schrumpfte – allerdings blieb ihre Bedeutung für die medizinische Versorgung auf dem Land zunächst hoch.

Zahl der Ärzte und Wundärzte in Preußen 1828-1846

Jahr	*promovierte Ärzte*		*Wundärzte*	*Wundärzte*
	Gesamt	*davon zugl. Wundärzte*	*I. Klasse*	*II. Klasse*
1828	1986	947	379	2058
1831	2068	1056	394	1891
1837	2456	1558	614	1666
1840	2726	1893	676	1543
1846	3137		827	1144

Die deutliche Zunahme der studierten Ärzte und Wundärzte erster Klasse vor allem in den Städten ist ein deutliches Indiz für die wachsende Professionalisierung des Ärztestandes, dessen Status allmählich weniger durch allgemeine Gelehrsamkeit, sondern durch fachliche Tüchtigkeit bestimmt wurde. Begünstigt wurde dieser Wandel durch die zu dieser Zeit immer deutlicher spürbar werdenden wissenschaftlichen Erkenntnisfortschritte sowie die damit einhergehende inhaltliche Veränderung und Erweiterung des Medizinstudiums – eine Entwicklung, die den promovierten Ärzten schließlich ein entscheidendes Argument gegen die häufig unliebsame Konkurrenz der in ihren Augen nur halbgebildeten Wundärzte lieferte. Der Wunsch nach Abschaffung der weniger anspruchsvollen Ausbildungswege und der niedrigen Ärztekategorien wurde zu einem Kernpunkt der in den 1840er Jahren einsetzenden Medizinalreformbewegung: Zu dem auf eine Reorganisation des gesamten Gesundheitswesens abzielenden Forderungskatalog gehörte darüber hinaus die Mitsprache gewählter ärztlicher Vertreter in Medizinalangelegenheiten, die Einrichtung von Standesvertretungen mit eigener Disziplinarbefugnis, Lehr- und Lernfreiheit an den Universitäten, die Umgestaltung des Armenarztwesens sowie sanitätspolitische Maßnahmen.
1852 kam der preußische Staat der Forderung nach Bildung eines akademisch fundierten „Einheitsstands“ nach. Die zur Ausbildung der „Wundärzte erster Klasse“ eingerichteten medizinisch-chirurgischen Lehranstalten wurden geschlossen, die „Wundärzte zweiter Klasse“ zu „Heildienern“ herabgestuft, die nach einer Prüfung durch den Kreisphysikus, dem lokalen Vertreter der staatlichen Medizinalbürokratie, nur noch für kleinere chirurgische Operationen unter Anleitung eines Arztes wi-

derruflich konzessioniert wurden. Übrig blieb eine einzige Kategorie von Ärzten, die nach Universitätsstudium und staatlicher Approbation die Berechtigung zur Ausübung der Praxis in sämtlichen Zweigen erhielten und den Titel „Praktischer Arzt, Wundarzt und Geburtshelfer" führten. Die in Preußen 1852 erreichte Vereinheitlichung und in den 1860er Jahren in die Wege geleitete weitere Ausgestaltung der Qualifikationsstandards, wie der Ersatz des „tentamen philosophicum" durch das „tentamen physicum", hatte Vorbildfunktion für ganz Deutschland: So wurde das preußische Prüfungsreglement von 1867, das den Medizinstudenten unter anderem ein zweisemestriges Praktikum an der chirurgischen und der medizinischen Klinik vorschrieb, ab September 1869 auf das Gebiet des Norddeutschen Bundes ausgedehnt und galt nach der Reichsgründung 1871 auch für das gesamte Deutsche Reich.

Im Zuge der Professionalisierung des Ärztestandes entstanden allmählich neue Leitbilder: An die Stelle des Gelehrten, der manuelle Tätigkeiten verachtete und seinen Status durch würdevolles Auftreten sowie geistreiche Gespräche mit seinen wohlhabenden Patienten dokumentierte, trat seit der Mitte des 19. Jahrhunderts mehr und mehr der in allen Feldern der Heilkunde bewanderte verantwortungsbewusste Praktiker, der selbst Hand anlegte und bei Wind und Wetter, Nacht und Nebel zu seinen Patienten eilte. Dieses lange Zeit geltende, in der Figur des Landarztes romantisch verklärte Ideal wurde gegen Ende des 19. Jahrhunderts durch den Typus des fachlich versierten, in schwierigen Fällen zu konsultierenden Spezialisten ergänzt.

Der Spezialisierung der ärztlichen Praxis ging zeitlich die Spezialisierung der medizinischen Wissenschaft voraus. An den Universitäten hatte der zunächst langsam, dann sprunghaft steigende Wissenszuwachs schon früh zu einer allmählichen Ausdifferenzierung der Heilkunde in verschiedene Spezialgebiete geführt – so war Anfang des 19. Jahrhunderts an der Universität Berlin eine Habilitation nur noch für eine begrenzte Teildisziplin möglich. Dies führte zu einer Ausweitung der Ordinariatsstellen: Umfassten 1820 die medizinischen Fakultäten in Deutschland jeweils rund vier Lehrstühle, so waren 1910 durchschnittlich 17 Einzelfächer an ihnen vertreten. Dieser Entwicklung trugen die Prüfungsordnungen zunehmend Rechnung. Anfang des 20. Jahrhunderts wurde nicht nur das „praktische Jahr" eingeführt, sondern den angehenden Ärzten neben dem vor dieser Zeit obligatorischen Besuch der medizinischen, der chirurgischen und der geburtshilflichen Klinik sowie der Augenklinik auch ein Praktikum an der Kinderklinik, der psychiatrischen Klinik, der Klinik für Hals-, Nasen- und Ohrenkrankheiten sowie der Hautklinik vorgeschrieben. Ferner mussten sie Vorlesungen über topographische Anatomie, Pharmakologie sowie gerichtliche Medizin gehört haben.

Neben den auf diese Weise ausgebildeten Allgemeinmedizinern etablierten sich immer mehr Spezialärzte für bestimmte Leiden und Patientengruppen. Im Jahr 1904 betrieben circa 17,5 Prozent der preußischen Ärzte eine Spezialpraxis, unter anderem für Augen- und Nervenheilkunde, für Frauenleiden oder Kinderkrankheiten – in den Großstädten betrug ihr Anteil sogar zwischen 25 und 35 Prozent, an der Spitze lagen Bonn und Danzig mit 42 bzw. 40 Prozent. Einen geregelten Ausbildungsgang gab es nicht. Die Art und Weise, wie sich ein Mediziner nach seiner Approbation als praktischer Arzt zum Spezialisten weiterbildete, war völlig in sein Belieben gestellt. In der Regel erwarb er die nötigen Kenntnisse durch eine Stellung in der entsprechenden Abteilung eines Krankenhauses oder als Assistent eines fachlich renommierten, älteren Kollegen – eine einheitliche Regelung der Ausbildung und Prüfung brachte erst die Facharztordnung von 1924.

Kapitel I
Das ärztliche Vereinswesen im 19. und 20. Jahrhundert

1. Die Entwicklung der ärztlichen Vereinigungen in Deutschland

Die Geschichte der medizinisch-naturwissenschaftlichen Gesellschaften in Deutschland begann am 1. Januar 1652. An diesem Tag gründeten in der Freien Reichsstadt Schweinfurt vier Ärzte, darunter der Stadtarzt Johann Laurentius Bausch, nach antikem Vorbild und nach dem Muster der italienischen *accademia dei lincei* mit der „Academia naturae Curiosorum" eine Gesellschaft, die sich, so die Gründungsstatuten, der Erforschung der Natur und insbesondere der weiteren Aufklärung auf dem Gebiet der Heilkunde und dem daraus hervorgehenden Nutzen für die Menschen widmen wollte. Seit 1670 gab die mit ihren auswärtigen „korrespondierenden" Mitgliedern überregional ausgerichtete Akademie eine eigene Zeitschrift heraus, die als erste fortlaufend erscheinende wissenschaftlich-medizinische Schriftenreihe der Welt gilt und Kaiser Leopold I. gewidmet war. Rasch folgten kaiserliche Anerkennung und Bestätigung – 1687 erhob Leopold I. die Vereinigung zur Reichsakademie „Sacri Romani Imperii Academia Caesareo-Leopoldina naturae Curiosorum" und stattete sie mit einer Reihe von Privilegien aus: darunter neben der wichtigen Zensurfreiheit dem Schutz vor unberechtigtem Nachdruck ihrer Schriften.

Die seit 1878 unter dem Namen „Deutsche Akademie der Naturforscher Leopoldina" in Halle ansässige Institution fand mit ihrer Zielsetzung bald Nachahmer. Um die Wende vom 18. zum 19. Jahrhundert etablierten sich zahlreiche medizinisch-naturwissenschaftliche Vereinigungen, etwa 1773 in Berlin eine „Gesellschaft naturforschender Freunde". Die Zusammensetzung dieser gelehrten Privatgesellschaften war oftmals sehr heterogen. So umfasste die von dem Sigmaringer Hofarzt Franz Xaver Mezler 1801 gegründete „Vaterländische Gesellschaft der Ärzte und Naturforscher Schwabens" neben Ärzten auch Lehrer, Beamte, Forstleute, Geistliche und Bergwerksdirektoren. Zu einem Zentrum der Aussprache entwickelten sich die 1822 von Lorenz Oken in Leipzig ins Leben gerufenen „Versammlungen deutscher Naturforscher und Ärzte", in deren medizinischen Sektionen nicht nur Fragen der Heilkunde, sondern auch Themen, die den ärztlichen Stand betrafen, behandelt wurden.

Daneben entstanden auf lokaler Ebene, vor allem in größeren Orten und Universitätsstädten, rein ärztliche Vereinigungen – zunächst im Zuge der Aufklärung als medizinische Lesegesellschaften, später als Zusammenschlüsse, die neben wissenschaftlichen Zwecken auch der Pflege der kollegialen Beziehungen und der Diskussion standespolitischer Fragen dienten. Zu den frühen Gründungen gehörten 1780 die „Gesellschaft praktischer Ärzte, Wundärzte und Geburtshelfer" in Mannheim, 1808 die „physicalisch-medicinische Societät" in Erlangen, 1809 ein „Ärztlicher Verein zu Lübeck" und 1810 die berühmte „Hufeland'sche Gesellschaft" in Berlin.

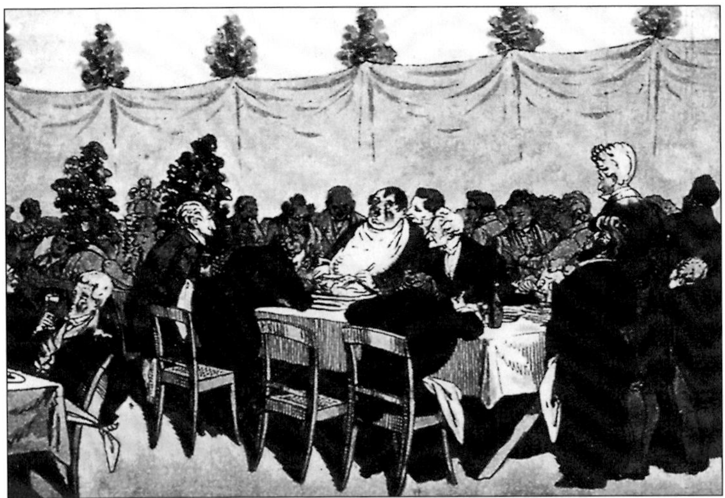

Abb. 5: Karikatur um 1840: „Wie die Naturforscher naturforschen"

In den 1840er Jahren erlebte das ärztliche Vereinswesen einen erheblichen Aufschwung. Im Zeichen der in den bürgerlichen Schichten weit verbreiteten Kritik an den politischen und gesellschaftlichen Verhältnissen Deutschlands fanden sich immer mehr Ärzte zusammen, um ihrer Unzufriedenheit mit dem als unzulänglich empfundenen medizinischen System Ausdruck zu verleihen. Die schwierige wirtschaftliche Lage vieler Ärzte, die immer noch bestehende hierarchische Abstufung des ärztlichen Standes in studierte Ärzte und Wundärzte, der Pauperismus und die Seuchengefahr in den durch die beginnende Industrialisierung wachsenden Ballungsräumen – all dies waren Probleme, mit denen sich die ärztlichen Assoziationen beschäftigten. Zur Speerspitze der bereits erwähnten „Medizinalreform"-Bewegung entwickelte sich eine Gruppe von Berliner Ärzten um den jungen Rudolf Virchow, die in ihrer 1848 gegründeten Zeitschrift „Die medicinische Reform" neben standespolitischen Belangen auch die Frage einer allgemeinen Gesundheitsfürsorge thematisierte.

Das Scheitern der Revolution 1848/49 führte auch in der Ärzteschaft zu einem Rückgang des Reformeifers. Zahlreiche der gerade erst ins Leben gerufenen Vereine lösten sich auf, andere beschränkten sich wieder auf die Pflege des kollegialen Verkehrs und der Wissenschaft. Erst in den 1860er Jahren begann sich das ärztliche Vereinsleben sowohl auf lokaler als auch auf regionaler Ebene erneut zu intensivieren. Berufspolitische Fragen traten abermals in den Vordergrund – wieder richteten sich die Forde-

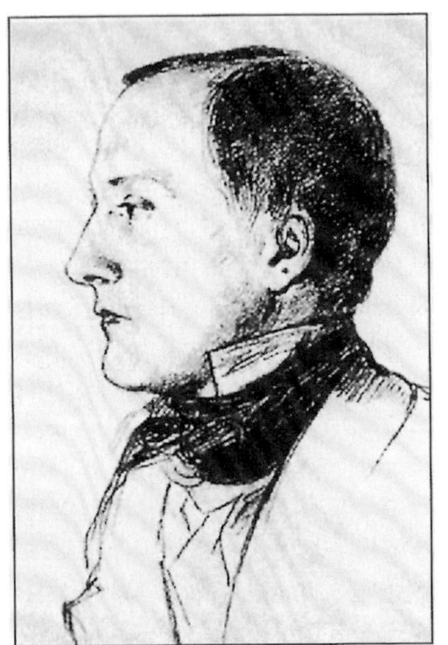

Abb. 6: Der junge Rudolf Virchow, 1849

Abb. 7: Erste Ausgabe der Zeitschrift „Die medicinische Reform" 1848

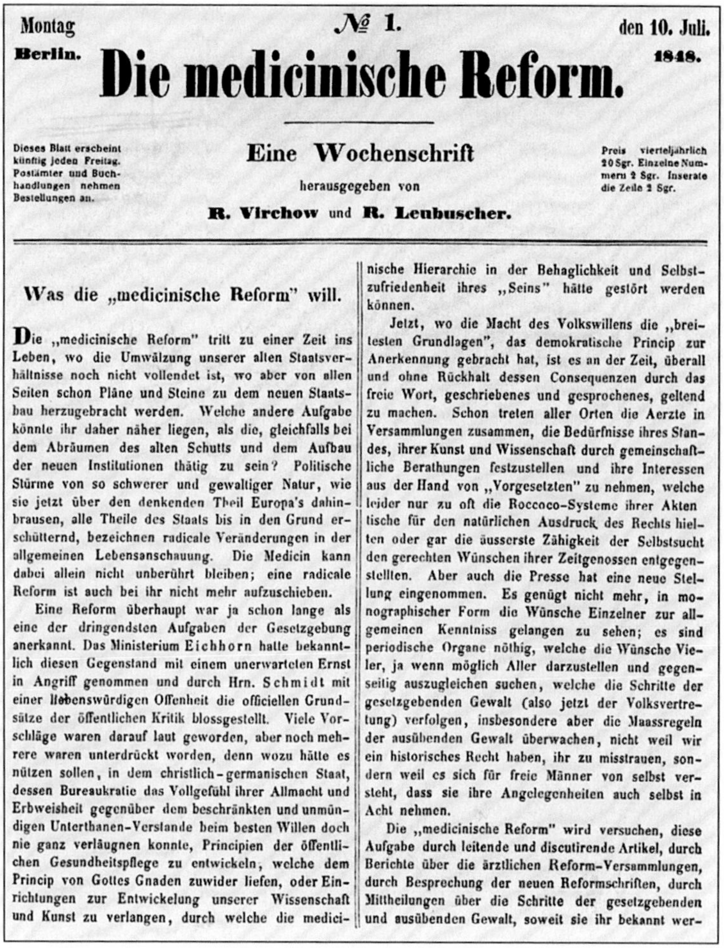

Montag № 1. den 10. Juli.
Berlin. 1848.

Die medicinische Reform.

Dieses Blatt erscheint künftig jeden Freitag. Postämter und Buchhandlungen nehmen Bestellungen an.

Eine Wochenschrift
herausgegeben von
R. Virchow und R. Leubuscher.

Preis vierteljährlich 20 Sgr. Einzelne Nummern 2 Sgr. Inserate die Zeile 2 Sgr.

Was die „medicinische Reform" will.

Die „medicinische Reform" tritt zu einer Zeit ins Leben, wo die Umwälzung unserer alten Staatsverhältnisse noch nicht vollendet ist, wo aber von allen Seiten schon Pläne und Steine zu dem neuen Staatsbau herzugebracht werden. Welche andere Aufgabe könnte ihr daher näher liegen, als die, gleichfalls bei dem Abräumen des alten Schutts und dem Aufbau der neuen Institutionen thätig zu sein? Politische Stürme von so schwerer und gewaltiger Natur, wie sie jetzt über den denkenden Theil Europa's dahinbrausen, alle Theile des Staats bis in den Grund erschütternd, bezeichnen radicale Veränderungen in der allgemeinen Lebensanschauung. Die Medicin kann dabei allein nicht unberührt bleiben; eine radicale Reform ist auch bei ihr nicht mehr aufzuschieben.

Eine Reform überhaupt war ja schon lange als eine der dringendsten Aufgaben der Gesetzgebung anerkannt. Das Ministerium Eichhorn hatte bekanntlich diesen Gegenstand mit einem unerwarteten Ernst in Angriff genommen und durch Hrn. Schmidt mit einer liebenswürdigen Offenheit die officiellen Grundsätze der öffentlichen Kritik blossgestellt. Viele Vorschläge waren darauf laut geworden, aber noch mehrere waren unterdrückt worden, denn wozu hätte es nützen sollen, in dem christlich-germanischen Staat, dessen Bureaukratie das Vollgefühl ihrer Allmacht und Erbweisheit gegenüber dem beschränkten und unmündigen Unterthanen-Verstande beim besten Willen doch nie ganz verläugnen konnte, Principien der öffentlichen Gesundheitspflege zu entwickeln, welche dem Princip von Gottes Gnaden zuwider liefen, oder Einrichtungen zur Entwickelung unserer Wissenschaft und Kunst zu verlangen, durch welche die medicinische Hierarchie in der Behaglichkeit und Selbstzufriedenheit ihres „Seins" hätte gestört werden können.

Jetzt, wo die Macht des Volkswillens die „breitesten Grundlagen", das demokratische Princip zur Anerkennung gebracht hat, ist es an der Zeit, überall und ohne Rückhalt dessen Consequenzen durch das freie Wort, geschriebenes und gesprochenes, geltend zu machen. Schon treten aller Orten die Aerzte in Versammlungen zusammen, die Bedürfnisse ihres Standes, ihrer Kunst und Wissenschaft durch gemeinschaftliche Berathungen festzustellen und ihre Interessen aus der Hand von „Vorgesetzten" zu nehmen, welche leider nur zu oft die Roccoco-Systeme ihrer Aktentische für den natürlichen Ausdruck des Rechts hielten oder gar die äusserste Zähigkeit der Selbstsucht den gerechten Wünschen ihrer Zeitgenossen entgegenstellten. Aber auch die Presse hat eine neue Stellung eingenommen. Es genügt nicht mehr, in monographischer Form die Wünsche Einzelner zur allgemeinen Kenntniss gelangen zu sehen; es sind periodische Organe nöthig, welche die Wünsche Vieler, ja wenn möglich Aller darzustellen und gegenseitig auszugleichen suchen, welche die Schritte der gesetzgebenden Gewalt (also jetzt der Volksvertretung) verfolgen, insbesondere aber die Maassregeln der ausübenden Gewalt überwachen, nicht weil wir ein historisches Recht haben, ihr zu misstrauen, sondern weil es sich für freie Männer von selbst versteht, dass sie ihre Angelegenheiten auch selbst in Acht nehmen.

Die „medicinische Reform" wird versuchen, diese Aufgabe durch leitende und discutirende Artikel, durch Berichte über die ärztlichen Reform-Versammlungen, durch Besprechung der neuen Reformschriften, durch Mittheilungen über die Schritte der gesetzgebenden und ausübenden Gewalt, soweit sie ihr bekannt wer-

rungen der Ärzte auf eine selbständige Verwaltung ihrer Berufsangelegenheiten, auf Teilnahme an der öffentlichen Gesundheitspflege sowie auf ständige Vertretung ihrer Interessen bei den Staatsbehörden. Heftig umstritten war die – nicht zuletzt auf Betreiben der einflussreichen „Berliner Medizinischen Gesellschaft" um Virchow – in der Gewerbeordnung des Norddeutschen Bundes von 1869 erfolgte Freigabe des Heilgewerbes, die zwar eine Reihe unliebsamer Reglementierungen aufhob, in den Augen mancher Ärzte aber auch der Kurpfuscherei durch nicht ausreichend gebildete Personen wieder Tür und Tor öffnete. Gerade die formalrechtliche Gleichstellung von approbierten Ärzten und nicht approbierten medizinischen Dienstleistern förderte unter den Ärzten den Gedanken, sich fester als bisher zusammenzuschließen.

Die Reichsgründung 1870/71 schuf dann den Aktions- und Bezugsrahmen, in dem sich – parallel zu dem sich in den Einzelstaaten allmählich entwickelnden System von Ärztekammern und ähnlich strukturierten staatlich anerkannten Standesorganisationen – eine zunehmend machtvolle reichsweite Ärztevertretung etablieren sollte. Nach umfangreichen Vorarbeiten fand am 17. September 1873 auf dem ersten deutschen Ärztetag die offizielle Konstituierung des „Deutschen Ärztevereinsbunds" statt, der sich in der Folge vor allem mit Fragen beschäftigte, die unmittelbar ärztliche Berufsinteressen berührten. Dazu gehörten etwa die Kurpfuscherei und der Geheimmittelschwindel, die ärztliche Prüfungsordnung, die „Überfüllung" des ärztlichen Standes, die Gründung eines Lebensversicherungsvereins oder von Unterstützungskassen für Ärzte sowie schließlich seit den 1880er Jahren die mit der Bismarckschen Sozialversicherungsgesetzgebung aufkommende „Kassenfrage". Die Zahl der dem Bund angeschlossenen Vereine wie auch die Zahl der in ihnen organisierten Mitglieder stieg kontinuierlich an: Waren auf dem zweiten Ärztetag 1874 in Eisenach 79 Vereine mit 5235 Mitgliedern vertreten gewesen, gehörten dem Ärztevereinsbund 1881 bereits 7765 Mitglieder in 189 Vereinen an; 1888 wurde die Zahl von 10000 und 1903 die von 20000 Mitgliedern überschritten.

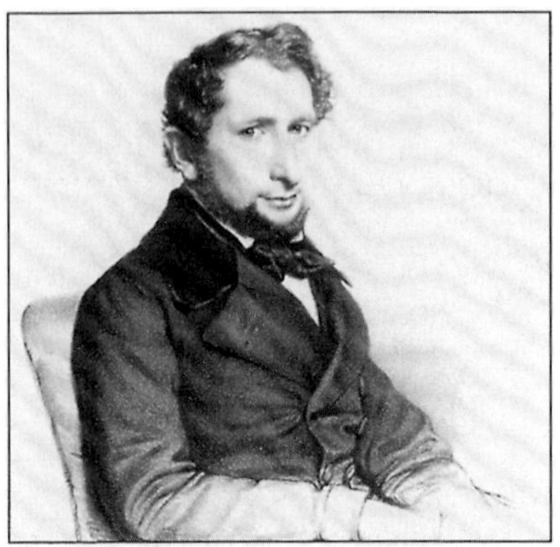

Abb. 8: Hermann Eberhard Richter, Initiator des Ärztevereinsbunds

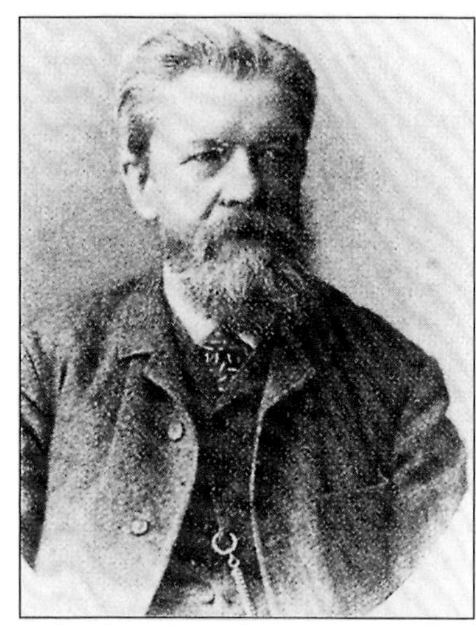

Abb. 9: Eduard Graf, Vorsitzender des Ärztevereinsbunds 1873-1895

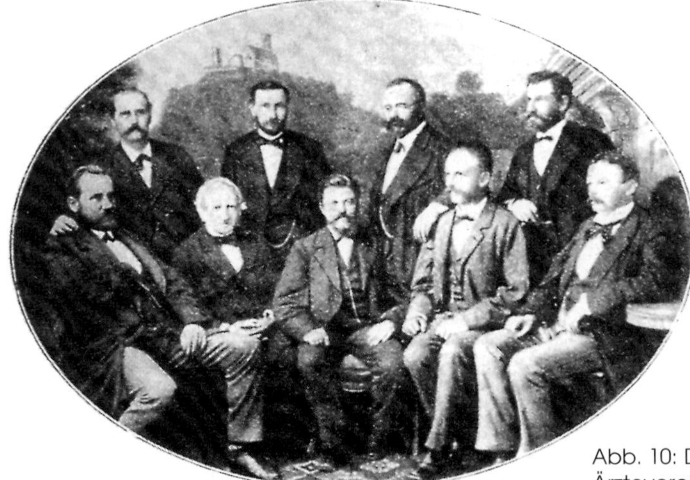

Abb. 10: Der Geschäftsausschuß des Ärztevereinsbunds 1878

Die Verschärfung der Auseinandersetzungen mit den Krankenkassen führte im Jahr 1900 zur Gründung des „Verbands der Ärzte Deutschlands zur Wahrung ihrer wirtschaftlichen Interessen", der auch Leipziger Wirtschaftlicher Verband und später nach seinem Gründer, dem Arzt Hermann Hartmann, Hartmannbund genannt wurde. Anders als der als Honoratiorenverband konzipierte Ärztevereinsbund repräsentierte der Hartmannbund den Typus eines modernen Funktionärsverbandes. Er erfreute sich, insbesondere nach seiner organisatorischen Annäherung an den Ärztevereinsbund im Jahr 1903, innerhalb der Ärzteschaft großer Beliebtheit, da er nach außen seine Ziele kompromisslos durchzusetzen trachtete und nach innen vor allem jungen Ärzten eine breite Palette von Dienstleistungen anbot, wie etwa Witwen- und Waisenkasse, Stellenvermittlung und Rechtsberatung: 1908 gehörten mit 21210 Mitgliedern über 70 Prozent der deutschen Zivilärzte dem Hartmannbund an.

Zahl der Zivilärzte im Deutschen Reich 1885-1911

Jahr	*Zahl der Ärzte*	*Jahr*	*Zahl der Ärzte*
1885	14448	**1903**	27896
1889	17132	**1905**	28872
1895	21479	**1908**	29857
1899	25069	**1911**	31052

Die ursprüngliche, aus dem traditionellen Selbstverständnis ärztlicher Vereine herrührende Zielsetzung des Ärztevereinsbunds, neben den standespolitischen Interessen auch dem wissenschaftlichen Austausch zu dienen, trat im Laufe der Jahre allerdings immer mehr in den Hintergrund. Dies lag vor allem daran, dass die letztere Aufgabe zunehmend von einem eigenen Typ des ärztlichen Vereins, der medizinischen Fachgesellschaft, übernommen wurde. In den Jahren nach der Reichsgründung bildete sich eine Reihe derartiger Fachgesellschaften auf nationaler Ebene, so etwa Anfang der 1870er Jahre die aus dem Kongress für Chirurgie hervorgehende Deutsche Gesellschaft für Chirurgie, ferner die Gesellschaften für Gynäkologie und für Ophthalmologie, der Verein der deutschen Irrenärzte sowie die Anatomische Gesellschaft.

Die heute in Wiesbaden ansässige „Deutsche Gesellschaft für innere Medizin" verdankt ihr Entstehen ebenfalls der Aufbruchsstimmung des Kaiserreichs. Im Februar 1881 fanden sich im

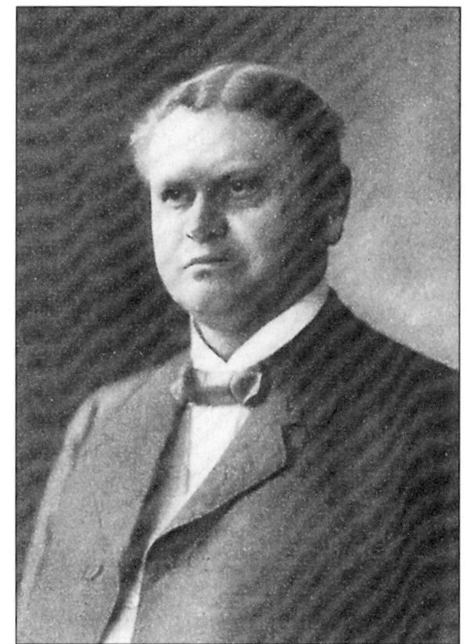

Abb. 11: Hermann Hartmann (1863-1923), Gründer des Hartmannbunds

Haus des Geheimen Medizinalrats Professor Ernst Victor Leyden im vornehmen Tiergartenviertel Berlins rund 80 namhafte Ärzte, darunter Friedrich Theodor Frerichs und Paul Ehrlich, zur Gründung eines „Vereins für innere Medicin" zusammen. In Anlehnung an einen Ausspruch Virchows definierte Leyden als das Ziel der vom Verein veranstalteten wissenschaftlichen Sitzungen, die Teilnehmer „im Wissen zu bereichern, im Können stark zu machen". Von Anfang an ging Leydens Blick allerdings über Berlin hinaus. Auf seine Initiative hin kam es bereits im Frühjahr 1882 zur Einberufung eines auf nationaler Ebene organisierten dreitägigen „Congresses für innere Medicin" in Wiesbaden, den Frerichs am 20. April eröffnete und auf dem Robert Koch in Abänderung des ursprünglichen Programms am 21. April über seine kurz zuvor gemachte sensationelle Entdeckung des Tuberkelbazillus referierte.

Der „Kongreß für innere Medizin", später in „Tagung der Deutschen Gesellschaft für innere Medizin" umbenannt, nahm eine überaus erfolgreiche Entwicklung. Hatten an dem ersten Kongress 1882 knapp 190 Ärzte teilgenommen, so erhöhte sich die Zahl auf dem vierten Kongress 1885 auf 238 und auf dem neunten Kongress 1889 auf 379.

Da die Zahl der Vorträge ebenfalls zunahm, war es „mit der behaglichen Ruhe" der Gründungsjahre bald vorüber: Schon 1912 wurde kritisch angemerkt, dass die Fülle des Programms „längst das Maß der Aufnahmefähigkeit" der Zuhörer überstieg. Selbst die sich im Zuge der weiteren Differenzierung der inneren Medizin entwickelnden Spezial-Fachgesellschaften – so etwa die nach jahrelangen Vorarbeiten 1925 gegründete „Deutsche Gesellschaft für Verdauungs- und Stoffwechselkrank-

Abb. 12: Ernst Victor (von) Leyden

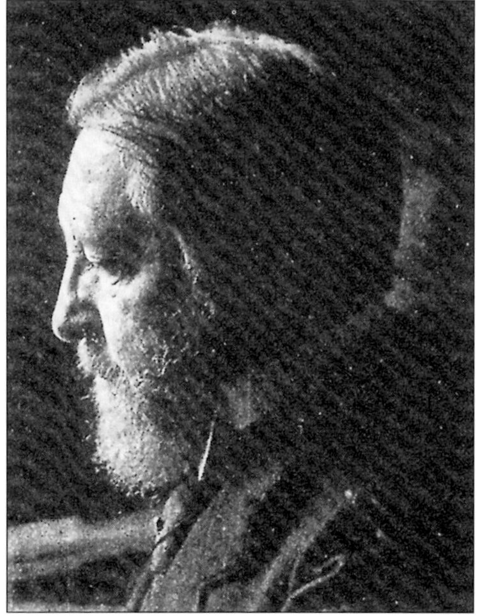

Abb. 13: Friedrich Theodor Frerichs

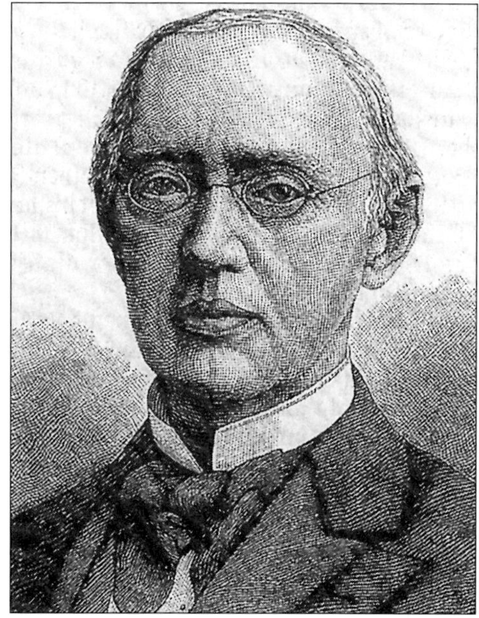

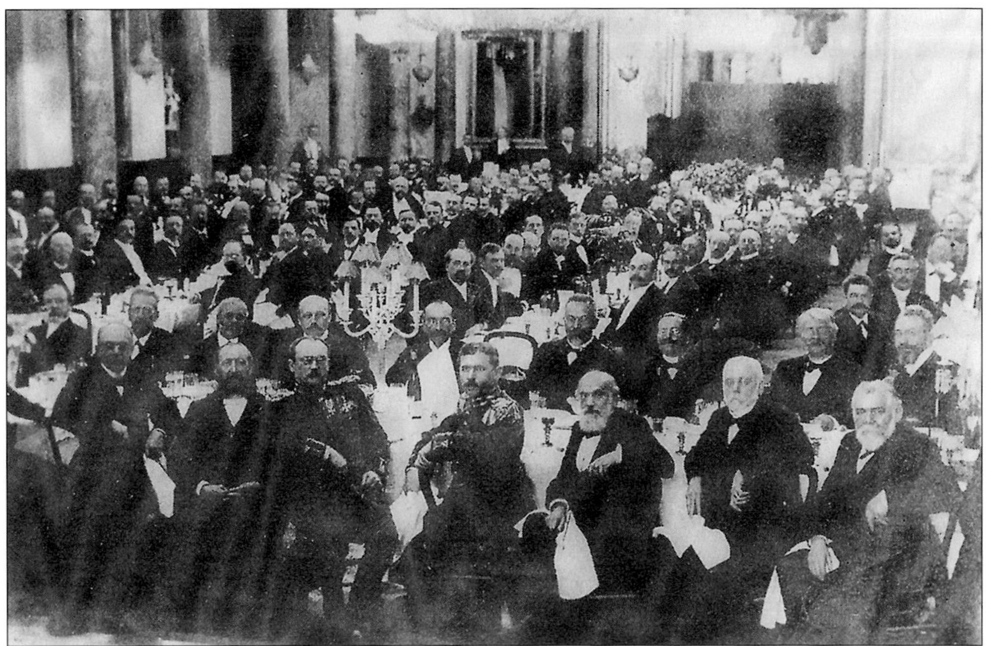

Abb. 14: Der 18. Kongreß für innere Medizin in Wiesbaden, 1900

heiten" (Erster Gastroenterologischer Kongreß in Deutschland am 24. April 1914 in Wiesbaden unter C.A. Ewald), die „Deutsche Tuberkulosegesellschaft" (1926), die „Deutsche Gesellschaft für Kreislaufforschung" (1927), die „Deutsche Gesellschaft für Hämatologie" (1937) oder die nach dem Zweiten Weltkrieg ins Leben gerufenen Gesellschaften für Endokrinologie und Nephrologie – verringerten die Attraktivität der vielfach in Wiesbaden stattfindenden Tagungen nicht: Seit den 1950er Jahren zählte die Kongressleitung jeweils einige tausend Besucher.

2. Ärzte und ihre Organisationen im Rheinland und in Westfalen

Nach der Niederlage Napoleons in der sogenannten Völkerschlacht bei Leipzig im Oktober 1813 fanden französische Macht und Herrschaft in Deutschland ihr Ende. Die folgende Entwicklung brachte Preußen einen erheblichen Gebietszuwachs – auf dem Wiener Kongress erhielt es im Westen nicht nur die bereits früher in seinem Besitz befindlichen Territorien um Kleve, Moers und Geldern sowie eine Reihe westfälischer Herrschaften einschließlich weiter Teile des Fürstbistums Münster zurück, sondern auch rechts und links des Rheins die ehemals kurkölnischen und jülich-bergischen Besitzungen sowie die sich daran anschließenden südlichen Rheinlande. Für die Verwaltung der neuen preußischen Provinz Westfalen war das Oberpräsidium in Münster zuständig, für die der Rheinprovinz, deren administrative Teilung in ein nördliches („Jülich-Kleve-Berg") und ein südliches Gebiet („Niederrhein")

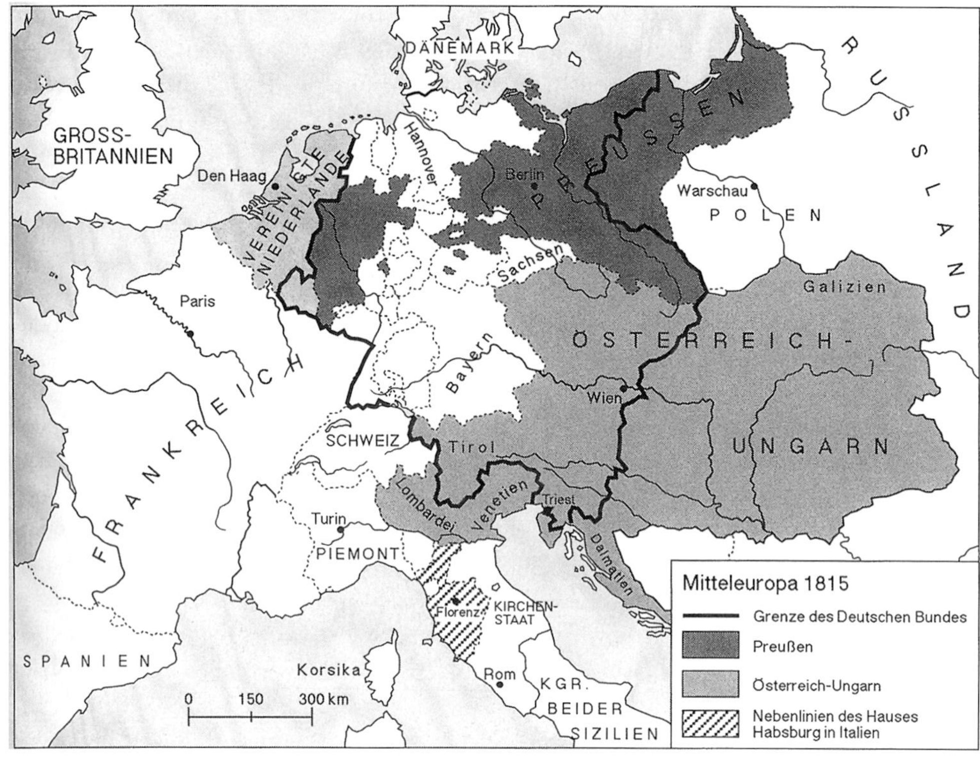

Abb. 15: Mitteleuropa und der Deutsche Bund, 1815

Mitte der 1820er Jahre aufgehoben wurde, schließlich allein das Oberpräsidium in Koblenz.

Mit der Schaffung der Provinzen Westfalen und Rheinland entstanden aus bis dahin äußerst heterogenen territorialen Gebilden zwei Einheiten, in denen sich eine jeweils eigene kulturelle und politische Identität zu entfalten begann. Zugleich wurden beide Gebiete aber durch das gemeinsame Schicksal in dem übergeordneten preußischen Staatsverband geprägt. So ließen zunächst vor allem die wiederholten politisch-religiösen Auseinandersetzungen mit der Zentrale in Berlin das Gefühl einer Zusammengehörigkeit der beiden Westprovinzen wachsen. Die Mitte des 19. Jahrhunderts einsetzende Industrialisierung wurde zu einem weiteren Integrationsfaktor: Der Bedeutungsgewinn des sich auf beide Provinzen erstreckenden Industriegebiets an der Ruhr brachte in außerstaatlichem Bereich eine Reihe provinzübergreifender Organisationen hervor, für die das Etikett „rheinisch-westfälisch" zum Merkmal wurde.

Auf dem Gebiet der Gesundheitsfürsorge blickten beide Provinzen auf eine lange Tradition zurück. Dabei war das Medizinalwesen im 18. Jahrhundert auch hier in den Sog der administrativen Durchgestaltung des Territorialstaats geraten: So führte etwa die nach dem Muster der brandenburgischen Edikte von 1685 und 1694 im

Jahr 1708 für das Herzogtum Jülich-Berg erlassene Medizinalordnung eine staatliche Medizinalaufsicht ein und machte die Genehmigung zur Ausübung der Heilkunst von Prüfungen abhängig, ohne allerdings die „schädlichen Unordnungen und höchst gefährlichen Mißbräuche“, wie Kurfürst Karl Theodor in seiner Vorrede zu der weitaus detaillierter gefassten Medizinal-Ordnung des Jahres 1773 klagte, wirklich abstellen zu können. Dieses von dem bedeutenden Arzt Johann Peter Brinckmann entworfene und bis Anfang des 19. Jahrhunderts geltende Edikt von 1773 stärkte die Befugnisse des bereits 1708 als oberste Medizinalbehörde eingerichteten „Consilium medicum“, regelte dessen Aufsicht über die studierten Ärzte, Wundärzte, Apotheker und Hebammen, verbot die marktschreierische Werbung für Heilmaßnahmen und enthielt schließlich eine umfangreiche Gebührenordnung.

Hinsichtlich der Zahl der Ärzte war der Westen Deutschlands im Vergleich zum Osten von jeher recht gut versorgt – eine Situation, die sich für die Rheinprovinz und die Provinz Westfalen unter preußischer Herrschaft nicht wesentlich änderte: Noch 1849 stellte sich das Verhältnis der Zahlen von Ärzten und Einwohnern in der Rheinprovinz doppelt so gut dar wie in West- und Ostpreußen. In der am besten versorgten preußischen Region, im Regierungsbezirk Köln, kam zu dieser Zeit ein studierter Arzt auf 2531 Einwohner, in der am schlechtesten versorgten Region, im Regierungsbezirk Gumbinnen, betrug die Arzt-Einwohner-Relation 1:11121. Selbst in Westfalen, wo die Ärztedichte im Vergleich zur Rheinprovinz deutlich geringer war, war das Leben für einen Arzt weitaus leichter als im Osten. So umfasste 1887 der durchschnittliche Praxisbezirk eines westfälischen Landarztes rund 64 Quadratkilometer, während ein Landarzt in Ostpreußen ein Areal von rund 250 Quadratkilometern zu betreuen hatte.

Die hohe Ärztedichte sowie die traditionell starke Stellung der

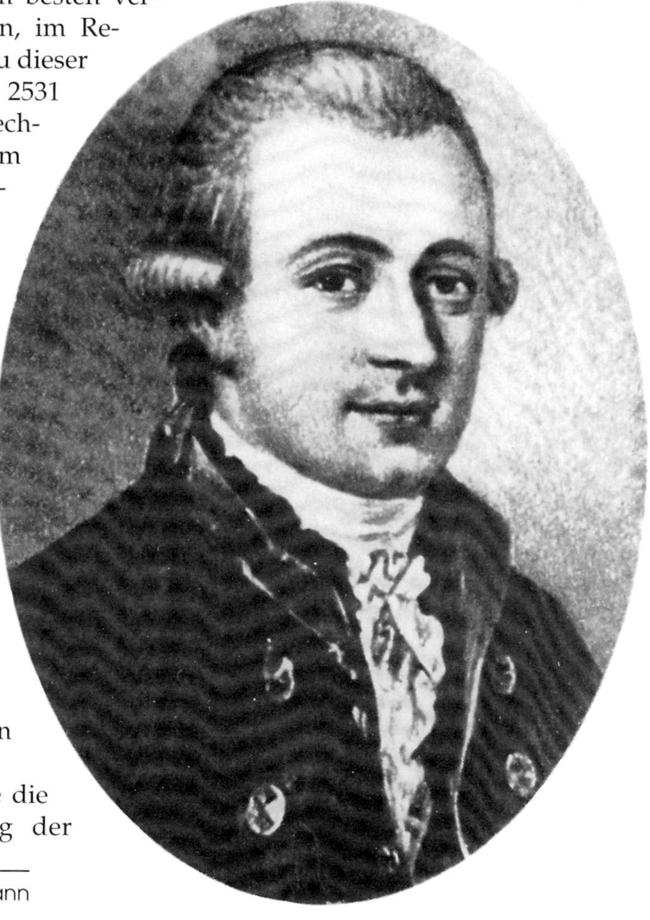

Abb. 16: Johann Peter Brinckmann

DIPLOM
des
Vereines der Aerzte
des
Regierungsbezirkes Düsseldorf
für Herrn
als
Mitglied
Verein der Aerzte
Omnes eodem cogimur

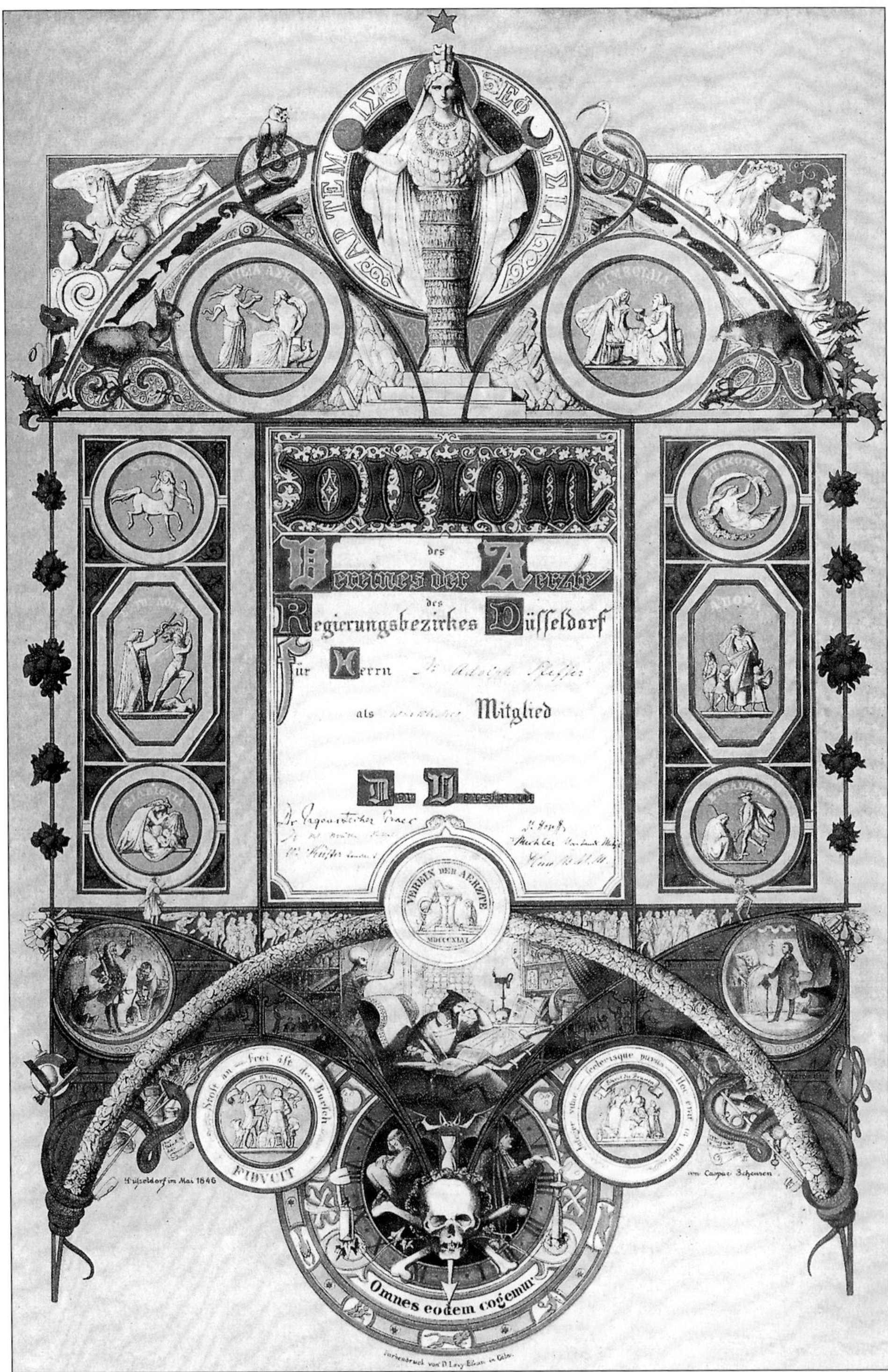

Abb. 17: Mitgliedsdiplom des „Vereins der Ärzte im Regierungsbezirk Düsseldorf", 1846

Ärzte in den bedeutenden Städten entlang des Rheins begünstigte ein reges ärztliches Vereinsleben. Auch hier entstanden zu Anfang des 19. Jahrhunderts naturwissenschaftlich-medizinische Assoziationen, so etwa 1818 in Bonn die berühmte „Niederrheinische Gesellschaft für Natur- und Heilkunde", zu deren Ehrenmitgliedern Johann Wolfgang von Goethe, Alexander von Humboldt und Karl Freiherr vom Stein gehörten. Der große Aufschwung im ärztlichen Vereinswesen setzte in der Rheinprovinz wie in allen anderen Regionen Deutschlands aber erst in den 1840er Jahren ein. Der Kölner Ärzteverein trat bereits 1842 mit standespolitischen Forderungen hervor, und weiter nördlich trug der 1843 gegründete „Verein der Ärzte des Regierungsbezirks Düsseldorf" ebenfalls „zur Belebung und Förderung wissenschaftlichen Strebens, zur Anregung und Ausbildung des kollegialen Verhältnisses und zur Hebung und Veredelung des Standes in seinen bürgerlichen und staatlichen Beziehungen" bei. In der aufgeheizten Stimmung des Vormärz wurden seine Diskussionen zunehmend vom Gedanken einer umfassenden Medizinalreform bestimmt.
Das Scheitern der Revolution 1848/49 und die nachfolgende Restaurationsphase wirkten sich auch in der Rheinprovinz lähmend auf die ärztlichen Assoziationen aus. Erst in den frühen 1860er Jahren wurden in Köln, Koblenz, Aachen und Trier nach dem Düsseldorfer Modell Ärztevereine auf Regierungsbezirksebene gegründet, die sich 1865 zu einem „Centralorgan" zusammenschlossen.
Parallel zu der Tendenz, sich in überregional oder ab 1871 in national organisierten Vereinigungen zusammenzuschließen, intensivierte sich zu dieser Zeit auch das lokale Vereinsleben. Die steigende Zahl von Ärzten auf engerem Raum förderte das Bedürfnis nach geselligem Verkehr und kollegialem Austausch über wissenschaftliche und berufspolitische Fragen in kleinem Kreis, und so begannen sich in zahlreichen Städten und Landkreisen im letzten Drittel des 19. Jahrhunderts eigene Ärztevereine zu bilden.
Zu den bedeutendsten Zusammenschlüssen dieser Art gehört der 1865 gegründete „Verein der Ärzte Düsseldorfs", der sich rasch zur zentralen Institution der Düsseldorfer Ärzteschaft bei der Erörterung wissenschaftlicher Probleme und mit seiner Vielzahl von Einzelkommissionen vor allem bei der Vertretung ihrer wirtschaftlichen Interessen entwickelte. Ungeachtet des sich seit den 1870er Jahren abzeichnenden Primats der ökonomischen und standespolitischen Themen bei den Verhandlungen nahm der Verein auch seine Rolle als wissenschaftliche Einrichtung sehr ernst: Bis Ende der 1890er Jahre hatten in seinem Rahmen mehr als 200 Vorträge und Demonstrationen vornehmlich aus den Bereichen der Inneren Medizin, Chirurgie, Frauenheilkunde und Pathologie stattgefunden und waren zumindest in Kurzfassungen veröffentlicht worden. Darüber hinaus führte der Verein ein Lesezimmer, in dem die aktuellen Ausgaben ärztlicher Zeitschriften auslagen, sowie eine umfangreiche Bibliothek für medizinische Fachliteratur, die bei ihrer Übergabe an die Stadt- und Landesbibliothek in Düsseldorf im Jahr 1938 fast 6000 Bände umfasste.
Kurz nach der Jahrhundertwende schlossen sich die damals rund 20 lokalen Ärztevereine im Regierungsbezirk Düsseldorf nach dem Muster des „Deutschen Ärztevereinsbunds" zu einem „Ärztevereinsverband" zusammen, der in gewissem Sinne die Nachfolge des 1843 gegründeten und inzwischen aufgelösten Regierungsbezirksvereins antrat und sich im wesentlichen auf standespolitische Fragen konzentrierte.

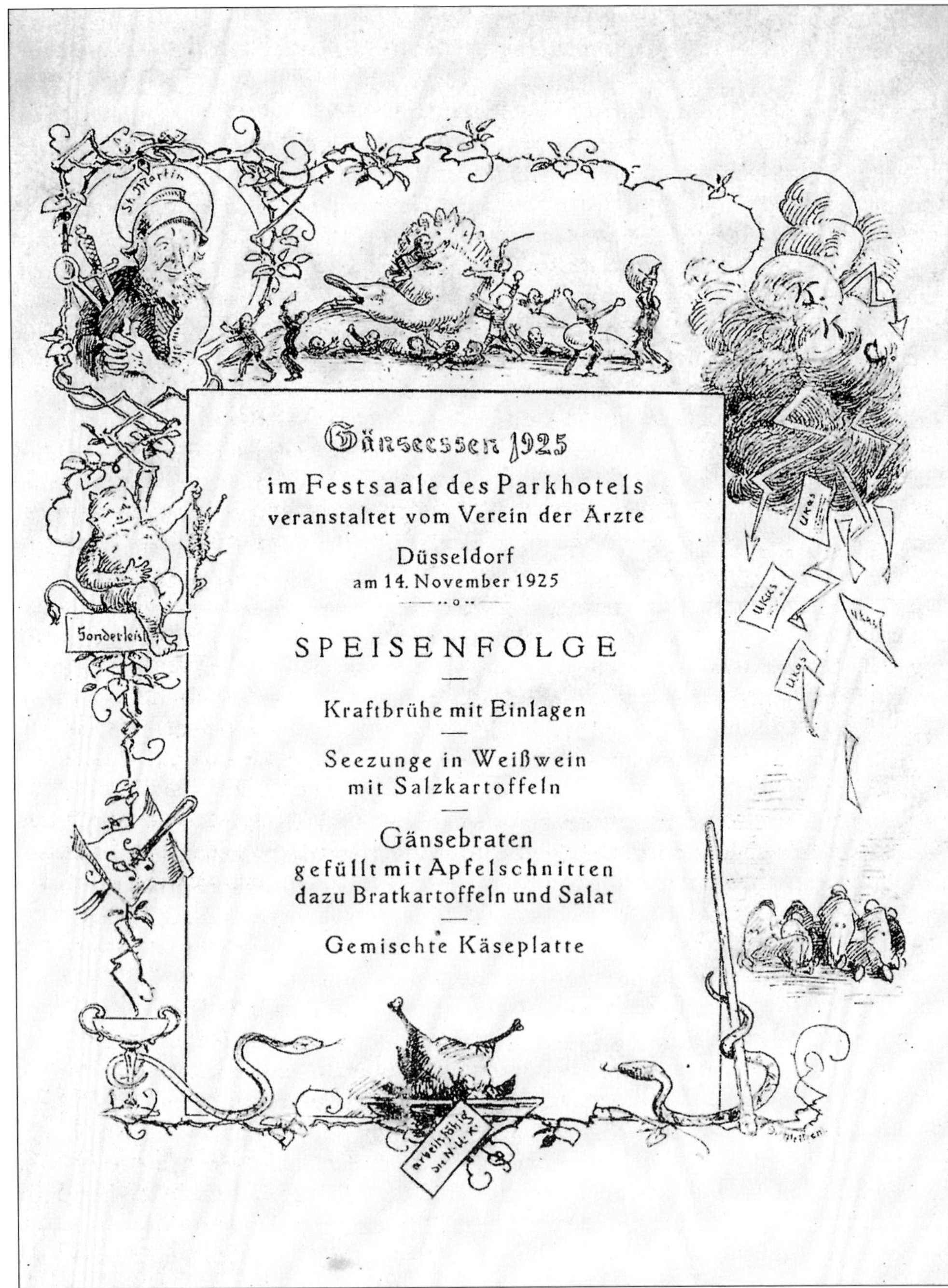
Gänseessen 1925
im Festsaale des Parkhotels
veranstaltet vom Verein der Ärzte
Düsseldorf
am 14. November 1925

SPEISENFOLGE

Kraftbrühe mit Einlagen

Seezunge in Weißwein
mit Salzkartoffeln

Gänsebraten
gefüllt mit Apfelschnitten
dazu Bratkartoffeln und Salat

Gemischte Käseplatte

Abb. 18: Menukarte zum traditionellen Martinsgans-Essen des „Vereins der Ärzte Düsseldorfs" 1925

In der Provinz Westfalen nahm das Ärztevereinswesen eine ähnliche, wenn auch etwas verzögerte Entwicklung: 1859 erfolgte der Zusammenschluss auf Provinzialebene, rund zehn Jahre später begannen sich ärztliche Vereine auf Regierungsbezirksebene – 1868 Arnsberg, 1872 Münster und Minden – zu bilden, danach setzte auch hier eine Gründungswelle örtlicher Ärztevereine ein.

Im Zuge der Fortschritte auf allen Gebieten der Medizin und der wachsenden Zahl der auf bestimmte Teilgebiete spezialisierten Ärzte entstanden neben den eher auf wirtschaftliche und berufspolitische Belange konzentrierten Vereinigungen gegen Ende des 19. Jahrhunderts auch auf regionaler Ebene fachwissenschaftliche Gesellschaften. Dabei spielte bei der Bildung dieser dem sachlichen Austausch und der ärztlichen Fortbildung verpflichteten Regionalvereinigungen die Kritik am zunehmenden „Gigantizismus" der reichsweit organisierten Fachgesellschaften eine große Rolle, denen man Einrichtungen an die Seite stellen wollte, die auch jüngeren Ärzten ein Forum zur freien und „ungehemmten" Diskussion boten.

Im Falle der beiden preußischen Westprovinzen handelte es sich hier häufig um mit dem Kennzeichen „westdeutsch" „niederrheinisch-westfälisch" bzw. „rheinisch-westfälisch" versehene Gründungen – allein bei den 1875 den Anfang machenden „Irrenärzten" erfolgte der Zusammenschluss auf der Basis der Provinzen Westfalen und Hannover. In den Jahren um die Jahrhundertwende gab es eine wahre Flut von Neubildungen: 1898 wurden die Niederrheinisch-westfälische Gesellschaft für Gynäkologie und Geburtshilfe, die Vereinigung westdeutscher Hals- und Ohrenärzte und die Vereinigung niederrheinisch-westfälischer Chirurgen, 1899 der Verein rheinisch-westfälischer Augenärzte, die Vereinigung rheinisch-westfälischer Dermatologen sowie 1900 die Vereinigung rheinisch-westfälischer Kinderärzte ins Leben gerufen. Zum Teil übernahmen diese Vereine auf dem Gebiet der regional organisierten Fachgesellschaften sogar eine Pionierfunktion. So war die 1898 gegründete niederrheinisch-westfälische Chirurgenvereinigung, der ab 1901 auch Kölner und Bonner Ärzte beitraten, die erste chirurgische Regionalgesellschaft in Deutschland – erst ab 1910 folgten entsprechende Gründungen in Bayern, Hamburg und anderen Ländern.

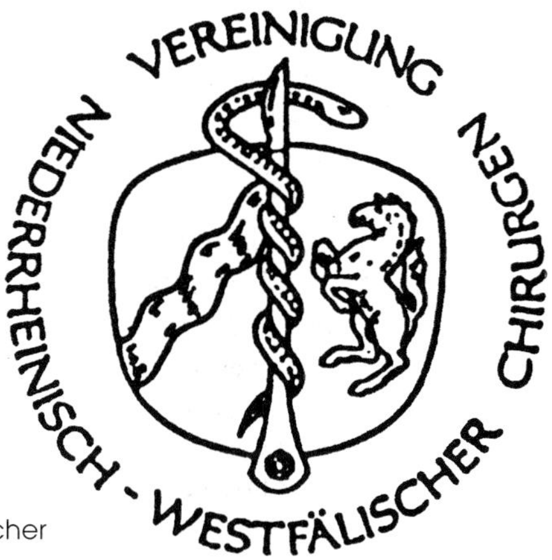

Abb. 19: Die Vereinigung niederrheinisch-westfälischer Chirurgen um 1900

Kapitel II

Die Rheinisch-westfälische Gesellschaft für innere Medizin

1. Die Gründung

Zwanzig Jahre nachdem der erste nationale „Kongreß für innere Medizin“ in Wiesbaden am 21. April 1882 stattgefunden hatte, fanden sich acht Mediziner in Köln zusammen, um die Gründung einer regionalen Fachgesellschaft für Innere Medizin in die Wege zu leiten. An dem Treffen am 21. Juli 1902 im „Kölner Hof“ nahm eine Reihe der bedeutendsten Internisten des rheinischen Raums teil. Darunter waren Friedrich Schultze, Ordinarius für Innere Medizin an der Universität Bonn und Direktor der Medizinischen Klinik, Max Dinkler, leitender Internist am Luisenhospital Aachen, August Hoffmann, seinerzeit niedergelassener Internist und Neurologe in Düsseldorf, sowie der seit 1900 mit der Leitung der inneren Abteilung der Städtischen Krankenanstalten zu Köln betraute Extraordinarius der Universität Straßburg Oskar Minkowski, dessen Forschungen zum Diabetes und den verschiedenen Formen von Lebererkrankungen weithin Aufsehen erregt hatten.
Ferner gehörten dem Gründerkreis vier weitere Ärzte aus Bonn, Köln und Duisburg – Rumpf, Steiner, Hochhaus und Lenzmann – an, von denen Heinrich Hochhaus et-

Abb. 20: Friedrich Schultze

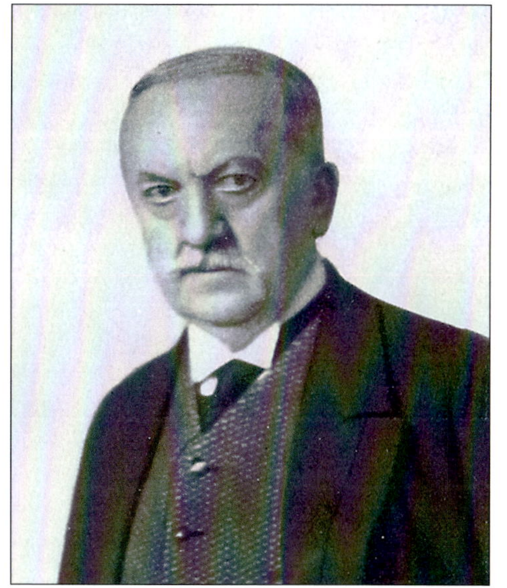

Abb. 21: Oskar Minkowski

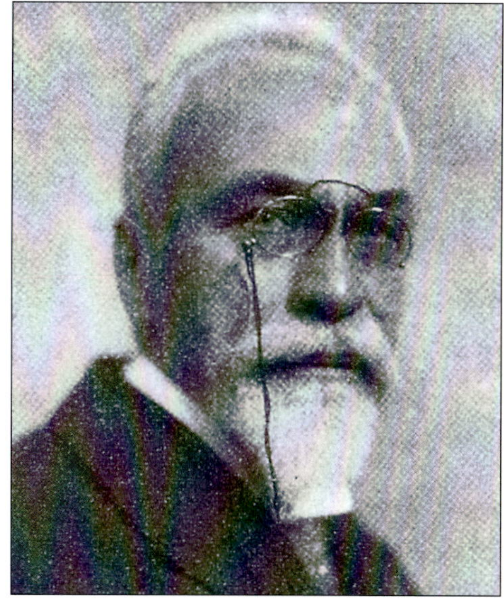

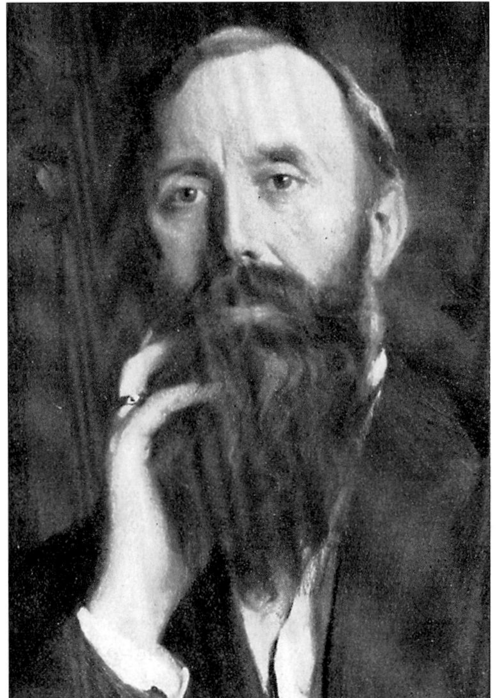

Abb. 22: Heinrich Hochhaus

was später, gemeinsam mit Schultze und Minkowski, in den Lehrkörper der 1904 gegründeten Akademie für praktische Medizin in Köln berufen wurde.
Das vorbereitende Komitee, als dessen Vorsitzender Friedrich Schultze und als dessen Schriftführer August Hoffmann fungierten, beschloss, an 67 ausgewählte Ärzte der Rheinprovinz und Westfalens heranzutreten und sie zur Teilnahme an einer neuzubildenden „Rheinisch-westfälischen Gesellschaft für innere Medizin und Nervenheilkunde" aufzufordern. Es wurde ein erster 17 Paragraphen umfassender Satzungsentwurf ausgearbeitet. Mit der Vorbereitung der offiziellen Gründungssitzung ließ man sich Zeit: Sie sollte erst ein Jahr später, im Herbst 1903 in Köln stattfinden.
Die Werbekampagne war erfolgreich. Am Nachmittag des 11. Oktobers 1903, einem Sonntag, fanden sich rund 50 Ärzte im Isabellensaal des „Gürzenich", dem im 15. Jahrhundert errichteten wichtigsten Veranstaltungshaus Kölns, zusammen. Von den namentlich erwähnten Teilnehmern, unter ihnen der erste Leiter der kurz zuvor errichteten Poliklinik in Bonn, Hans Leo, kamen die weitaus meisten aus der Rheinprovinz.
Den programmatischen Eröffnungsvortrag hielt Friedrich Schultze. Er stellte die Gründung der „Rheinisch-westfälischen Gesellschaft für innere Medizin und Nervenheilkunde" zunächst in den Zusammenhang der überall laut werdenden Kritik an den großen Ärzteversammlungen und internationalen Medizinkongressen sowie der allgemeinen Tendenz zu kleineren Zusammenschlüssen, wie sie in den Lokalvereinen und regional organisierten fachwissenschaftlichen Gesellschaften zum Ausdruck kam:
„Meine Herren! Indem ich Sie herzlich begrüße und für Ihr zahlreiches Erscheinen meinen wärmsten Dank ausspreche, bin ich gewiß, daß nicht wenige außerhalb dieses Kreises fragen werden, wozu denn noch ein neuer Verein dienen solle ? Wir haben deren wahrlich genug. Das ist an sich gewiß richtig. Aber es geht mit Vereinen wie mit sonstigen Organisationen. Manche, die früher berechtigt waren und eine Zeitlang blühten, welken dahin. Andere zeitgemäße entwickeln sich günstig. Nur die praktische Probe kann für die Berechtigung neuer Organisationen entscheiden.
Wenn ich von den großen Versammlungen ausgehe [...], so stehen uns zunächst auch für die innere Medizin und die Neuropathologie die großen deutschen Naturforscher- und Ärzteversammlungen zur Verfügung [...]. Sie dienen aber, abgesehen von den Vergnügungen, in erster Linie bekanntlich anderen gemein gehaltenen Vorträgen aus den Gebieten der Gesamtnaturwissenschaften und der Medizin. Sicherlich ist auch auf den Gebieten der inneren

Medizin Hervorragendes in den betreffenden Sektionen geleistet worden [...], aber neben dem Weizen findet sich oft doch allzu viel Spreu. [...] Andere benützen diese Versammlung als Tummelplatz für gewisse fixierte Ideen [...]. Man verschwendet mit dem Anhören solcher Dinge leider kostbare Zeit.

Anders steht es mit dem Kongresse für innere Medizin, der die Hauptvertretung unseres Faches in Deutschland darstellt, wegen seiner Beschränkung auf sie viel zweckmäßiger organisiert ist und viel Wertvolles leistet. Aber er verlangt oft weite Reisen und hat in den letzten Jahren die Gewohnheit angenommen, vor jedem internationalen Ärztekongresse auch wenig bedeutender Art die Segel zu streichen [...]. Mit diesem Kongresse für innere Medizin soll natürlich unser bescheidener Verein nicht in Wettbewerb treten; er ist [...] von vornherein für engere Kreise bestimmt.

Freilich gibt es nun in unserem Rheinland und in Westfalen auch kleinere ärztliche Vereinigungen sonstiger Art die Fülle. Wir haben [...] die rein örtlichen Vereine, die sich aber im wesentlichen mit den besonders jetzt so wichtig gewordenen wirtschaftlichen Interessen der Ärzte beschäftigen und nur nebenbei [...] auch der Wissenschaft dienen. [...]

Mit Blick auf die gerade neugegründeten Regionalvereine der Chirurgen, der Ophthalmologen und Laryngologen sowie der Frauen- und Kinderärzte brachte Schultze Selbstverständnis und Anspruch der inneren Medizin auf den Punkt: Sie und ihre Vertreter seien dazu berufen, „mehr zusammenfassend zu wirken und allzu große weitere Spezialisierung zu verhüten". Aus diesem Grund wollte er den Mitgliederkreis von Anfang an auch auf die Vertreter anderer Teilbereiche der Medizin erweitern, um zu einer fruchtbaren Diskussion über Grenzgebiete der einzelnen Disziplinen zu gelangen und von einem möglichst breiten Fundament aus Wirksamkeit zu entfalten:

„Und endlich scheint mir auch das ein besonderer Zweck unseres Vereins werden zu sollen, spezielle ärztlich-wissenschaftliche Fragen, die das Rheinland und Westfalen besonders angeht, in Diskussionen und gegebenenfalls Referaten anzusprechen; ich denke dabei an Lungenheilstätten, ihre Erfolge und zweckmäßigsten Einrichtungen, an Kranken- und Rekonvaleszentenheime u. dgl. Gerade die gemeinsame Besprechung der in solchen Anstalten tätigen Ärzte mit den außerhalb stehenden dürfte von großem Vorteile sein und vielleicht auch dazu führen, irgendwelche gerade interessierten Behörden zu bewegen, gutachterliche Äußerungen von uns einzufordern."

Großen Raum widmete Schultze der Beziehung zwischen „Innerer Medizin" und „Nervenheilkunde", wie sie in dem Namen der neuen Gesellschaft zum Ausdruck kam. Er schaltete sich damit in die aktuelle zeitgenössische Diskussion ein, für die er selbst, ein ausgewiesener Fachmann auf dem Gebiet der Neurologie und seit 1891 gemeinsam mit Wilhelm Erb und Adolf von Strümpell Herausgeber der „Deutschen Zeitschrift für Nervenheilkunde", zu dieser Zeit vielbeachtete Beiträge lieferte, unter anderem 1904 mit einem Aufsatz über „Neuropathologie und innere Medizin" in der Münchener Medizinischen Wochenschrift.

Die Nervenheilkunde zeigte zu dieser Zeit erhebliche Verselbständigungstendenzen und befand sich in einer Art Niemandsland zwischen Innerer Medizin und der sich daraus entwickelnden speziellen Neurologie auf der einen und der Psychiatrie auf der anderen Seite. Unter Hinweis auf die historischen und gegenwärtigen Leistungen der Inneren Medizin bei der Erkenntnis und Behandlung von Nervenkrankheiten auch psychogener Art lehnte Schultze es ab, die Neuropathologie aus dem weiten Bereich der Inneren Medizin herauszunehmen und diese, wie vielfach gefordert, allein den Psychiatern zu überlassen – gerade die Internisten könnten der Kenntnis des seelischen Moments weder bei der Diagnose noch bei der Therapie entbehren:

„Sie haben bei der Fülle der Neurosen innerer Organe [...] immer und immer wieder das Verständnis der Psyche des Kranken nötig und es den Studenten zu vermitteln. Sie müssen vor allem die Hysterie in allen ihren Formen, die Neurasthenie, die Hypochondrie, die progressive Paralyse usw. auf das genaueste kennen und berücksichtigen. Kurz, sie müssen bei ihrem Unterricht nicht nur mit einem Tropfen psychiatrischen Öls gesalbt sein, sondern förmlich mit diesem Öle imprägniert sein [...].

Abschließend beschwor Schultze die Einheit der Medizin und warnte eindringlich davor,

„noch einer weiteren Zersplitterung die Hand zu bieten, damit nicht, unabhängig von Psychiatern und inneren Medizinern, sich womöglich noch ein Spezialistenverein für die Nervenpathologie im engeren Sinne ausbildet. Wir wünschen ebensowenig, daß sich etwa noch eine Vereinigung von Ärzten für Magen-, Darm- und Stoffwechselkrankheiten abspalte oder eine solche für Tuberkulose- oder für Typhusärzte usw. Wir wollen uns eben zusammenschließen und möglichst vielen, besonders auch den Ärzten mit allgemeiner Praxis, möglichst vieles aus dem Gesamtgebiet der inneren Medizin bringen und bieten. Wir freuen uns daher ganz besonders, daß sich schon bisher Chirurgen, Kinderärzte, Kehlkopfärzte zum Eintritt in unsere neue Gesellschaft gemeldet haben und an der ersten Sitzung teilnehmen. Die Hauptsache ist aber selbstverständlich nicht dieses eben entwickelte Programm selbst, sondern die Art, wie wir es ausführen und weiterentwickeln."

In Anschluss an den Eröffnungsvortrag fanden die ersten wissenschaftlichen Referate und Demonstrationen statt: Neben Vorträgen über „Die Bedeutung der normalen Darmbakterien für den Menschen" und der Demonstration einer erfolgreich behandelten Atrophie sprachen Heinrich Hochhaus über einige Fälle von Hirntumoren und Max Dinkler über multiple Sklerose. Minkowski behandelte die Oxalurie und demonstrierte ein Herzpräparat mit enormer Dilatation des linken Vorhofs bei Mitralstenose.

In der Gründungsversammlung vom 11. Oktober 1903 wurde die Satzung der „Rheinisch-westfälischen Gesellschaft für innere Medizin und Nervenheilkunde" verabschiedet.

Paragraph 1 bestimmte als ihren Zweck, „ihre Mitglieder wissenschaftlich anzuregen und den persönlichen Verkehr zu pflegen". Der Beitritt stand jedem Arzt offen – Voraussetzung war, dass er von zwei Mitgliedern vorgeschlagen wurde, der Aufnahmeantrag den Mitgliedern 14 Tage vor der Wahlsitzung bekannt war und in dieser dann eine Mehrheit von zwei Dritteln fand. Die Mitgliedschaft endete durch Austritt, konnte wegen vereinsschädigendem Verhalten aufgrund eines entsprechenden Vorschlags des Vorstands aber nach eingehender Beratung in zwei Sitzungen auch durch eine Dreiviertel-Mehrheit der Anwesenden durch Ausschluss erfolgen. Die Wahl eines Arztes zum Ehrenmitglied erforderte Einstimmigkeit.

Der Ausschuss als geschäftsführendes Organ der Gesellschaft bestand aus einem ersten und einem zweiten Vorsitzenden, einem Schriftführer, einem Kassenwart, mehreren Beisitzern und wurde alle zwei Jahre von der Jahresversammlung mit einfacher Mehrheit gewählt. Die Amtszeit des ersten Vorsitzenden blieb auf eine Wahlperiode beschränkt.

Dem Ausschuss oblag die Vorbereitung der wissenschaftlichen Sitzungen, die dreimal jährlich – möglichst sonntags – Ende Januar, Ende Mai und Ende Oktober stattfinden sollten, sowie die Auswahl des Tagungsorts und des Vortragsprogramms. Die Themen der geplanten Vorträge mussten in der Regel 14 Tage vor einer Sitzung bekannt gegeben werden, allein die Ankündigung von kleineren Vorträgen, Krankenvorstellungen und Demonstrationen konnte noch während der Sitzung erfolgen. Die Vorträge sollten in der Regel nicht länger als 20 Minuten, die Diskussionsbeiträge nicht länger als fünf Minuten dauern. Geplant war, den wissenschaftlichen Teil der Verhandlungen – unter Redaktion des Vorstands – in einer Zeitschrift zu veröffentlichen.
Die Höhe des Mitgliedsbeitrags wurde auf drei Mark festgelegt. Schließlich regelten die Statuten die Modalitäten einer Satzungsänderung und einer möglichen Auflösung des Vereins.
In den Vorstand wählte die Versammlung am 11. Oktober 1903 die Initiatoren Friedrich Schultze als ersten, Oskar Minkowski als zweiten Vorsitzenden, August Hoffmann als Schriftführer sowie Richard Lenzmann als Kassenwart. Drei weitere Ärzte – Burghart aus Dortmund, Meyer aus Aachen und Stratmann aus Solingen – wurden zu Beisitzern bestimmt. Anders als in den Statuten vorgesehen, behielt Schultze den Vorsitz über die erste Wahlperiode hinaus bis zum Jahr 1907. Die Praxis, die Ausschussbesprechungen unmittelbar vor den wissenschaftlichen Sitzungen stattfinden zu lassen, bewährte sich nicht: Für sie wurden offensichtlich später eigene Termine anberaumt.

Abb. 23: August Hoffmann

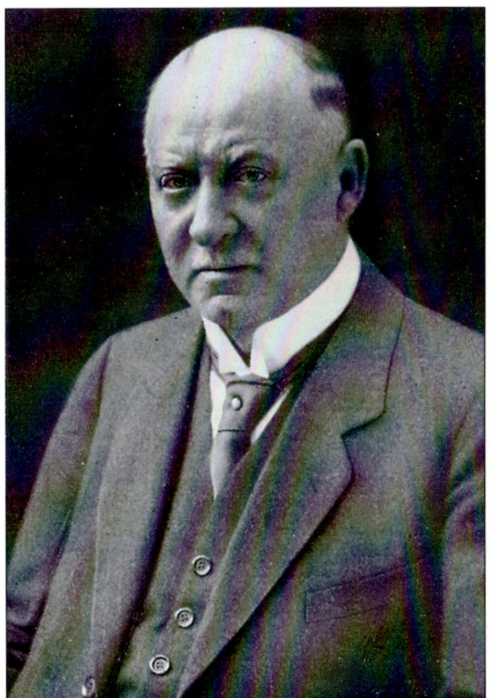

Abb. 24: Richard Lenzmann

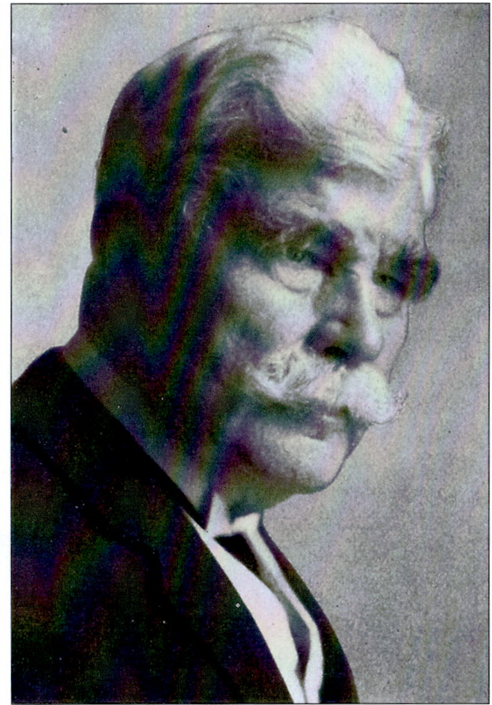

2. Vom Kaiserreich in die Weimarer Republik

Die erste Sitzung nach der Gründungsversammlung fand am 31. Januar 1904 in Düsseldorf im Hotel Monopol statt. 104 Teilnehmer wohnten den Vorträgen und Demonstrationen bei – eine Zahl, die sich bei den nächsten Veranstaltungen nicht mehr erreichen ließ. So erschienen im Juni 1904 in Bonn gerade einmal 47 und im November desselben Jahres in Duisburg nur 67 Mitglieder und Gäste. Diese Erfahrung mag dazu geführt haben, dass sich der Vorstand, dessen Vorsitz 1907 zunächst von Schultze auf Hochhaus, in den folgenden Jahren dann auf Hoffmann, Lenzmann und Dinkler überging, zunächst auf Köln und Düsseldorf als Hauptsitzungsorte konzentrierte: Bis 1914 tagte die Gesellschaft unter Beteiligung von jeweils 60 bis 100 Personen insgesamt 14 mal in Köln und zwölf mal in Düsseldorf, einmal, im Juni 1905, ging man nach Essen, noch jeweils zweimal nach Duisburg, und zwar im Juni 1907 und November 1908, sowie im Juni 1912 und schließlich zur letzten, der 33., Sitzung vor dem Krieg im Mai 1914 nach Bonn. Inhaltlich waren die Tagungen von einer losen, nicht miteinander verbundenen Abfolge einzelner Vorträge aus den jeweiligen Interessensgebieten der Referenten bestimmt: Eine Praxis, die mit wenigen Ausnahmen – so etwa auf der 38. Sitzung 1922, bei der von den acht Referenten allein fünf über „Reizkörpertherapie" sprachen – bis nach dem Zweiten Weltkrieg beibehalten wurde.

Der Ausbruch des Ersten Weltkriegs im August 1914 veränderte die ärztliche Lebenswelt dramatisch. Rund 35.000 Ärzte wurden militärisch im Feld oder in der Heimat eingesetzt – das „Ärztliche Vereinsblatt", Organ des Ärztevereinsbunds, gab ihnen mit auf den Weg: „Kollegen in Stadt und Land! Krieg! Nach allen Seiten Krieg! Beneidenswert, wer von uns mit hinaus kann ins Feld, unseren Truppen zur Seite zu stehen und Erste Hilfe zu leisten, aber auch, wer zu Hause bleibt und dort die zahlreichen wichtigen Aufgaben, die seiner harren, tatkräftig in die Hand

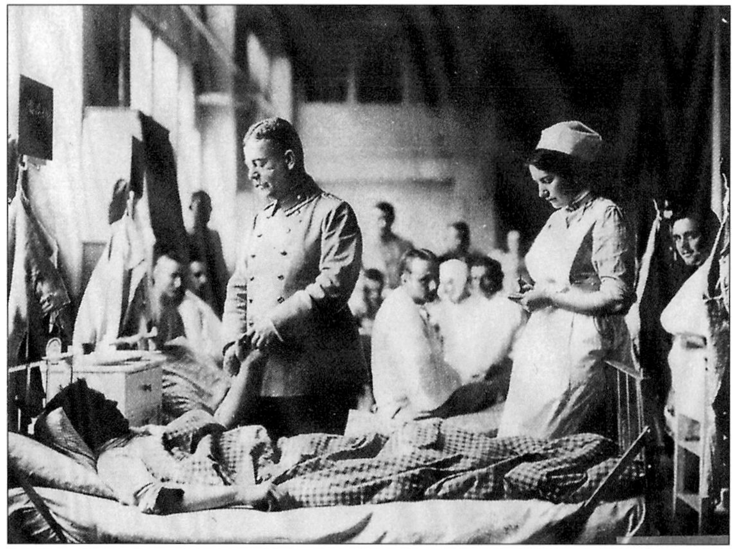

Abb. 25: Visite in einem Kriegslazarett 1914

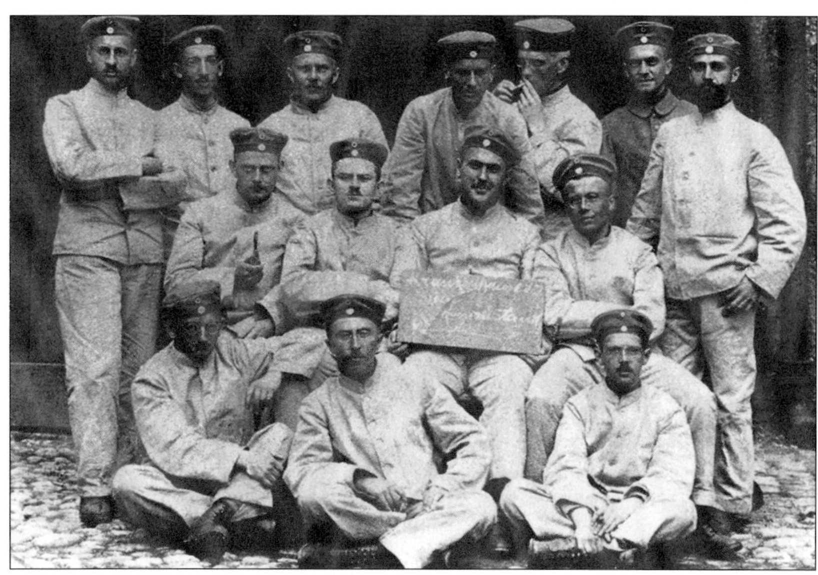

Abb. 26: Ärzte und Mitarbeiter eines Armeekrankenhauses in Belgien

nimmt. Laßt uns der Welt zeigen, was Deutschland an seinen Ärzten hat. Auf zur Tat, selbstlos und treu!“ Der immense Bedarf an Medizinern wurde vor allem dadurch befriedigt, dass Medizinstudenten mit immer geringerer Qualifikation zu Ärzten approbiert wurden – ihnen wurde das praktische Jahr erlassen, sie konnten ein verkürztes „Notexamen“ ablegen, in extremen Fällen vertraten sie bereits nach wenigen klinischen Semestern oder gar gleich nach dem Physicum die eingezogenen Ärzte oder wirkten als „Feldunterärzte“ in den Lazaretten.
Während die vornehmlich mit wirtschaftlichen und berufspolitischen Fragen befassten Ärztevereine eine Vielzahl von Problemen, wie etwa die Unterstützung einberufener Ärzte und die Organisation von Praxisvertretungen, regelten, verringerten die fachwissenschaftlichen Gesellschaften zu dieser Zeit häufig ihre Aktivitäten oder stellten sie sogar ganz ein. So fand zwar im Mai 1916 erstmals nach Kriegsausbruch eine – als „außerordentlich“ deklarierte – Tagung des Deutschen Kongresses für innere Medizin zum Thema der „Kriegsseuchen und Kriegskrankheiten“ in Warschau statt, doch musste eine für 1917 „bereits bis in alle Einzelheiten vorbereitete Versammlung“ wegen der allgemeinen Kriegslage abgesagt werden. In den folgenden Jahren 1918 und 1919 verzichtete man ebenfalls auf eine Einberufung des Kongresses.
Auch die „Rheinisch-westfälische Gesellschaft für innere Medizin und Nervenheilkunde“ fand sich nach der Bonner Sitzung im Mai 1914 erst sechs Jahre später, im Mai 1920, zu ihrer ersten Nachkriegstagung in Köln zusammen. Der Westen Deutschlands befand sich nach der Niederlage in einer besonders schwierigen Situation. Köln war seit 1918 britisches, die linksrheinischen Teile Düsseldorfs zunächst belgisches Besatzungsgebiet, bis 1921 in die gesamte Stadt belgische, französische und englische Truppen einmarschierten. Die Besatzungsmächte überwachten sämtliche Verkehrswege, schränkten die Schifffahrt ein und behinderten den Handel durch rigide Kontrollen. Gerüchte von einer bevorstehenden Abtrennung links-

Verhandlungen der ausserordentlichen Tagung des Deutschen Kongresses für Innere Medizin in Warschau

am 1. und 2. Mai 1916.

Herausgegeben von

W. His und **W. Weintraud**

Vorsitzendem des Kongresses. Geschäftsführer des Kongresses.

Kriegsseuchen und Kriegskrankheiten.

Hoffmann, Schutz des Heeres gegen Cholera.

Wenckebach, Über Herzerkrankungen bei Kriegsteilnehmern.

Brauer, Über das Fleckfieber.

Jürgens, Epidemiologie des Fleckfiebers.

Hase, Die Biologie der Kleiderlaus.

Krehl, Der Abdominaltyphus im Kriege.

Hünermann, Über Typhusschutzimpfung.

Stintzing, Paratyphus.

Matthes und Kruse, Über die Ruhr.

Hirsch, Nierenentzündungen im Felde.

Berichte und Aussprache.

Wiesbaden ◎ Verlag von J. F. Bergmann ◎ 1916.

Abb. 27: Titelblatt der „Verhandlungen der außerordentlichen Tagung des Deutschen Kongresses für innere Medizin" am 1. und 2. Mai 1916 in Warschau

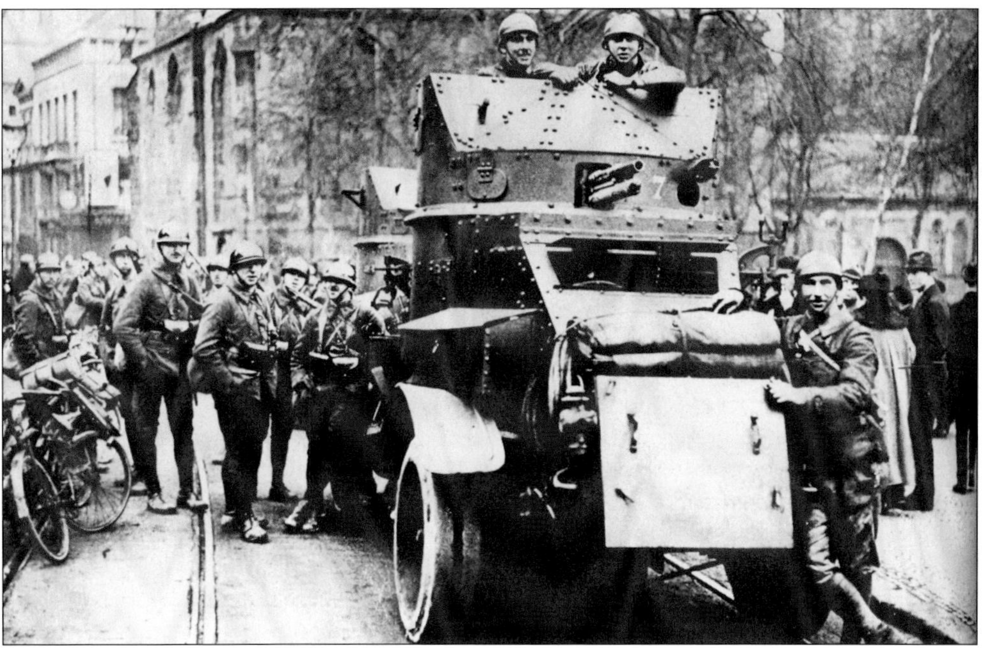

Abb. 28: Ruhrbesetzung 1923

rheinischer Gebiete von Deutschland machten die Runde, die schlechte soziale Lage sowie die politischen Konflikte der jungen Republik führten zu Massendemonstrationen, die Besetzung des Ruhrgebiets 1923 durch belgische und französische Truppen, der die Deutschen mit „passivem Widerstand" begegneten, lähmte die Wirtschaft vollends.

Angesichts der problematischen Situation und der schwierigen Verkehrsverhältnisse Anfang der 1920er Jahre fanden die Sitzungen der Gesellschaft nicht mehr in dem satzungsgemäß vereinbarten Turnus statt – so traf man sich seit 1920 nur noch ein- oder zweimal im Jahr, meistens in Köln. Hinzu kam, dass der Mitgliederstand sich ungeachtet der seit dem Krieg immens gewachsenen Zahl von Ärzten nicht recht befriedigend entwickelte: So zählte die Gesellschaft 1928 gerade einmal 267 Mitglieder bei rund 5.300 Ärzten im Rheinland und über 2.700 Ärzten in Westfalen. Als Grund hierfür nannte der Vorstand schließlich, dass die von Friedrich Schultze 1903 befürchtete Differenzierung der Inneren Medizin in immer spezialisiertere Fachgesellschaften auch auf regionaler Ebene mittlerweile eingetreten war: So gab es Ende der 1920er Jahre mit der Vereinigung rheinisch-westfälischer Nervenärzte, der rheinisch-westfälischen Röntgengesellschaft, dem Westfälischen Verein für Krebs- und Lupusbekämpfung sowie der Rheinisch-westfälischen Tuberkulose-Gesellschaft eine Reihe weiterer provinzübergreifender Gesellschaften, die einen Teil des wissenschaftlichen Interesses auf sich zogen.

Die „Rheinisch-westfälische Gesellschaft für innere Medizin und Nervenheilkunde" reagierte auf diese Entwicklung: Zwei Tage nach der Juni-Sitzung des Jahres 1925 in Düsseldorf fand sich ihr Vorstand unter dem Vorsitz von Friedrich Mo-

ritz, Ordinarius für Innere Medizin an der Universität Köln und Direktor der dortigen Medizinischen Klinik, am 16. Juni zusammen, um über eine Satzungsänderung zu beraten. Sie trug der Gründung einer separaten Vereinigung der Neurologen Rechnung und verzichtete von nun an auf den Zusatz „Nervenheilkunde". Das Beitrittsverfahren wurde erleichtert: Für die Aufnahme eines neuen Mitglieds war in der Wahlsitzung nurmehr die einfache Mehrheit nötig. Mit der Reduzierung der Tagungen „auf mindestens zwei wissenschaftliche Sitzungen" pro Jahr akzeptierte man die Entwicklung seit 1920 auch offiziell. Darüber hinaus erfolgte eine Reform der Leitungsgremien, derzufolge die Geschicke der Gesellschaft nun von einem verkleinerten Vorstand – er bestand nur noch aus drei in regelmäßiger Folge wechselnden Mitgliedern, von denen das jeweils amtsälteste den Vorsitz innehatte, sowie einem Schrift- und einem Kassenführer – und einem 14köpfigen Ausschuss, der offensichtlich den Vorstand in organisatorischen Fragen entlasten sollte, bestimmt wurden. Diese Satzung, der die Mitglieder auf der 41. Sitzung am 6. Dezember 1925 in Köln zustimmten, hatte lange Bestand und wurde erst Mitte der 1970er Jahre durch neue Statuten ersetzt.
1928 blickte die „Rheinisch-westfälische Gesellschaft für innere Medizin" auf 25 Jahre rege Vereinstätigkeit zurück. Sie nahm dieses Ereignis zum Anlass, zu einer festlichen Jubiläumssitzung im Haus des Allgemeinen ärztlichen Vereins in Köln einzuladen: Die Tagesordnung verstand sich als Referenz des unter Vorsitz von Paul Krause amtierenden Vorstands gegenüber den profiliertesten Mitgliedern, denen Gelegenheit gegeben wurde, ihre jeweiligen Interessengebiete in historischem Zusammenhang vorzustellen und damit zugleich die Vielschichtigkeit der in den Sitzungen der Gesellschaft behandelten Themen zu dokumentieren:

1. *Herr Krause-Münster: Worte der Erinnerung anläßlich des 25jährigen Bestehens der Rheinisch-westfälischen Gesellschaft für innere Medizin.*
2. *Herr Schultze-Bonn: Rückblick auf die Entwicklung der inneren Medizin in den letzten Jahrzehnten.*
3. *Herr Moritz-Köln: Der Kreislauf im Modell.*
4. *Herr Minkowski-Wiesbaden: Die Lehre vom Pankreasdiabetes in ihrer geschichtlichen Entwicklung.*
5. *Herr Hoffmann-Düsseldorf: Über Elektrokardiographie, ihre Entwicklung und Bedeutung*
6. *Herr Liebermeister-Düren: Das Zungenphänomen als typisches Frühsymptom der Luftembolie.*

Dieser Jubiläumsveranstaltung, es war die 47. Sitzung seit 1903, wurde eine Festschrift gewidmet, die 1929 in der Reihe „Arbeiten zur Kenntnis der Medizin im Rheinland und in Westfalen" erschien und der eine Fülle von Informationen zur Geschichte der „Rheinisch-westfälischen Gesellschaft für innere Medizin" in den ersten 25 Jahren ihres Bestehens zu entnehmen ist. Neben einer Darstellung der Gründungsgeschichte und der Gründungsversammlung und dem Abdruck der Satzungen von 1903 und 1925 enthält sie ein 15seitiges Verzeichnis der in der gesamten Zeit gehaltenen Vorträge, eine statistische Übersicht über die Themenschwerpunkte und Sitzungsorte sowie eine Zusammenstellung der Vorstandsmitglieder der vergange-

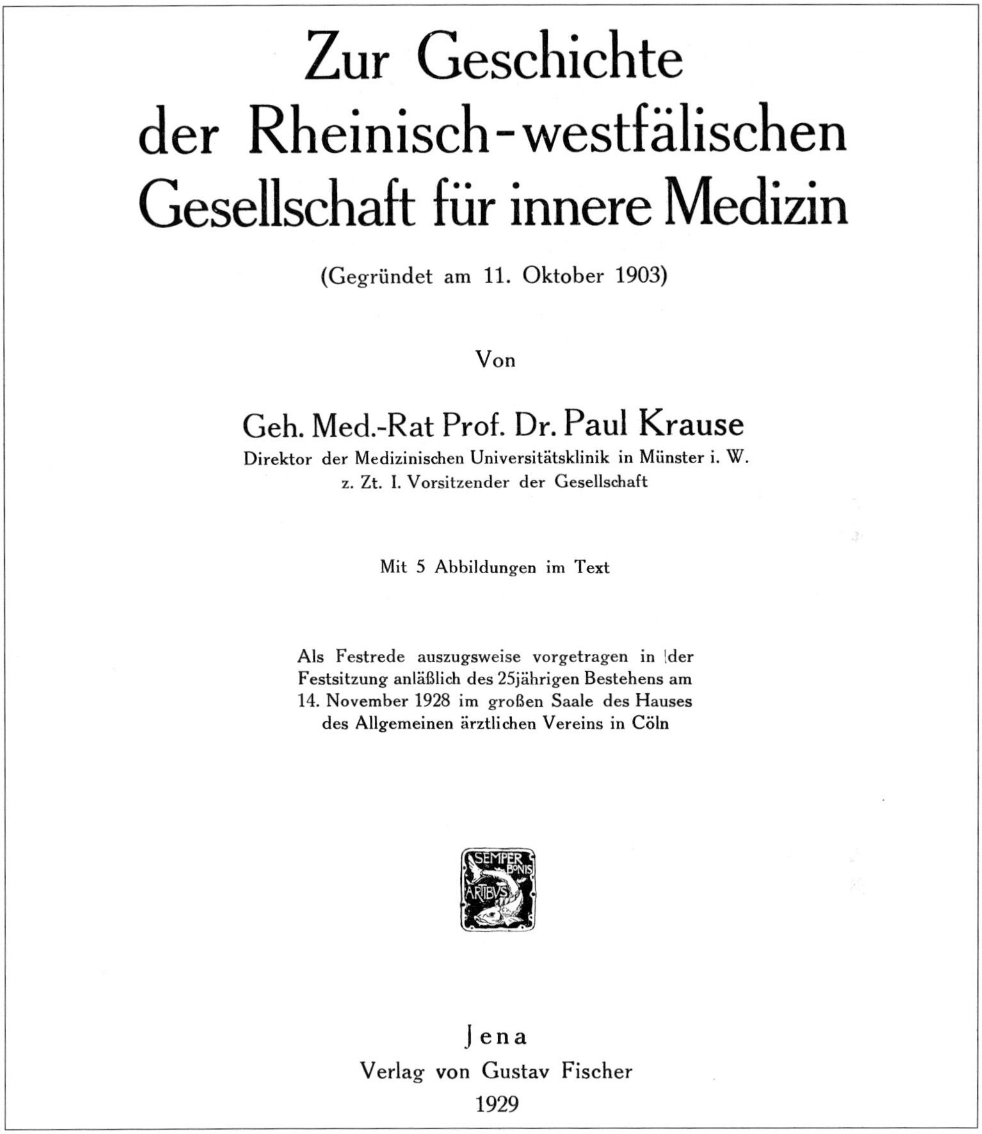

Zur Geschichte
der Rheinisch-westfälischen
Gesellschaft für innere Medizin

(Gegründet am 11. Oktober 1903)

Von

Geh. Med.-Rat Prof. Dr. Paul Krause
Direktor der Medizinischen Universitätsklinik in Münster i. W.
z. Zt. I. Vorsitzender der Gesellschaft

Mit 5 Abbildungen im Text

Als Festrede auszugsweise vorgetragen in der
Festsitzung anläßlich des 25jährigen Bestehens am
14. November 1928 im großen Saale des Hauses
des Allgemeinen ärztlichen Vereins in Cöln

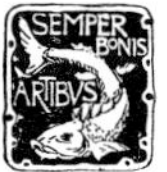

Jena
Verlag von Gustav Fischer
1929

Abb. 29: Titelblatt der Festschrift 1928

nen zweieinhalb Dezennien mit einer ausführlichen Würdigung des Vorsitzenden der Jahre 1926 bis 1928, des kurz zuvor verstorbenen ärztlichen Direktors der Städtischen Krankenanstalten zu Dortmund Walter Rindfleisch.

Die Jubiläumssitzung begann am Sonntag, dem 14. November 1928, mittags um 12.00 Uhr. Der große Saal des Kölner Ärztevereins-Hauses war mit rund 200 Teilnehmern gut gefüllt. Einleitend ging Krause, nach seinem Wechsel von Bonn nach Münster im Jahr 1924 Direktor der dortigen Medizinischen Universitätsklinik, auf

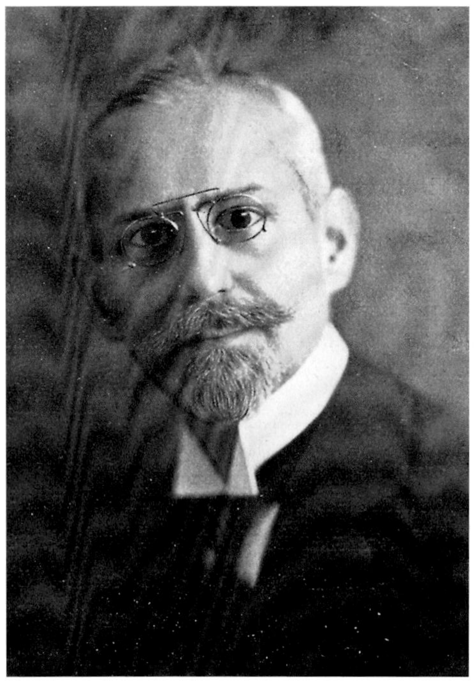

Abb. 30: Walter Rindfleisch

die aktuelle Situation der „Rheinisch-westfälischen Gesellschaft für innere Medizin" ein. Er beschrieb die problematischen Verhältnisse der Besatzungszeit, die das Vereinsleben lange Zeit behinderten, sowie die wachsende Konkurrenz durch Gründung neuer Spezialgesellschaften und die Ausdehnung der ärztlichen Fortbildungskurse insbesondere im Ruhrgebiet, die manche Ärzte klagen ließen, „daß sie fast jeden Sonnabend/Sonntag mit wissenschaftlichen Sitzungen besetzt seien." Gleichwohl sei es der Gesellschaft gelungen, den Kontakt auch zu Kinderärzten, Chirurgen, pathologischen Anatomen, Bakteriologen, Gynäkologen, Ophthalmologen, Dermatologen sowie Psychiatern aufrechtzuerhalten und dadurch die Vortragstätigkeit auf eine breite Basis zu stellen. Dasselbe Verhalten sollte, kündigte Krause an, auch gegenüber den gerade neugegründeten Regional-Vereinigungen der Neurologen und Tuberkulose-Ärzte wie gegenüber der Rheinisch-westfälischen Röntgengesellschaft gelten, zu deren Gründungsmitgliedern er im übrigen selbst gehörte.

Insgesamt, so Krause, hätte die erfolgreiche Tätigkeit der vergangenen 25 Jahre die Existenzberechtigung von Gesellschaften in der Ausdehnung und Größe der „Rheinisch-westfälischen Gesellschaft für innere Medizin" gezeigt: *„Sie haben in dem Maße mehr an Bedeutung gewonnen, als die Kongresse der großen, das ganze deutsche Staatsgebiet umfassenden Gesellschaften immer mehr zu Massenversammlungen geworden sind, in welchen eine persönliche Fühlungnahme nur in sehr beschränktem Maße mehr möglich ist."* Nicht zuletzt unter Hinweis auf den Veranstaltungsmodus der 1924 gegründeten „Nordwestdeutschen Gesellschaft für innere Medizin", die ihr Entstehen ebenfalls einer zunehmend kritischen Haltung gegenüber dem Massencharakter des „Deutschen Kongresses für innere Medizin" verdankte, erwog Krause eine Aus-

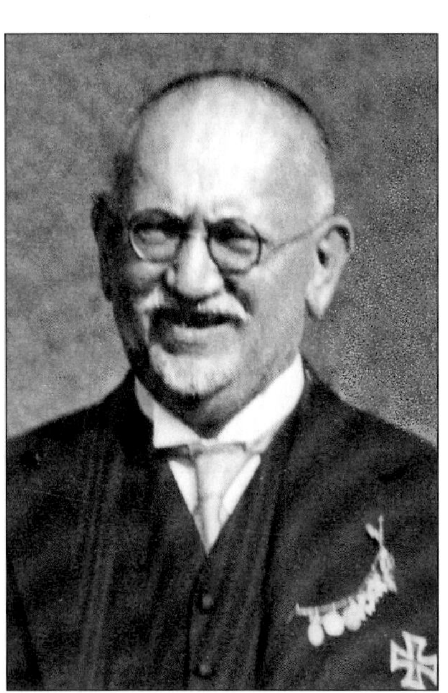

Abb. 31: Paul Krause

weitung der Sitzungen auf „einen ganzen oder sogar zwei Tage", da auf diese Weise „in Ruhe eine größere Tagesordnung abgehandelt werden" könne und den Mitgliedern mehr Gelegenheit für persönliche Gespräche geboten würde. Für diesen Vorschlag war, wie die folgenden Jahre zeigen sollten, die Zeit noch nicht reif: Zwar wurde die Sitzungsdauer allmählich auf einen ganzen Tag ausgedehnt, doch fanden zweitägige Tagungen nur wenige Male kurz vor Ausbruch des Zweiten Weltkriegs und schließlich regelmäßig erst ab den 1970er Jahren statt.

Im Anschluss an die in der Tagesordnung angekündigten wissenschaftlichen Vorträge, die entweder in der Festschrift oder an anderer Stelle veröffentlicht wurden, fanden sich 83 Mitglieder zu einem Festessen im Rokokosaal des Hotels „Großer Kurfürst" am Domkloster zusammen. Damit klang eine Jubiläumssitzung aus, die, wie Krause später schrieb, „allgemeine Befriedigung und Anerkennung der Mitglieder gefunden" hatte.

3. Die Zeit des Nationalsozialismus

Nationales Pathos war wie vielen Ärzten auch den Mitgliedern der „Rheinisch-westfälischen Gesellschaft für innere Medizin" nicht fremd. So heißt es in dem von Paul Krause während des Festessens 1928 ausgebrachten Toast:

„Meine Herren! Unser erster Gedanke gilt dem Vaterland! Als die Gesellschaft für innere Medizin gegründet wurde: Ein mächtiges Reich, mächtig nach außen, Ordnung im Innern, und heute??? fast wehrlos und damit, wie die Verhältnisse in der Welt liegen, fast rechtlos und ohnmächtig nach außen. Im Innern größte Gegensätze, politisch, wirtschaftlich, konfessionell.

Das Wort Heinrich Heines aus Düsseldorf gilt heute mehr als je in dieser Zeit: „Denk' ich an Deutschland in der Nacht, dann werd' ich um den Schlaf gebracht". Trotz alledem, wir glauben an Deutschlands Zukunft! Unser Sehnen, unser Denken, unser Wollen und Arbeiten gilt unserem Volk und unserem Vaterland und unserem hochverehrten Reichspräsidenten, Sr. Exzellenz dem Generalfeldmarschall von Hindenburg. Hurra, Hurra, Hurra!!!"

Diese Worte am Vorabend der 1929 einsetzenden Weltwirtschaftskrise waren Ausdruck einer weitverbreiteten Stimmung. Das nie verwundene Trauma der militärischen Niederlage von 1918 und die dem Friedensvertrag von Versailles entspringenden außen- und finanzpolitischen Probleme hatten die Weimarer Republik von Anfang an belastet – eine Hypothek, die zur allmählichen Destabilisierung des demokratischen Systems beitrug und damit unter anderem der nationalsozialistischen Herrschaft den Weg bereitete.

Die „Machtergreifung" Hitlers am 30. Januar 1933 brachte auch für die deutsche Ärzteschaft tiefe Einschnitte. Die ärztlichen Standesorganisationen, der Ärztevereins- und der Hartmannbund, wurden gleichgeschaltet, Vorstände und Geschäftsführung unter die Kontrolle des zum Reichsärzteführer ernannten Vorsitzenden des 1929 gegründeten „Nationalsozialistischen Deutschen Ärztebundes" Gerhard Wagner gestellt. Positiv erschien dabei vielen, dass das neue Regime Strukturreformen einleitete, die den jahrzehntelang erhobenen Forderungen der ärztlichen Standesvertreter entsprachen. Die Position der Ärzte in den Vertragsverhandlungen mit den Krankenkassen wurde im August 1933 durch die Gründung der „Kassenärztli-

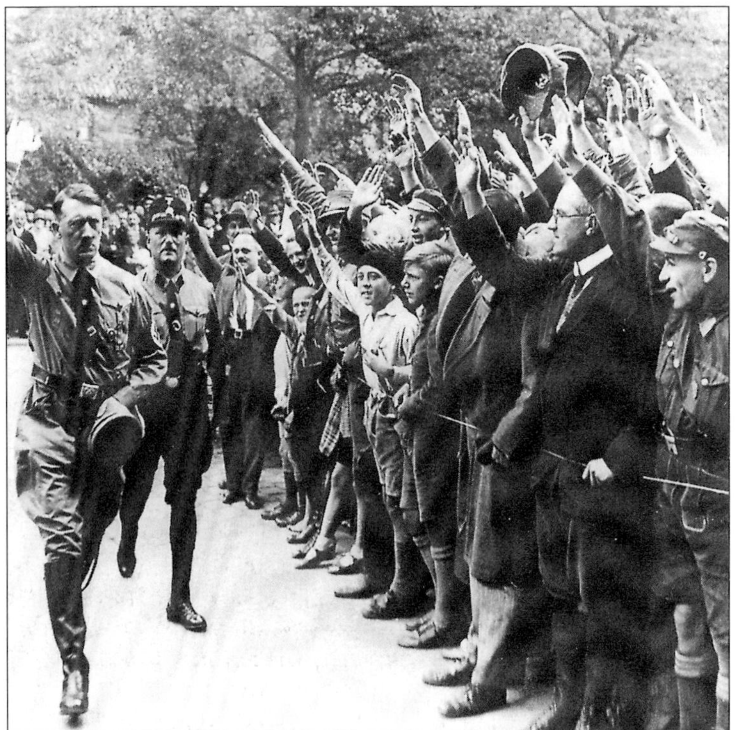

Abb. 32: Hitler auf dem Weg zum Parteitag der NSDAP 1929, auf dem der „Nationalsozialistische Deutsche Ärztebund" gegründet wurde.

chen Vereinigung Deutschlands", die die bisherige Vielfalt derartiger Einrichtungen auf regionaler Ebene ablöste, erheblich gestärkt. Die Reichsärzteordnung vom 13. Dezember 1935 erfüllte den Wunsch nach einer einheitlich verfassten Ärzteschaft, als sie unter anderem die Einbindung der Ärzte in die Gewerbeordnung aufhob, die „Kurierfreiheit" abschaffte und ärztliche Tätigkeit als gesetzlich geregelte öffentliche Aufgabe verstand sowie schließlich mit der Einrichtung der Reichsärztekammer – unter Auflösung der bisherigen Verbände – eine übergeordnete Standesorganisation schuf.

Dramatisch verlief die Entwicklung für die jüdischen Ärztinnen und Ärzte. Schon im März 1933 begannen Krankenhäuser damit, jüdische Mitarbeiter zu entlassen, und auch die ärztlichen Organisationen, wie Ärztevereins- und Hartmannbund, forderten den Rücktritt von Juden aus allen ihren Funktionsstellen. Das Gesetz zur „Wiederherstellung des Berufsbeamtentums" vom 7. April 1933 mit seinem Arierparagraphen betraf dann alle beamteten Mediziner, etwa in der öffentlichen Gesundheitspflege und in besonderem Maße auch die Hochschullehrer. Die medizinische Fakultät der Universität Heidelberg verlor dadurch rund ein Viertel ihres Lehrkörpers. Zu einem weiteren Instrument der Ausgrenzung jüdischer Ärzte wurde die Frage der „Kassenzulassung", die in die alleinige Kompetenz der „Kassenärztlichen Vereinigung Deutschlands" fiel. In einer Reihe immer schärferer Verordnungen wurde ihnen die wirtschaftliche Grundlage ihrer Tätigkeit allmählich entzogen – so sank der Anteil jüdischer Kassenärzte bereits in den Jahren 1933 und 1934 von 16,5

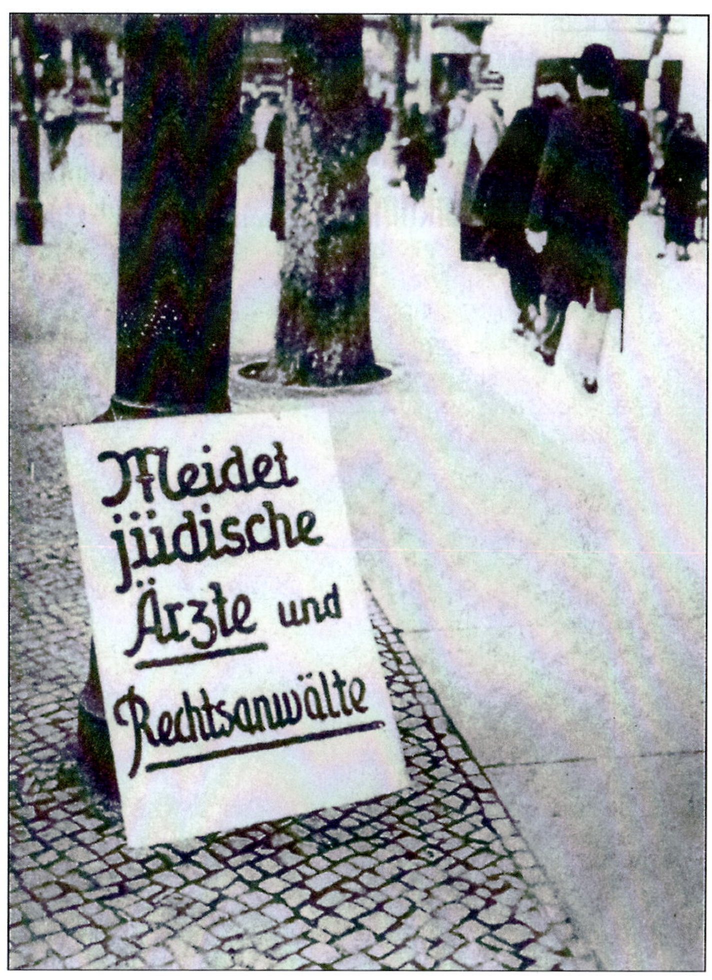

Abb. 33: Boykottaufruf gegen jüdische Ärzte und Rechtsanwälte

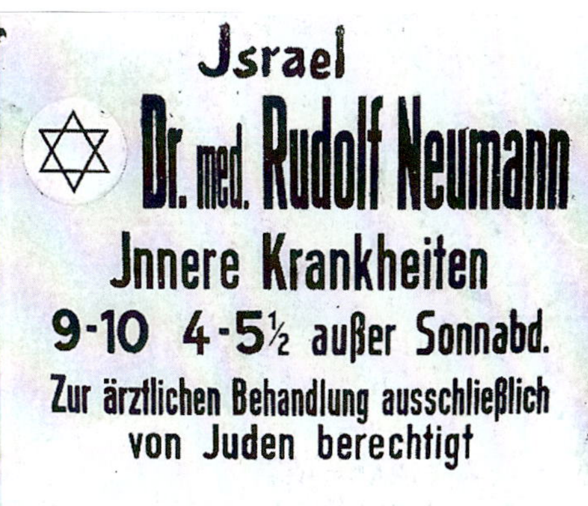

Abb. 34: Arztschild nach 1938/39

auf 11,4 Prozent. Die Reichsärzteordnung von 1935 verwehrte jüdischen Medizinstudenten künftig die Approbation; ältere Bestallungen blieben – vorerst – bestehen. Der entscheidende Schlag erfolgte dann 1938 mit der Vierten Verordnung zum Reichsbürgergesetz, das die Approbation aller jüdischen Ärzte zum 30. September desselben Jahres aufhob. Von den bis dahin in Deutschland verbliebenen gut 3.000 jüdischen Ärzten durften künftig nur noch rund 700 mit widerruflicher Genehmigung als „Krankenbehandler" tätig sein und ausschließlich jüdische Patienten ärztlich versorgen.

Die ideologischen Vorgaben des Systems blieben nicht ohne Wirkung auf die Ausrichtung ärztlicher Tätigkeit: Im Rahmen der „neuen deutschen Heilkunde" sollte sich der Arzt nicht auf die Heilung oder Linderung von Krankheiten beschränken, sondern als „Gesundheitsführer der Nation" auftreten. Nach diesem Verständnis ging es weniger um den Menschen als Individuum, seine Gesundheit und seinen Körper, als um ein vermeintliches und letztlich willkürlich festlegbares Interesse der „Volksgemeinschaft". In den Mittelpunkt vor allem des amts- und anstaltsärztlichen Wirkens rückte dabei der Gedanke der „Aufartung unseres Volkes" – so der Kommentar des Schriftleiters des „Deutschen Ärzteblatts" Karl Haedenkamp zum „Gesetz zur Verhütung erbkranken Nachwuchses" vom 14. Juli 1933, das Zwangssterilisierungen vor allem an psychisch Kranken oder an in weiterem Sinn „unerwünschten Elementen" – Kriminellen, Prostituierten oder „Asozialen" – ermöglichte und den Boden für die „Vernichtung lebensunwerten Lebens" in den soge-

Abb. 35: Nationalsozialistische Merksprüche zur Gesundheitspflege 1938

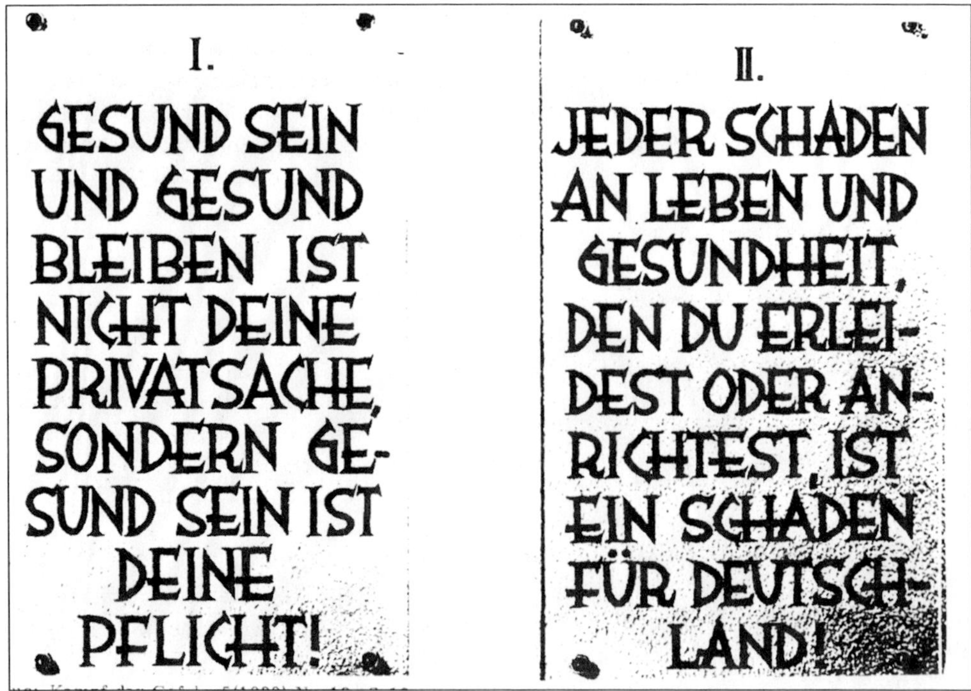

nannten Euthanasie-Aktionen während des Zweiten Weltkriegs bereitete. Die Ausbildung der angehenden Mediziner passte sich den ideologischen Vorgaben an: An den medizinischen Fakultäten nahm die Grundlagenforschung ab, neue Fächer wie Militärmedizin, Bevölkerungspolitik, Vererbungslehre und Rassenbiologie wurden in den Lehrplan aufgenommen. 1939 wurde „Rassehygiene" obligatorisches Prüfungsfach – schon Jahre zuvor hatte die Approbationsordnung jüngeren Ärzten den Nachweis entsprechender Kenntnisse abverlangt, ältere niedergelassene Ärzte wurden in Fortbildungskursen geschult.

Unter der nationalsozialistischen Herrschaft änderte sich die Struktur innerhalb der deutschen Ärzteschaft. Die Gesamtzahl der Ärzte stieg im Deutschen Reich, bezogen auf die Grenzen von 1937, von gut 52.000 im Jahr 1932 auf fast 65.000 im Jahr 1942. Dabei trat seit 1935 ein signifikanter Rückgang von niedergelassenen Ärzten ein: Übten 1932 noch drei Viertel der deutschen Ärzte eine freie Praxis aus, so ging ihr Anteil bis 1942 – naturgemäß ab 1939 zum Teil durch die Wirkungen des Zweiten Weltkriegs bedingt – auf weniger als die Hälfte zurück. Dagegen nahmen die Gruppen der leitenden Anstaltsärzte sowie der angestellten und beamteten Mediziner erheblich zu und stellten schließlich – ebenfalls kriegsbedingt – rund 40 Prozent der Gesamtärzteschaft. Im Rahmen dieser Umstrukturierung sank auch die Zahl der von den Kassen zugelassenen Fachärzte allmählich – die Spitzenposition unter ihnen behaupteten nach wie vor die Internisten, gefolgt von den Chirurgen, Gynäkologen und den Hals-, Nasen- und Ohrenärzten.

Wie die ärztlichen Standesorganisationen blieben die wissenschaftlichen Fachgesellschaften von nationalsozialistischen Einflüssen nicht verschont. „Der Dienst am Volk, die Sicherung seiner Existenz, die Förderung seiner leiblichen und geistigen Gesundheit und seiner Wohlfahrt" waren Ziele, in denen sich unter anderem führende Vertreter der Inneren Medizin mit der NS-Staatsführung im Einklang sahen. Auch in den äußeren Formen scheint man sich vielfach dem Zeitgeist angepasst zu haben, wurden die Sitzungen zahlreicher Gesellschaften doch mit einem „Gedenken des Führers" und einem „Sieg Heil auf den Führer" eingeleitet. Naturgemäß blieb das nationalsozialistische Medizinverständnis und seine auf den Krieg ausgerichtete Interessenlage nicht ohne Wirkung auf das Themenspektrum – so gab es, wie bereits ein oberflächlicher Blick über die Veranstaltungsberichte einiger Gesellschaften zeigt, immer wieder Referate zu entsprechenden Fragestellungen. So beschäftigten sich die Wiesbadener „Kongresse für innere Medizin" wiederholt mit Problemen der Erblehre oder den Inhalten der „neuen deutschen Heilkunde".

Gleichwohl ist bei vielen Fachgesellschaften eine gewisse Resistenz zu erkennen, genuin nationalsozialistisch bestimmte Themen in den Mittelpunkt der wissenschaftlichen Vortragstätigkeit zu stellen: Bei der Vereinigung niederrheinisch-westfälischer Chirurgen etwa bildete der Beitrag des leitenden Direktors des Landeskrankenhauses in Homburg (Saar) Oskar Orth, in dessen Verantwortungsbereich mehr als 1.400 Zwangssterilisationen durchgeführt wurden, über „Chirurgische Fragen bei Durchführung des Gesetzes zur Verhütung erbkranken Nachwuchses" von 1939 eine einmalige Ausnahme.

Anhand der seit den 1920er Jahren in der Münchener Medizinischen Wochenschrift abgedruckten Versammlungsberichte mit ihren Referatszusammenfassungen lässt sich eine solche Zurückhaltung bei der „Rheinisch-westfälischen Gesellschaft für in-

Ärzteblatt für Rheinland

Nachrichtenblatt der Ärztekammer Rheinland und der Kassenärztlichen Vereinigung Deutschlands, Landesstelle Rheinland.

Versandort: Wuppertal-Barmen 13. April 1939

Zum 20. April 1939

Vor 50 Jahren, am 20. April 1889, wurde in dem kleinen österreichischen Städtchen Braunau am Inn Adolf Hitler geboren. Über Linz und Wien führte ihn sein Lebensweg nach der Stadt der Kunst, München, von wo er als deutscher Kriegsfreiwilliger in den Weltkrieg zog. Der schmachvolle Zusammenbruch, durch den November-Verrat herbeigeführt, ließ den im Kriege vielfach bewährten Soldaten zum Politiker werden. 15 Jahre währte der schicksalsvolle Kampf um die Macht in Deutschland und nicht zuletzt um die Seele des deutschen Volkes. Nachdem der greise Feldmarschall Adolf Hitler die Kanzlerschaft des Reiches übertragen hat, beginnt ein wundervoller Wiederaufstieg des Deutschen Reiches. Wir alle sind zwar Zeugen dieser historischen Vorgänge geworden, doch sind die Eindrücke in solch raschem Lauf aufeinander gefolgt, daß wir gut daran tun, an diesem Tage uns dessen zu erinnern, was war, und was dann die unermüdliche Tatkraft und der unüberwindliche Wille eines einzelnen Mannes geschaffen hat. Der Aufbau des Reiches im Innern ist gekennzeichnet vor allem durch die Wiederbelebung der gesamten Wirtschaft und die Eingliederung von fast 7 Millionen Arbeitslosen in den Arbeitsprozeß, daneben ging eine Vereinheitlichung der Reichsverwaltung, eine Anpassung der Gesetzgebung für alle Verwaltungszweige an die Weltanschauung des Nationalsozialismus.

Außenpolitisch hat der Führer vor allem sein Versprechen, das Diktat von Versailles zunichte zu machen, restlos erfüllt. Nach der Rückkehr des Saargebietes kam die Befreiung der Rheinlande von den Fesseln des Diktats, die Wiederherstellung der Wehrhoheit, die Schaffung der größten Luftflotte, einer Achtung gebietenden Marine. Zur Sicherung der Westgrenze erstand auf Befehl des Führers eine der großartigsten Befestigungsanlagen, deren Ausbau noch nicht ganz abgeschlossen ist. Unter ungeheurem Jubel der befreiten Bevölkerung kehrten große Gebiete, welche durch Irrungen der Politik vom Deutschen Reich getrennt waren, wieder in das Reich zurück. Zu seiner besonderen Freude konnte der Führer seine Heimat ins Reich zurückführen, eine Tat die ihm die österreichischen Stammesbrüder durch ein überwältigendes Abstimmungsbekenntnis dankten. Auch die Deutschen im Sudetengebiet wurden in das Reich aufgenommen; die politischen Verhältnisse in der Tschechoslowakei erzwangen die Errichtung eines Protektorates über Böhmen und Mähren, um auch den dortlebenden Deutschen die ihnen als Angehörige eines mächtigen Volkes zustehende Sicherheit zu gewährleisten und den deutschen Lebensraum gegen fremde Einflüsse und Angriffe zu sichern. In jüngster Zeit wurde auch das Unrecht, welches die Siegermächte und die litauische Regierung den Memelländern zugefügt hatten, durch ein Abkommen mit Litauen wieder gut gemacht und das Memelland an das Reich zurückgegeben. So schuf der Führer das Großdeutsche Reich, das heute wieder Weltgeltung hat und Ansehen bei Freund und Gegner genießt. Das deutsche Volk weiß, daß diese wunderbare Wandlung in seinem Geschick nur der unvergleichlichen Tatkraft und dem staatsmännischen Geschick des Führers zu verdanken ist. Das deutsche Volk und nicht zuletzt wir an der Westgrenze des Reiches gedenken daher mit Dankbarkeit und Ergebenheit des Tages, der uns den Mann schenkte, der Großdeutschland, ohne Blutvergießen und ohne Schwertstreich, schuf. Wie so oft in den letzten Jahren aus vielen hunderttausend Stimmen der Ruf erschallt ist, so wollen auch wir heute in diesem Ruf all unsere Wünsche zusammenfassen:

„Wir danken unserem Führer!"

Abb. 36: „Zum 20. April 1939" aus dem „Ärzteblatt für Rheinland"

Abb. 37: Siegfried Thannhauser

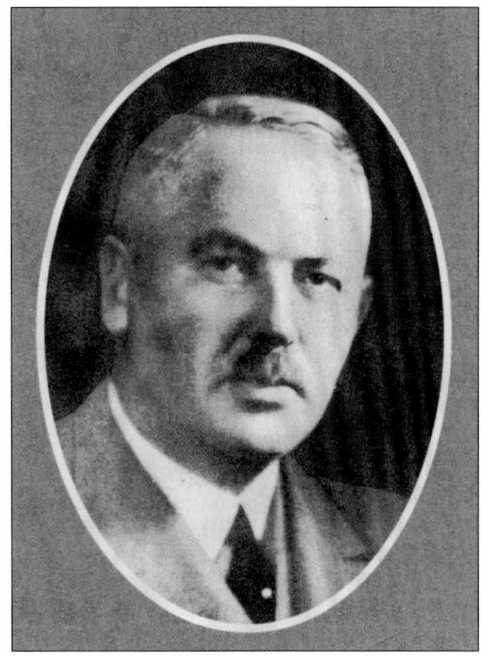

nere Medizin" ebenfalls beobachten. Hier dominierten, wie Anhang II zeigt, auch nach 1933 ganz eindeutig wissenschaftliche Fachthemen ohne einen wie immer gearteten politischen Bezug. Allein im Sommer 1937, auf der 63. Sitzung, gab es einen Vortrag mit dem Titel „Probleme und Erfahrungen ärztlicher Tätigkeit beim Erbgesundheitsgericht", über den die Münchener Medizinische Wochenschrift jedoch keine näheren Angaben machte.

Bedauerlicherweise ist die Quellenlage über die internen Geschicke der Gesellschaft in den Jahren 1933 – 1945, deren Vortragstätigkeit wie in den Jahren 1914 – 1918 während des Zweiten Weltkriegs gänzlich ruhte, äußerst dürftig. Außer dem wissenschaftlichen Veranstaltungsprogramm, den Tagungsterminen und –orten – seit 1936 wurde die Sommersitzung auf zwei Tage ausgedehnt und an wechselnden Orten wie Bonn, Münster, Essen und Bad Neuenahr abgehalten – sind keine Informationen überliefert: So kennen wir weder die Mitgliederentwicklung noch die Zusammensetzung des Vorstands. Es ist zu aber vermuten, dass die Gesellschaft in den Jahren nach 1933 ihre jüdischen Mitglieder nach und nach verloren hat – so emigrierte Siegfried Thannhauser, 1928 als damaliger Direktor der Medizinischen Klinik in Düsseldorf im Vorstand der „Rheinisch-westfälischen Gesellschaft für innere Medizin", nach seinem Wechsel an die Universität Freiburg und der dort dann verfügten Entlassung im Jahr 1935 in die USA.

Ein tragisches Schicksal erlitt auch Paul Krause, der als konservativer Patriot bereits 1933 in schwere Konflikte mit der nationalsozialistischen Gesundheitspolitik geriet, daraufhin einen Vorlesungsboykott seitens der nationalsozialistischen Studentenschaft hinnehmen musste und schließlich mit einem Disziplinarverfahren belegt wurde. Am 7. Mai 1934 wählte Paul Krause in Münster den Freitod.

4. Die wissenschaftlichen Tagungen in der Bundesrepublik

Nach dem Sieg der Alliierten und dem Ende der nationalsozialistischen Gewaltherrschaft befanden sich die ärztlichen Organisationen in einer schwierigen Situation. Die Existenz der Vereinigungen auf Reichsebene war vorerst beendet, ein Wiederaufbau zunächst nur in den Grenzen der jeweiligen Besatzungszonen denkbar. Als ärztliche Standesorganisation fungierten die unter Aufsicht der jeweiligen Mili-

tärverwaltung bereits ab September 1945 eingerichteten regionalen Ärztekammern und die allmählich wieder entstehenden Kassenärztlichen Vereinigungen.
Die wirtschaftliche Situation der Ärzte, deren Zahl in der Zeit des Nationalsozialismus erheblich zugenommen hatte, war problematisch. Die Ärztekammern suchten die Zahl der in freier Praxis zugelassenen Ärzte zu steuern, indem sie Niederlassungsgenehmigungen mit der Zulassung zur kassenärztlichen Tätigkeit verbanden – in der Regel sollte auf rund 1.700 Einwohner ein niedergelassener Arzt kommen. Dabei blieb die gesamte Frage des Niederlassungsrechts in der unmittelbaren Nachkriegszeit eine Gratwanderung zwischen den auf Besitzstandswahrung ausgerichteten Interessen der bereits etablierten Kassenärzte und der notwendigen Integration der Flüchtlings- und Jungärzte, die zunächst häufig nur ein schlecht oder sogar überhaupt nicht bezahltes Unterkommen in Krankenhäusern fanden. So bezogen etwa von den 1947 in hessischen Krankenanstalten beschäftigten 1.029 Ärzten lediglich 498 überhaupt ein Gehalt. Im Verlauf einer Medizinertagung in Marburg wurde im Juni 1947 eine interzonale Arbeitsgemeinschaft der Jungärzte gegründet, aus der im Mai 1948 der „Marburger Bund", die tariffähige Organisation der angestellten Ärzte, hervorging. Auch der Hartmannbund als zentrale Interessenvertretung der deutschen Ärzteschaft wurde wieder ins Leben gerufen, und zwar am 20. Mai 1949 in Hamburg.

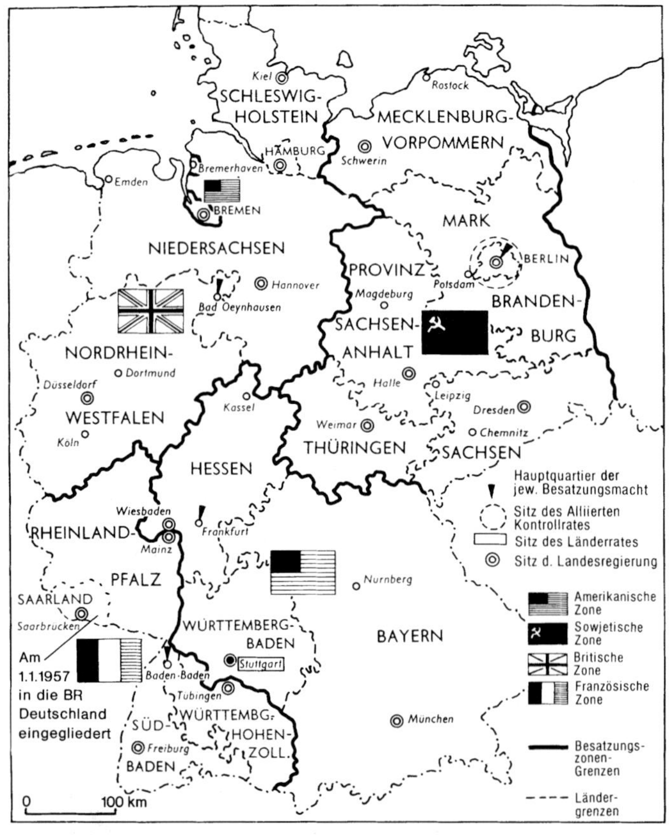

Abb. 38: Deutschland nach der Potsdamer Konferenz 1945

Im Oktober 1948 trat der von der kurz zuvor gegründeten „Arbeitsgemeinschaft der westdeutschen Ärztekammern", dem Vorläufer der Bundesärztekammer, einberufene Deutsche Ärztetag zum ersten Mal nach über 17jähriger Pause zusammen, und auch die wissenschaftlichen Fachgesellschaften nahmen nach und nach ihre Tätigkeit wieder auf – so etwa der „Kongreß für innere Medizin" im Mai 1948.

Wenige Monate zuvor, am 26. November 1947, hatte die erste Nachkriegssitzung der „Rheinisch-westfälischen Gesellschaft für innere Medizin" stattgefunden. Zu dieser Zeit war die Neugliederung des rheinisch-westfälischen Raums, der seit Kriegsende sowohl die Besatzungsmächte als auch die deutschen Verwaltungsfachleute beschäftigt hatte, bereits abgeschlossen. Die alte Rheinprovinz war geteilt worden und das nördliche Gebiet – bestehend aus den Regierungsbezirken Köln, Düsseldorf und Aachen – mit der Provinz Westfalen im Sommer 1946 und wenig später auch mit dem Land Lippe-Detmold zum Land Nordrhein-Westfalen vereinigt worden.

Die erste Nachkriegstagung, es war die 69., fand im November 1947 in der Medizinischen Klinik in Düsseldorf unter Vorsitz von Paul Martini, Ordinarius an der Universität Bonn, statt, der 1948 auch den „Kongreß für innere Medizin" leiten sollte. Beim Kreis der Vortragenden hatte man offensichtlich den schwierigen Verkehrsverhältnissen Rechnung getragen – so kamen allein sieben der zwölf Referenten aus Düsseldorf, die übrigen aus dem nahen Elberfeld, Mülheim und Hagen, zwei allerdings auch aus Bonn. In dem Einladungsschreiben zu dieser wie auch zu der nächsten Sitzung im Juni 1948 wurden die Teilnehmer ausdrücklich darauf hingewiesen, dass sie für ihren Proviant selbst zu sorgen hatten.

Diese ersten beiden Nachkriegstagungen in Düsseldorf behielten den überkommenen Veranstaltungsmodus der losen Abfolge thematisch nicht zusammenhängender Vorträge bei. Erst in der 71. Sitzung im November 1948 ging man zu einer inhaltlichen Konzentration auf ein Themengebiet über, indem zwei Hauptreferate zum Problem der rheumatischen Erkrankungen durch einen Vortragsteil ergänzt wurden, der sich ebenfalls hauptsächlich mit diesem Fragenkomplex befasste.

Diese Struktur setzte sich in der Folge durch: Zwar gab es auch in den 1950er Jahren durchaus noch Sitzungen, in denen die „freien Vorträge" zu unterschiedlichen Fragen der Inneren Medizin einen breiten Raum einnahmen, doch dominierten von nun an die themenbezogenen Veranstaltungen, in denen sich um ein Hauptthema oder Hauptreferat ein Reigen von passenden Korreferaten, Vorträgen oder Diskussionsbeiträgen gruppierte und die „freien Vorträge" zu den Interessensgebieten der Referenten einen eigenen nachgeordneten Tagungsteil zu bilden begannen. Von 1955 bis 1957 wurden in den Sitzungen zwei Themenschwerpunkte behandelt, doch kehrte man in

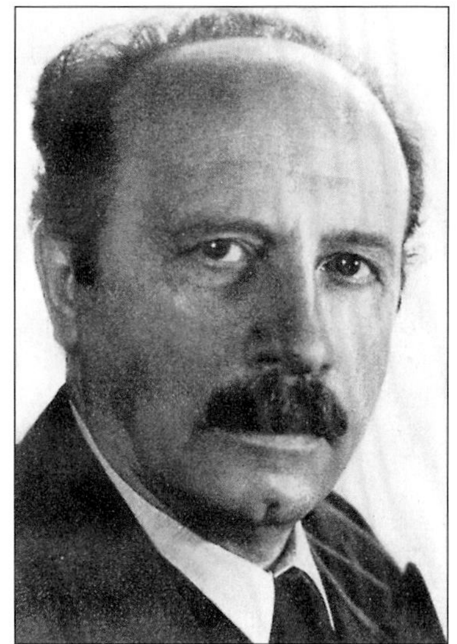

Abb. 39: Paul Martini

der 89. Sitzung zu dem seit 1948 bewährten Verfahren eines einzigen Spezialthemas zurück. Die 110. Sitzung 1968 endete erstmals mit einem Round-Table-Gespräch zu Fragen des Hauptthemas. Diese Gewohnheit wurde bis zum Jahr 1983 beibehalten. Teilnehmer waren jeweils die Vorsitzenden, die Referenten und teilweise auch speziell eingeladene Diskussionspartner.
Bis Ende der 1960er Jahre beschränkte sich die Dauer der Veranstaltungen auf einen Tag. Erstmals 1970 erfolgte eine Ausweitung auf zwei Tage, später ab 1994 zeitweise auch auf drei Tage. Der erste Tag war der Begrüßung und den ohne Bezug zum Hauptthema stehenden „freien Vorträgen", in denen die wissenschaftliche Tätigkeit und praktischen Erfahrungen an den Universitäts- und Großkliniken Nordrhein-Westfalens ihren Ausdruck fanden, gewidmet, am zweiten Tag standen die Referate und Diskussionsbeiträge sowie das Podiumsgespräch zum Schwerpunktthema auf dem Programm. Die Abspaltung der „freien Vorträge", deren Zahl sich in den 1990er Jahren auf bis zu 90 erhöhte, wurde 2001 und 2002 allerdings insofern aufgehoben, als wissenschaftliche Kurzvorträge, die in inhaltlicher Beziehung zum Tagungsschwerpunkt standen, erneut in die Hauptsitzungen einbezogen wurden, um – nicht zuletzt angesichts der weiterhin lebhaften Diskussion um die Einheit der Inneren Medizin – Forschung, Klinik und Praxis wieder stärker zusammenzuführen.
Mitte der 1980er Jahre wurde das Arrangement der Tagungen immer differenzierter: So gab es auf der 146. Sitzung in Düsseldorf 1986 erstmals Parallelveranstaltungen zum Hauptthema – zunächst in Form kleiner Arbeitsgruppen zu methodischen und diagnostischen Fragestellungen, später reichte das Spektrum von Kursen zu diagnostischen Verfahren (Endoskopie, Sonographie, Langzeitmessverfahren usw.) über intensivmedizinische Seminare, Kasuistiken der Inneren Medizin bis hin zu Symposien oder Workshops zu speziellen Themen (Malaria, Alkohol- und Drogenabhängigkeit, Bakterielle Resistenz, „Meet the Professor"-Seminare). 1994 wurde zusätzlich das Seminar für internistische Weiterbildung in die Kongresse integriert: Angehende Internisten sollten hier die Möglichkeit erhalten, vor der Prüfung im Schwerpunkt Innere Medizin einen komprimierten Überblick über das Gesamtgebiet bzw. dessen wesentliche Teile zu erhalten. Diese Veranstaltung wurde in der Regel einmal pro Jahr durchgeführt. Als Besonderheiten unter den Parallelveranstaltungen sind Krankenpflege-Seminare („Besonderheiten der Pflege in Hämatologie und Onkologie" 1992 und „Enterale und parenterale Ernährung" 1999) zu erwähnen. Auch die Berufspolitik war auf den Tagungen vertreten: 1993 fanden erstmals berufspolitische Seminare gemeinsam mit dem 1960 gegründeten Berufsverband deutscher Internisten statt, ebenfalls in Zusammenarbeit mit diesem wurde die Frühjahrstagung 1999 zum Thema „Integration Klinik und Praxis" durchgeführt.
Seit 1991 ist die Einrichtung des „Poster-Lunch" ständiger Bestandteil einer jeden Tagung der „Rheinisch-westfälischen Gesellschaft für innere Medizin" – die Zahl der Beiträge schwankt jeweils zwischen 15 und 70 Präsentationen. Der 1991 von der Gesellschaft ausgeschriebene klinische Förderpreis wurde später durch Auszeichnungen für die besten auf den Sitzungen gezeigten Poster und wissenschaftlichen Kurzvorträge ersetzt.
In den Jahren 1948 bis 2002 tagte die Gesellschaft weit über hundertmal. Hinsichtlich der Veranstaltungsorte setzte sich Mitte der 1950er Jahre die Praxis durch, die Frühjahrssitzungen an den Wirkungsstätten der jeweiligen Vorsitzenden zu veran-

stalten, während die Herbst-/Wintertagungen nun regelmäßig in Düsseldorf stattfanden, zunächst vor allem in der Medizinischen Klinik, später dann auch im Landtag, im Karl-Arnold-Haus der Wissenschaften oder in für große Kongressveranstaltungen geeigneten Hotels, wie etwa dem Hilton oder dem Plaza.

Sitzungsorte der „Rheinisch-westfälischen Gesellschaft für innere Medizin" 1948 – 2002

H/W 1947	Düsseldorf	F 1963	Münster	H/W 1984	Düsseldorf
F 1948	Düsseldorf	H/W 1963	Düsseldorf	F 1985	Detmold
H/W 1948	Düsseldorf	F 1964	Bochum	H/W 1985	Düsseldorf
F 1949	Bonn	H/W 1964	Düsseldorf	F 1986	Düsseldorf
H/W 1949	Düsseldorf	F 1965	Aachen	H/W 1986	Neuss
F 1950	Düsseldorf	H/W 1965	Düsseldorf	F1987	Mülheim
H/W 1950	Düsseldorf	F 1966	Münster	H/W 1987	Düsseldorf
F 1951	Düsseldorf	H/W 1966	Düsseldorf	F 1988	Münster
H/W 1951	Düsseldorf	F 1967	Essen	H/W 1988	Düsseldorf
F 1952	Düsseldorf	H/W 1967	Düsseldorf	F 1989	Aachen
H/W 1952	Düsseldorf	F 1968	Aachen	H/W 1989	Düsseldorf
F 1953	Essen	H/W 1968	Düsseldorf	F.1990	Gladbeck
H/W 1953	Köln	F 1969	Bochum	H/W 1990	Düsseldorf
F 1954	Bonn	H/W 1969	Düsseldorf	F.1991	Bochum
H/W 1954	Essen	F 1970	Köln	H/W 1991	Düsseldorf
F 1955	Bad Neuenahr	H/W 1970	Düsseldorf	F.1992	Düsseldorf
H/W 1955	Düsseldorf	F 1971	Wuppertal	H/W 1992	Düsseldorf
F 1956	Bonn	H/W 1971	Düsseldorf	F.1993	Bonn
H/W 1956	Düsseldorf	F 1972	Aachen	H/W 1993	Düsseldorf
F 1957	Münster	H/W 1972	Düsseldorf	F.1994	Krefeld
H/W 1957	Düsseldorf	F 1973	Münster	H/W 1994	Düsseldorf
F 1958	Bad Neuenahr	H/W 1973	Düsseldorf	F.1995	Aachen
H/W 1958	Düsseldorf	F 1974	Barmen	H/W 1995	Düsseldorf
F 1959	Aachen	H/W 1974	Düsseldorf	F.1996	Dortmund
H/W 1959	Düsseldorf	F 1975	Bochum	H/W 1996	Düsseldorf
F 1960	Bonn	H/W 1975	Düsseldorf	F.1997	Münster
H/W 1960	Düsseldorf	F 1976	Düsseldorf	H/W 1997	Düsseldorf
F 1961	Münster	F 1977	Düsseldorf	F. 1998	Düsseldorf
H/W 1961	Düsseldorf	H/W 1977	Düsseldorf	H/W 1998	Düsseldorf
F 1962	Bonn	F 1978	Essen	F. 1999	M.-Gladb.
H/W 1962	Düsseldorf	H/W 1978	Düsseldorf	H/W 1999	Düsseldorf
		F 1979	Köln	F. 2000	Bonn
		H/W 1979	Düsseldorf	H/W 2000	Düsseldorf
		F 1980	Bochum	H/W 2001	Köln
		H/W 1980	Düsseldorf	H/W 2002	Bochum
		F 1981	Münster	H/W 2003	Leverkusen
		H/W 1981	Düsseldorf	H/W 2004	Aachen
		F 1982	Essen		
		H/W 1982	Düsseldorf		
		F 1983	Köln		
		H/W 1983	Düsseldorf		
		F 1984	Köln		

H = Herbst W = Winter F = Frühjahr

Dabei wurden die Sitzungen schon in den 1950er Jahren vielfach von einem Rahmenprogramm abgerundet, das sich, wie etwa wissenschaftliche Filmvorführungen oder ein Besuch ärztlicher Fortbildungsstätten, entweder an die Teilnehmer selbst wandte oder – vornehmlich auf den Sommertagungen – der Unterhaltung begleitender Angehöriger diente. Wiederholt, vor allem bei den Jubiläumssitzungen, wurden den Tagungen auch Festvorträge vorangestellt: So sprachen etwa der Frankfurter Kliniker Ferdinand Hoff auf der 100. Sitzung 1963 über „Krankheit und Adaption" und der auf ethische Fragen in der Medizin spezialisierte Medizinhistoriker Richard Töllner aus Münster auf der 150. Tagung 1988 über „Ärztliche Kunst und medizinische Wissenschaft". Auf der 175. Sitzung im Jahr 2000 schließlich erinnerte Georg Strohmeyer – 1985/86 Vorsitzender der „Rheinisch-westfälischen Gesellschaft für innere Medizin" – an deren Entwicklung im gerade vergangenen Jahrhundert.
Wurden die Tagungen in den ersten Jahrzehnten nach dem Zweiten Weltkrieg von den Vorsitzenden und deren Mitarbeiterstäben selbst organisiert, so waren Mitte der 1980er Jahre, als die Vorsitzenden alternierend aus dem Bereich der Universitätskliniken und der großen Krankenhäuser gewählt wurden, zeitweise große Kongressorganisationen, wie etwa die COC-GmbH, Offenbach/Berlin und SKF Sander Fachkongress-Organisation, Hamburg, mit der Vorbereitung und Durchführung der Tagungen und der sie begleitenden Industrieausstellungen betraut. Die Zahl der Aussteller aus der Pharmazeutischen Industrie lag in den 1980/90er Jahren zwischen 17 und 42 Beteiligungen, sie entwickelte sich gegen Ende des Jahrhunderts leicht rückläufig.
Nicht nur das Arrangement der in Größe und Vielfalt stetig wachsenden Tagungen selbst, sondern auch die Gestaltung der Einladungen und Programme spiegeln die erfolgreiche Geschichte der Gesellschaft in der wirtschaftlich prosperierenden Bundesrepublik wider. Die einfachen Karten der 1950er Jahre wurden in den 1960er Jahren durch umfangreichere Tagungsprogramme ersetzt, denen nun häufig auch eine Vorbemerkung des jeweiligen Vorsitzenden beigegeben war. Seit 1984 lag die Programmgestaltung hinsichtlich Druck und Versand in der Hand des Demeter-Verlags Stuttgart, wodurch sich das graphische Erscheinungsbild veränderte – die Titelblätter wurden mit einer Fotografie versehen, zunächst in schwarz-weiß, ab 1988 auch in Farbe, als Motive wurden in der Regel Ansichten, Teilansichten oder ein spezieller Aspekt der gastgebenden Stadt gewählt.
Seit Beginn der 1990er Jahre finden sich neben den Vorworten der Tagungspräsidenten, allgemeinen Informationen sowie Listen der Aussteller und Sponsoren der Tagungen verschiedentlich auch Grußworte von Persönlichkeiten des öffentlichen Lebens, wie etwa des jeweiligen Stadtoberhaupts oder von Landes-und Bundesministern. Seit dieser Zeit enthalten die Programme neben den Namen der Vorstandsmitglieder auch die sämtlicher Ehrenvorsitzender und Ehrenmitglieder, der korrespondierenden Mitglieder sowie der Angehörigen des Ausschusses.
2002 gab es in Nordrhein-Westfalen weit über 7.500 Internisten. Von ihnen gehörten rund 500 der „Rheinisch-westfälischen Gesellschaft für innere Medizin" an. Schon seit langer Zeit standen ihre Tagungen allen interessierten Ärzten offen, so dass die Strahlkraft der Gesellschaft über den engen Kreis ihrer eingeschriebenen Mitglieder und auch über den durch das Etikett „rheinisch-westfälisch" gekennzeichneten Aktionsradius weit hinausging.

RHEINISCH-WESTFÄLISCHE GESELLSCHAFT
FÜR INNERE MEDIZIN

Einladung und Programm

zur 124. Tagung am 23. und 24. Mai 1975, um 9 Uhr s. t.
in Bochum

Tagungsort:

am 23. 5. 1975: Hörsaal der Krankenanstalten
Bergmannsheil Bochum
Hunscheidtstraße 1

am 24. 5. 1975: Hörsaalzentrum Ost, Nr. 20
Ruhr-Universität Bochum

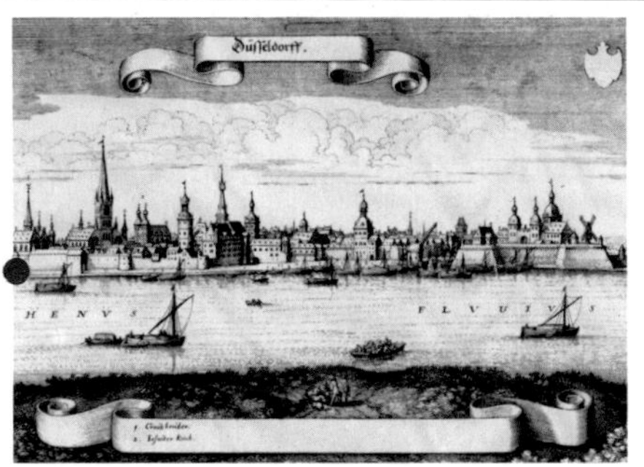

18. und 19.
April 1986

Rheinisch-Westfälische Gesellschaft für Innere Medizin

146. Tagung in Düsseldorf

Hauptthema: Diagnostische und therapeutische Fortschritte in der Inneren Medizin

Programm

174. Tagung
der Rheinisch-Westfälischen Gesellschaft
für Innere Medizin e.V.

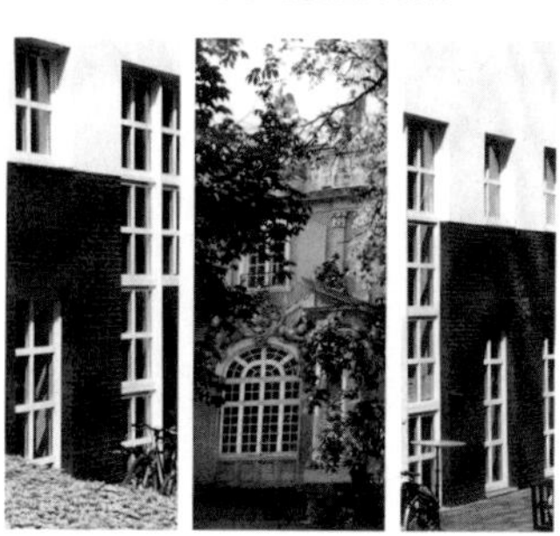

12. bis 13. Mai 2000

Programm

Universitätsclub Bonn
Konviktstr. 9
53113 Bonn

In Zusammenarbeit mit dem Berufsverband Deutscher Internisten

http://www.thieme.de/dmw/rwgim2000

Abb. 40: Programme der „Rheinisch-westfälischen Gesellschaft für innere Medizin"

Internisten in Nordrhein-Westfalen

	Ärztekammer Nordrhein	Ärztekammer Westfalen-Lippe
Niedergelassene Internisten	2.509	1.717
Im Krankenhaus tätige Internisten	1.937	1.835
	4.146	3.552
Gesamtzahl der in NRW tätigen Internisten (Stand 31.12.2002)	7.698	

Mitte der 1970er Jahre wurde die „Rheinisch-Westfälische Gesellschaft für Innere Medizin" ins Vereinsregister Düsseldorf eingetragen und in der Folge gemäß den entsprechenden Bestimmungen der neuen Satzung vom 24. November 1973, die die Statuten von 1925 ablöste, als „gemeinnützig" anerkannt. Der Vereinszweck wurde in Paragraph 1 gegenüber der alten Fassung deutlich erweitert:

„Zweck der Gesellschaft ist es, ihren Mitgliedern neue Kenntnisse auf dem Gebiet der Inneren Medizin und ihrer Grenzgebiete zu vermitteln, sie wissenschaftlich anzuregen und darüber hinaus den kollegialen Kontakt innerhalb ihres Wirkungsbereiches zu pflegen.

Sie veranstaltet zu diesem Zweck im allgemeinen jährlich zwei wissenschaftliche Tagungen, von denen eine in Düsseldorf stattfinden sollte."

Neue Regelungen galten für die Zusammensetzung des Ausschusses, der den nach wie vor fünfköpfigen Vorstand in wichtigen Fragen der Gesellschaft beraten sollte. Er wurde nun von allen ehemaligen ersten Vorsitzenden als „ständigen Mitgliedern" sowie von acht, auf zwei Jahre gewählten „zeitweiligen Mitgliedern" gebildet und damit erheblich vergrößert.

Die Aufnahme beitrittswilliger Ärzte wurde erleichtert und war allein an die Zustimmung des Ausschusses gebunden, die Wahl zum Ehrenmitglied verlangte nicht mehr ein einstimmiges Votum, sondern nur noch eine Zweidrittel-Mehrheit in der Mitgliederversammlung. Darüber hinaus schuf die neue Satzung die Möglichkeit, besonders verdiente Ärzte und Wissenschaftler, die ihren Wohnsitz außerhalb des Wirkungskreises der Gesellschaft hatten, als korrespondierende Mitglieder aufzunehmen.

Diese Satzung hat bis heute weitgehend Bestand – allein Paragraph 1 wurde noch zweimal abgeändert und den Bedürfnissen und der sich stetig verändernden Lebenswirklichkeit der Gesellschaft angepasst. 1986 trug man der immer weniger auf innere Integration als auf wissenschaftliche Außenwirkung gerichteten Vereinstätigkeit Rechnung und definierte als Zweck der Gesellschaft nun ohne expliziten Bezug auf die Mitglieder:

„Aufgabe der Gesellschaft ist die Erforschung und Veröffentlichung neuer Kenntnisse auf dem Gebiet der Inneren Medizin und ihrer Grenzgebiete."

14 Jahre später, im Jahr 2000, beschloss die Mitgliederversammlung, angesichts der sich zu regelrechten „Kongressen" auswachsenden Sitzungen der „Rheinisch-West-

fälischen Gesellschaft für Innere Medizin" deren Zahl auf eine Tagung pro Jahr jeweils am Ort des Ersten Vorsitzenden zu begrenzen und dementsprechend den zweiten Satz des Paragraphen 1 zu streichen.
Im Rückblick auf hundert Jahre ihres Bestehens zeigt sich, dass die „Rheinisch-Westfälische Gesellschaft für Innere Medizin" ihr Ziel, die Innere Medizin im Westen Deutschlands zu fördern, verwirklicht hat. Die Themen und Inhalte ihrer Sitzungen spiegeln nicht nur die Fortschritte der Inneren Medizin in den verschiedenen Teilbereichen wider, sondern haben durch ihre hohen Qualitätsstandards die Entwicklung der wissenschaftlichen und klinischen Medizin auch maßgeblich beeinflusst und schließlich dazu beigetragen, dass neue Erkenntnisse schnell in der Praxis umgesetzt und damit für die Patienten wirksam werden konnten. Dieser Erfolg, der den Gründervätern, Mitgliedern und Förderern zu danken ist, ist Auftrag und Ansporn für die Zukunft.

Kapitel III
Die innere Medizin im 19. und 20. Jahrhundert

1. Die medizinische Wissenschaft in Deutschland seit 1800

„Der herkömmlichen und verbreiteten Anschauungsweise gemäß wird die Erkrankung fast allenthalben nicht als ein Zustand des Organismus betrachtet, sondern als ein für sich bestehendes Ding, als ein Ens, eine feindliche Macht, die mit dem Körper streitet, gegen die man den Körper unterstützen muß und die entweder obsiegt und so das Individuum tödtet, oder aber bezwungen und in verschiedener Weise, auf verschiedenen Wegen aus dem Bereich des Körpers entfernt wird" – mit diesen kritischen Worten äußerten sich die beiden Physiologen Wilhelm Roser und Carl August Wunderlich 1842 über den damaligen Zustand der deutschen Medizin und die aus der romantischen Naturphilosophie und der Naturhistorischen Schule herrührende, noch keineswegs überwundene ontologische Mystifikation von Krankheiten, deren Sitz unter anderem „in der durch Lust und Begierde entzündeten und wild gewordenen Seele" vermutet wurde.

Anders als in Frankreich, wo in der empirisch-analytischen „Hospitalmedizin" schon früh das aufmerksame Erfassen der vom Patienten geäußerten subjektiven Empfindungen durch eingehende körperliche Untersuchungen ergänzt wurde, war bei deutschen Ärzten, wie der berühmte Kliniker Adolf Kußmaul später berichtete, etwa das „Behorchen der Kranken mittels Perkussion und Auskultation" in den 1820er Jahren noch ganz unüblich. Das Ergebnis war, so Rudolf Virchow 1849 in der bereits erwähnten Zeitschrift „Die medicinische Reform", eine heillose Verwirrung: Während seines Studiums habe er an der Universität an demselben Tag drei verschiedene Theorien der Entzündungen gehört, „von denen jede nicht auch die entfernteste Ähnlichkeit mit der anderen hatte, und von denen doch [...] keine einzige die Thatsachen kannte und berücksichtigte, welche die Beobachtung positiv festgestellt hatte."

Seit den 1840er Jahren setzte sich aber auch in Deutschland allmählich die durch Beobachtung und Experiment, durch Berechnung und exakten Nachweis bestimmte „naturwissenschaftliche" Methode in der Medizin durch. Nüchterne Beobachtung trat an die Stelle der Spekulation; eine lokalistische Krankheitsauffassung ersetzte die alten humoralpathologischen Annahmen, etwa vom Blut als Träger der Krankheit oder der schlechten Mischung der Säfte als Krankheitsursache. Neue physikalische Untersuchungsinstrumente machten das Körperinnere sichtbar. 1841 erfand der praktische Arzt Friedrich Hofmann den perforierten Hohlspiegel für den Einblick in den Gehörgang, 1850 beschrieb Hermann von Helmholtz den Augenspiegel, 1855 führte Manuel Garcia den Kehlkopfspiegel vor, den Ludwig Türck und Johann Nepomuk Czermak für die klinische Untersuchung nutzbar machten. Die moderne Endoskopie begann ihren Siegeszug, als der Dresdner Arzt Maximilian Nitze

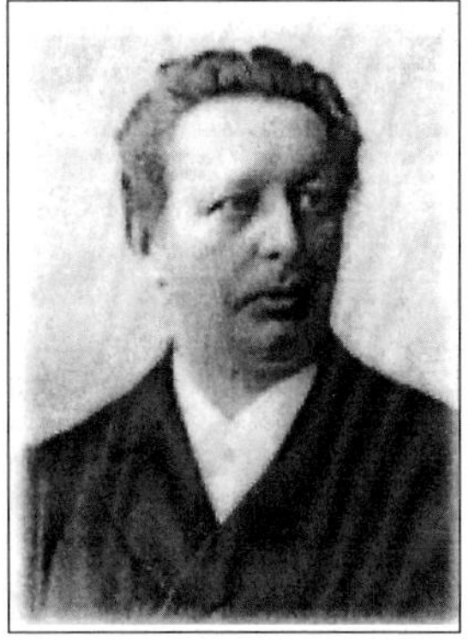

Abb. 41: Maximilian Nitze

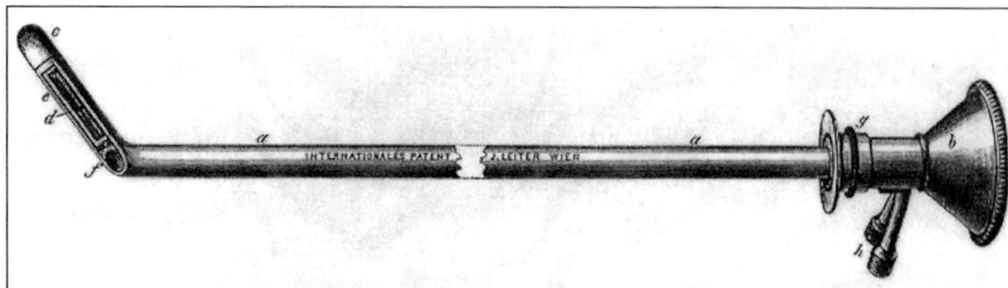

Abb. 42: Das von Nitze und Leiter konstruierte Zystoskop

und der Wiener Instrumentenmacher Josef Leiter auf der Grundlage älterer Forschungen 1879 einen neukonstruierten Blasenspiegel – das Zystoskop – vorstellten. Nur wenig später wurden die Verfahren der Gastroskopie perfektioniert und um 1900 rückte erstmals die Möglichkeit der Bauchhöhlenspiegelung in greifbare Nähe.

Das konsequente Streben nach Objektivität in der Diagnose führte zu einer rasanten Entwicklung der Grundlagenfächer, insbesondere der Pathologischen Anatomie, die sich seit 1844 mit ihren Lehrstühlen und Instituten an sämtlichen deutschen Universitäten zu etablieren begann. Mit der Erweiterung des Blickfelds auf Fragen der organischen Materie insgesamt gewannen die systematischen Naturwissenschaften, allen voran die sich entfaltende Chemie, großen Einfluss auf die medizinische Forschung, deren Ränder als Fachdisziplin dadurch an Schärfe einbüßten – Teildisziplinen wie Physiologie und Physiologische Chemie lagen auf der Grenze zwischen Medizin und Biologie bzw. Chemie.

Die Erkenntnisfortschritte waren in allen Bereichen der Medizin groß: Seit den 1840er Jahren war eine zuverlässige Schmerzausschaltung bei chirurgischen Eingriffen möglich, klinische Erfahrungen und Experimente brachten der modernen Aseptik den Durchbruch, wodurch Wundinfektionen immer zuverlässiger verhindert werden konnten. In der Spanne eines halben Jahrhunderts waren die Erreger der meisten Infektionskrankheiten entdeckt – bahnbrechend dabei die bereits erwähnte Isolierung des Tuberkelbazillus durch Robert Koch und die Entwicklung des Antitoxin-Serums gegen Diphtherie durch Emil von Behring. Im Bereich der Stoffwechselkrankheiten wurde mit der Entdeckung der Pankreasinseln durch den Virchow-Schüler

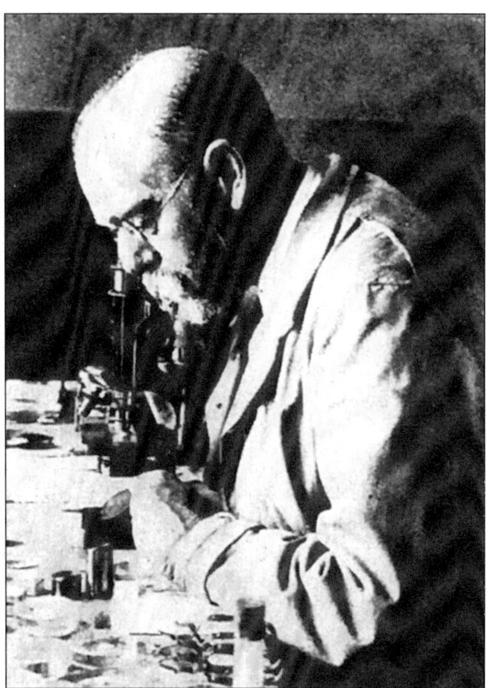

Abb. 43: Robert Koch am Mikroskop

Hans Langerhans im Jahr 1869 der Grundstein für die moderne Diabetesforschung gelegt. Zahlreiche Arbeiten erweiterten die Kenntnisse über die Funktionsweise von Magen, Leber und Niere, chemische Studien und Versuchsreihen führten zur Entwicklung immer wirksamerer Medikamente.

Seit der zweiten Hälfte des 19. Jahrhunderts besaß die medizinische Forschung in Deutschland Weltgeltung. Die Besonderheiten der deutschen Universitätsverfassung mit ihrem Ideal der Einheit von Lehre und Forschung, die den Wettbewerb fördernde föderative Struktur des Wissenschaftsbetriebs sowie die zahlreichen universitätsunabhängigen Forschungsinstitute zogen zahllose ausländische Studenten und Ärzte an. Deutsch war die Gelehrtensprache in Skandinavien, Japan und Rußland – medizinische Dissertationen und Habilitationen wurden in Deutsch ausgearbeitet und diskutiert. Eine Vielzahl der seit 1901 verliehenen Nobelpreise für Medizin und Physiologie gingen an deutsche Wissenschaftler – 1901 an Emil von Behring, 1905 an Robert Koch, 1908 an Paul Ehrlich unter anderem für die Entwicklung des Salvarsan gegen Syphilis sowie 1910 an Albrecht Kossel für seine Arbeiten über Nukleinsäuren. Darüber hinaus erhielten deutsche Physiker und Chemiker Nobelpreise für Forschungen, die für die Medizin von immenser Bedeutung waren, unter ihnen 1901 Wilhelm Conrad Röntgen für die Entdeckung der „X-Strahlen", die die Diagnose und Therapie einer Reihe von Krankheiten revolutionierten, sowie 1905 der Erfinder des Schlafmittels „Veronal" Emil Fischer für seine Arbeiten zur Chemie des Zellkerns.

Im Zuge dieses ungeheuren Wissenszuwachses wurde der Typus des in allen Feldern gleichermaßen bewanderten medizinischen Forschers immer seltener und die Auffächerung der Medizin nach bestimmten Krankheiten und ihrer Behandlung sowie nach Patientengruppen immer differenzierter. Nicht zuletzt aufgrund der Sonderstellung der Chirurgie, aber auch der allmählichen Verselbständigung anderer Bereiche wie der Augenheilkunde und der Gynäkologie entstand in den 1860er Jahren als Sammelbegriff für die Erforschung von Leiden der inneren Organe und deren konservative nichtoperative Behandlung der Ausdruck „Innere Medizin". Obwohl diese, wie Ernst Victor Leyden 1889 einräumte, damit „selbst in gewissem Sinne Specialität" wurde, nahm sie für sich in Anspruch, die „Alma mater der gesammten Heilkunst" zu sein, als einziger Bereich den Organismus als Ganzes von den inneren Organen bis zum Innigsten der menschlichen Seele im Blick zu behalten. Diese Auffassung

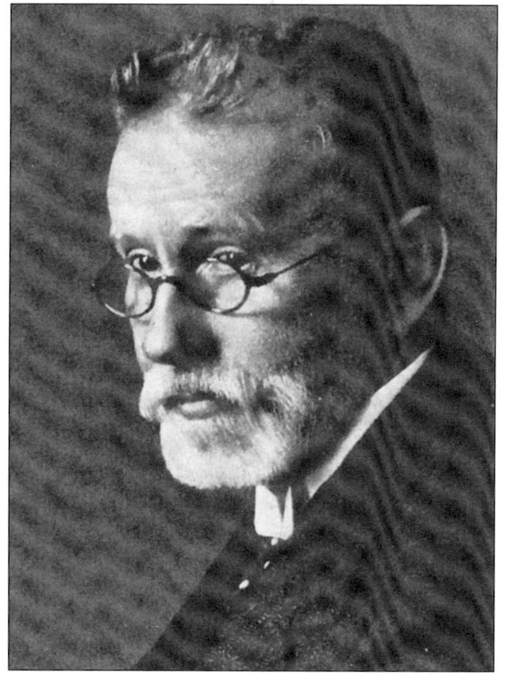

Abb. 44: Paul Ehrlich

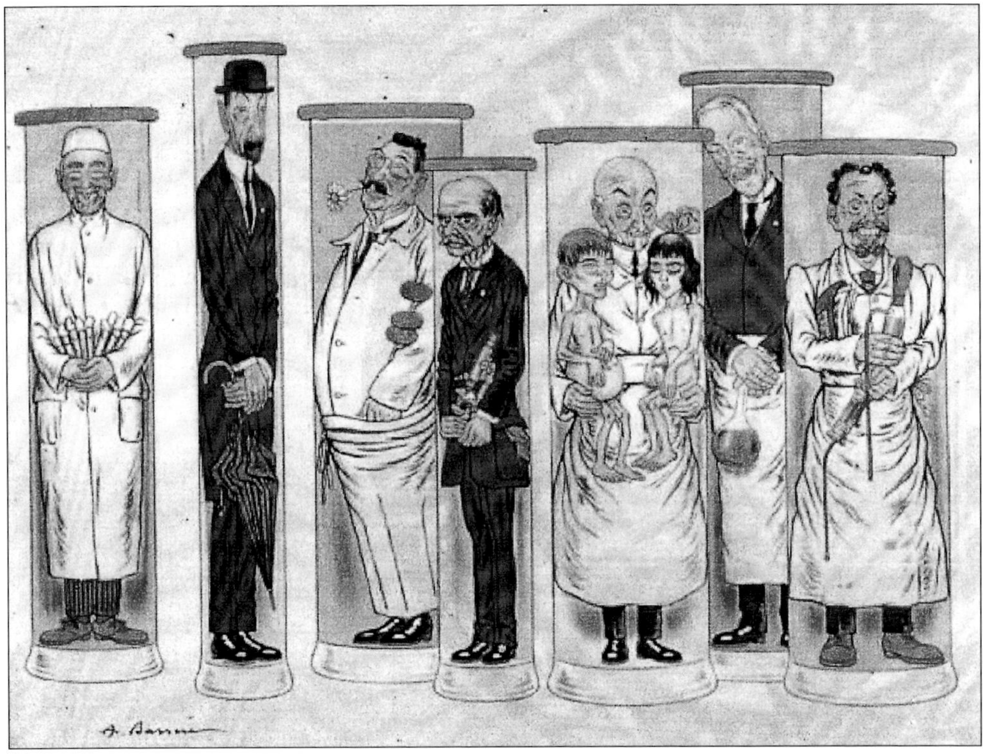

Abb. 45: Verschiedene Ärztegruppen mit typischen Instrumenten (Karikatur um 1900)

der Bedeutung und Einheit der Inneren Klinik durchzog viele Eröffnungsreden der „Kongresse für Innere Medizin“ – zunächst als Bekenntnis, später immer häufiger als Beschwörung: 1905 gab Wilhelm Erb zu, dass die zentrale Stellung der Inneren Medizin „erschüttert und nicht mehr nach allen Richtungen aufrecht zu erhalten“ sei. Nicht nur die Laryngologie, die Kinderheilkunde oder das Feld der Haut- und Geschlechtskrankheiten hatten sich als mittlerweile eigenständige Teilbereiche etabliert, sondern auch die Erforschung und Behandlung anderer eigentlich klassisch der Inneren Medizin zugeordnete Krankheitsbilder wie Lungentuberkulose, Magen- und Darmerkrankungen, Krankheiten des Herzens und des Kreislaufsystems sowie Blasen- und Nierenleiden entwickelten sich zu Subdisziplinen und wurden als Angelegenheit spezialisierter Ärzte und Klinikabteilungen betrachtet.

2. Medizinische Fortschritte und die Forschungsdiskussion in der „Rheinisch-westfälischen Gesellschaft für innere Medizin“

a) nach 1900

Die von Erb beschriebene ständig wachsende Fülle des Arbeits- und Lehrstoffes, das Hinzutreten neuer Forschungsgebiete, die Entwicklung immer effizienterer Untersuchungsmethoden sowie die Erweiterung der therapeutischen Möglichkeiten galten, wenn auch nicht in jeweils gleichem Ausmaß, für alle Subdisziplinen der Inneren Medizin. Einige der Teilgebiete, die heute, 100 Jahre nach Gründung der „Rheinisch-westfälischen Gesellschaft für Innere Medizin", in der modernen Inneren Medizin von wesentlicher klinischer Bedeutung sind, spielten zu Beginn der Gesellschaft eine allenfalls untergeordnete Rolle: prominente aktuelle Teilgebiete wie die Onkologie, die Nephrologie oder die Rheumatologie existierten lediglich in ersten wissenschaftlichen Ansätzen und hatten noch keinen wesentlichen Einzug in die praktische Medizin gefunden.

Kardiologie

Das Teilgebiet der Kardiologie war zu Beginn des 20. Jahrhunderts durch die Entwicklung einer Vielzahl diagnostischer Techniken zur Erkennung von Erkrankungen des Herzens und des Kreislaufsystems gekennzeichnet. Nachdem Riva-Rocci bereits 1890 die Palpationsmethode mit Hilfe einer aufblasbaren Manschette zur nicht-invasiven Bestimmung des arteriellen Blutdruckes beschrieben hatte, setzte sich 1905 mit Korotkov die Auskultationsmethode durch. Die Messung des Venendrucks entwickelte sich durch die Arbeiten von Moritz und Tabora ab 1910 und wurde durch die Forschungen Eysters und Villarets ab Mitte der 1920er Jahre verfeinert. Die Messung der Kreislaufzeit basierte auf Arbeiten Bornsteins (1912), Kochs (1922) und Blumgarts (1927) aus dieser Zeit. 1903 wurde von Einthoven die Elektrokardiographie entwickelt, in den 1920er Jahren wurden die Kurvenveränderungen bei Blockbildern, Myokardischämien und Präexzitationssyndromen beschrieben. Atropin wurde am Anfang des 20. Jahrhunderts erstmalig in der Behandlung von Bradykardien, Chinin ab 1914 in der Behandlung von Arrhythmien verwendet. Die 1930/40er Jahre sahen dann Antikoagulantien wie Heparin und Cumarin-Derivate im klinischen Einsatz. 1912 beschrieb Herrick die akute Koronarthrombose als Ursache des Myokardinfarktes. 1929 führte Werner Forssmann einen Ureteren-Katheter in den rechten Vorhof vor (Rechtsherzkatheterismus, Nobelpreis 1956). 1931 wurden die erste Angiographie, 1941 durch Cournand und von Ranges die ersten intrakavitären Katheteruntersuchungen am lebenden Herzen durchgeführt. 1942 führte von Dussik die Ultraschalldiagnostik in die Kardiologie ein. In die ersten drei Jahrzehnte des vorigen Jahrhunderts fielen auch wichtige Arbeiten zur Weiterentwicklung der Mechano- und Phonokardiographie sowie zum klinischen Einsatz der kardiovaskulären Röntgentechniken sowohl am Herzen wie an den peripheren Arterien und Venen. In der Zeit von 1920 bis 1940 wurden die Ursachen der arteriellen Hypertonie intensiv erforscht (Goldblatt-Mechanismus 1934, endokrine Ursachen des Bluthochdrucks).

Angiologie

Auch in der Angiologie gab es eine Reihe aufsehenerregender Fortschritte: 1906 beschrieb Bürger die Thrombangiitis obliterans. Seit 1913 forschte Leriche über die periphere arterielle Verschlusskrankheit. Radiologische Möglichkeiten der Arteriendarstellung existierten seit 1927 und wurden seit etwa 1935 vermehrt klinisch eingesetzt. In den 1930/40er Jahren wurden die klinischen Zeichen der peripheren Phlebothrombose erforscht.

Pneumologie

Das 20. Jahrhundert ist in der Pneumologie zunächst das Jahrhundert der verbesserten Diagnosetechniken. Paul Portier und Charles Richet beschrieben 1907 das Prinzip der Anaphylaxie, 1914 zeigte Fernand Widal erstmals die allergische Genese des Asthma bronchiale. Bohr, Hasselbach, Krogh und Barcroft gewannen wichtige Erkenntnisse zur Atemphysiologie. Die differenzierte Röntgendarstellung, in geringerem Maße auch die Lungenfunktionsprüfung etablierten sich. 1913 führte Jacobaeus in Stockholm die erste Pleuroskopie durch. 1917 praktizierte Chevalier Jackson die erste starre Bronchoskopie zur Fremdkörperentfernung. 1921 wurde die Bronchographie durch Sicard und Forestier eingeführt.

Gastroenterologie

Die Entwicklung der Röntgendiagnostik revolutionierte auch das Teilgebiet der Gastroenterologie. Radiologische Verfahren unter Anwendung röntgendichter Kontrastmittel ermöglichten in den ersten Jahrzehnten des 20. Jahrhunderts erstmals anatomische und funktionelle Untersuchungen sowie die Schleimhautdiagnostik des Magen-Darm-Traktes (H.H. Berg in Berlin, Dortmund und Hamburg). Nachdem die starre Ösophagoskopie bereits seit der zweiten Hälfte des 19. Jahrhunderts in Gebrauch war, wurden zu Beginn des 20. Jahrhunderts erste Versuche mit einer halbflexiblen Gastroskopie unternommen (Kußmaul, Mikulicz-Radecki, Elsner). 1906 führte Kelly die Rektoskopie in die klinische Routine ein, 1907 begann Strauss mit ersten Sigmoidoskopien. 1910 wurde von Kelling und Jacobaeus die erste Laparoskopie durchgeführt. 1922 wurden erste Versuche mit einer Magen"kamera" angestellt. Physiologische Untersuchungen des Gastrointestinaltraktes befanden sich in den ersten drei Jahrzehnten des 20. Jahrhunderts im wesentlichen noch in ihren Anfängen.

Infektionskrankheiten

Eine wichtige Teildisziplin der Inneren Medizin war der Bereich der Infektionskrankheiten. Nach den aufsehenerregenden Entdeckungen in der Bakteriologie und Mikrobiologie gegen Ende des 19. Jahrhunderts gewann auch die Virologie, ausgehend von der ersten dokumentierten Pandemie, der „spanischen Grippe", zunehmend an Bedeutung. 1905 wurden die Treponemen durch Schaudinn entdeckt, 1906 begründete Wassermann die serologische Diagnostik der Syphilis. 1908 wies Karl Landsteiner die infektiöse Ätiologie der Poliomyelitis nach. Ab Anfang der 1930er Jahre trat die Antibiotika-Therapie nach der Entdeckung der Sulfonamide durch Domagk in eine neue Ära. Zu diesem Zeitpunkt setzte auch die Entwicklung der Elektronenmikroskopie ein, die die virologische Forschung vorantrieb.

Endokrinologie

Aufbauend auf ersten Forschungen in den 1840er Jahren etablierte sich auch die Endokrinologie als eigenständiges Forschungsfeld. 1905 prägte Ernest Henry Starling den Begriff der „Hormone". In die ersten Jahrzehnte des 20. Jahrhunderts fielen die Entdeckung beziehungsweise Isolation oder Synthese wichtiger Hormone wie des

Adrenalin (1901 durch Takamine und Aldrich), des Sekretin (1902 durch Bayliss und Starling), des Gastrin (1905 durch Edkins), des Insulin (Frederic Grant Banting und Charles Herbert Best 1922, Nobelpreis 1923), des Thyroxin (1927), des Prolactin (1928 durch Stricker und Grueter) und der Glucocorticoide (1936 durch Mason, Kendall und Reichstein). Die Hypophysen-, Nebennieren und (Neben-) Schilddrüsenhormone und ihre Wirkungsweise wurden ausgiebig erforscht. Van den Velden entdeckte 1913 in Düsseldorf den antidiuretischen Effekt des gleichnamigen Hypophysenhinterlappen-Hormons.

Die „Rheinisch-westfälische Gesellschaft für innere Medizin" war, wie bereits zitiert, bei ihrer Gründung im Jahr 1903 mit dem Ziel angetreten, „möglichst vielen [...] möglichst vieles aus dem Gesamtgebiet der inneren Medizin zu bringen und zu bieten". Dementsprechend breitgefächert war von Anfang an das Themenspektrum der Sitzungen: Wie die Übersicht in der Festschrift zum 25. Jubiläum 1928 zeigt, wurden bis zu diesem Zeitpunkt 357 Vorträge gehalten, davon 78 aus dem Gebiet der Nervenkrankheiten, 61 über Herz- und Gefäßkrankheiten, 27 über Tuberkulose, je 24 über Magen-, Darm- und Lebererkrankungen sowie über Infektionskrankheiten, je 21 über Stoffwechsel- und Blutkrankheiten, 16 aus dem Bereich der allgemeinen Therapie, 14 über Nierenleiden, zwölf über Erkrankungen der endokrinen Drüsen, zehn über Muskel- und Knochenkrankheiten, acht über allgemeine Untersuchungsmethoden, sieben aus dem Bereich der Röntgenologie, je sechs aus den Gebieten der Missbildungen und Tumoren, je fünf über allgemeine Pathologie und Syphilis, vier über Lungenerkrankungen (ohne Tuberkulose), je drei über Rheumatismus, Konstitution und Erkrankungen der Bauchspeicheldrüse und zwei über Hautkrankheiten. Ein Vortrag beschäftigte sich mit einem Thema aus dem Bereich der Avitaminosen.
In den unterschiedlichsten Vortragsthemen der ersten Tagungen der Gesellschaft spiegelte sich bereits eine außerordentliche Vielfalt der zu diesem Zeitpunkt relevanten internistischen Teilgebiete wider. Ihrem Anspruch auf Repräsentanz des Gesamtgebietes der Inneren Medizin entsprechend war die jeweilige Kongressleitung bemüht, nicht nur dessen moderne Entwicklungen aufzuzeigen, sondern auch seiner zunehmenden Diversifizierung und Spezialisierung in fachliche Schwerpunkte unter einem Dach Rechnung zu tragen und diesen Schwerpunkten ausreichenden und ausgewogenen Raum zur wissenschaftlichen Darstellung zu geben.

b) nach 1930

Durch den Ersten Weltkrieg von 1914 bis 1918 wurde die Weiterentwicklung der Inneren Medizin nicht durchgreifend behindert. Bereits kurz nach Kriegsende gelang eine der größten Entdeckungen der Medizin mit der pathophysiologischen Erforschung des Diabetes und der Einführung des Insulins in die Therapie der Zuckerkrankheit. Damit war es zum ersten Mal möglich geworden, eine der großen Volkskrankheiten wirksam zu behandeln. Dieser Entdeckung waren umfangreiche Forschungen zum Diabetes durch deutsche Ärzte vorausgegangen, die mit den Namen Minkowski und von Mering, von Noorden, Naunyn und Zuelzer verbunden sind. Sie standen zum Teil schon Anfang des 20. Jahrhunderts unmittelbar vor der Entdeckung des Insulins.

Kardiologie

Die Kardiologische Diagnostik nahm durch die von Einthoven entwickelte Elektrokardiographie und Phonokardiographie und durch die Entdeckung der Röntgenstrahlen und ihre klinische Anwendung einen starken Auftrieb. Mit Hilfe dieser Methoden war es möglich, eine bessere nosologische Klassifizierung der Herzkrankheiten zu erreichen. Die Diagnostik des Herzinfarktes und die Erfassung von Herzrhythmusstörungen wurden sicherer und erstmals qualitativ und quantitativ messbar. Das EKG wurde nach 1920 schließlich zu einem zuverlässigen und bald unentbehrlichen Verfahren der Herzinfarktdiagnostik. In rascher Folge wurden weitere diagnostische Möglichkeiten des EKG (Holzmann, Wilson, Goldberger u.a.) durch die Vektorkardiographie (Schellong u.a.) und durch modifizierte Ableitungen enorm erweitert. In Verbindung mit neuen physiologischen (Rein), pathophysiologischen und pathologischen (Büchner) Erkenntnissen nahm die Kardiologie einen enormen Aufschwung. Ein Meilenstein der kardiologischen Diagnostik war die angiographische Darstellung der Herzkranzgefäße und der Herzhöhlen durch die Herzkatheterisierung (Cournand, Forssmann, Richardson). Die bereits begonnenen operativen Eingriffe am Herzen und Perikard in den 1930er und 1940er Jahren in den USA erhielten dadurch eine sichere Grundlage und ermöglichten eine Ausweitung der Kardio-Chirurgie z.B. bei der Operation der Aortenisthmusstenose und von angeborenen Herzfehlern sowie bei Herzklappenstenosen. Etwa ab 1950 wurden die Fortschritte in der Herzchirurgie auch in Deutschland übernommen (Grosse-Brockhoff, Loogen, Derra und Bircks in Düsseldorf). Durch die Entwicklung der Herz-Lungen-Maschine wurden die operativen Möglichkeiten noch erheblich erweitert. Die Koronarchirurgie nahm etwa ab 1960 einen bis heute anhaltenden Aufschwung.

Für die Herzrhythmusstörungen wurde neben den meist unsicher wirkenden Medikamenten die Elektrotherapie entwickelt, so dass Kammerflimmern, Vorhofflimmern und Vorhofflattern relativ sicher therapierbar wurden. Aus den neuen elektrophysiologischen Erkenntnissen entstand dann später die Herzschrittmachertherapie ca. ab 1960. Mit der weiteren Verbesserung von Anästhesieverfahren und den kardiologischen Fortschritten erlebte die Herzchirurgie einen großen Aufschwung, die im Dezember 1967 in der ersten Transplantation durch Ch. Barnard mündete.

Parallel zu diesen kardiologischen Fortschritten wurden die ernährungsbedingten Risikofaktoren und deren primäre Prävention beschrieben. Die Entstehung der zum Gefäßverschluss führenden Arteriosklerose wurde breit untersucht. Diese Forschungen sind bis heute aber noch nicht abgeschlossen. Durch sekundäre Präventionsmaßnahmen nach manifester Herzerkrankung wurde durch rehabilitative Maßnahmen, einschließlich Koronarsportgruppen, Diätberatungen u. a. versucht, die Wirkfaktoren positiv zu beeinflussen. Diese Entwicklungen spiegeln sich auch in den Themen der Jahrestagungen der RWGIM wider.

Die Herzinsuffizienz wurde u.a. durch Messungen des Venendrucks und Röntgenuntersuchungen des Herzens klarer als bisher in eine Links- oder Rechtsherzinsuffizienz unterteilt. Begriffe wie Cor Hypertonicum, Cor Pulmonale sowie Plus- und Minusdekompensation wurden qualitativ und quantitativ definiert. Die durch elektrokardiographische Fortschritte erarbeiteten neuen Erkenntnisse bei Herzrhythmusstörungen führten schließlich zur Entwicklung neuer Antiarrhythmika und elektrotherapeutischer Verfahren, wie der Defibrillation und Kardioversion. Mit den dabei gewonnenen Erfahrungen wurden dann später die implantierbaren Schrittmacher ca. 1960 entwickelt. In Nordrhein-Westfalen entstanden kardiologische Schwerpunktabteilungen in fast allen Universitätskliniken und großen kommunalen und kirchlichen Krankenhäusern.

Gastroenterologie

Die Gastroenterologie nahm in Deutschland nach Gründung dieses Spezialfaches der Inneren Medizin durch Boas Ende des vorigen Jahrhunderts (1886) und Bildung der Deutschen Gesellschaft für Verdauungs- und Stoffwechselkrankheiten (erste Tagung 1914 in Bad Homburg) einen enormen Aufschwung mit weltweiter Ausstrahlung. Dem waren wesentliche neue Erkenntnisse in der Physiologie, z.B. durch Claude Bernard, Pasteur, Pavlow, Frerichs, Kußmaul, Naunyn, Ewald und von Bergmann und Schüler vorausgegangen. Untersuchungen des Magensaftes und dessen Steuerungsmechanismen sowie des Pankreassaftes leiteten über zum besseren Verständnis der Verdauung und der Magen- und Pankreas-Krankheiten. Erst 1943 gelang es, die beiden Theorien der Magensekretion durch nervale und hormonelle Steuerung (Histamin und Gastrin) zu kombinieren, womit die neurohormonale Steuerung der Magen- und Pankreassekretion bewiesen war. In den 1960er Jahren wurden dann mehrere gastrointestinale Hormone isoliert, deren Produktionsort lokalisiert und ihre Synthese in den enteroendokrinen Zellen des Gastrointestinaltraktes definiert. Diese Entdeckungen führten zu neuen Theorien über die Ulkus-Entstehung und deren Behandlung.

Diese Entwicklungen und Fortschritte wurden unterstützt durch erste endoskopische Untersuchungen, die 1932 zum flexiblen Gastroskop führten (Schindler; G. Wolf 1932; Hirschowitz 1958). Durch Billroth und seine Schüler wurde die operative Ulkus-Behandlung aufgrund der neu entdeckten pathophysiologischen Zusammenhänge revolutioniert. Die konservative Therapie mit Diätkuren wurde spätestens zwischen 1960 und 1970 verlassen, als durch neue Antacida und Entwicklung von Histaminrezeptor-Antagonisten die Magensekretion fast vollständig gebremst werden konnte. Nach der Entdeckung der Helicobacterinfektion als Ursache von Gastritis und Ulcera des Magens und Duodenums durch Marshall und Warren 1984 und deren Eradikation durch Antibiotika und H2-Antagonisten und später Protonenpumpenhemmern sind akute Ulkus-Abheilungsraten von über 90 Prozent erreicht worden. Die endoskopischen Verfahren wurden technisch so stark verbessert, dass sie auch für therapeutische Maßnahmen, zum Beispiel Polypenabtragungen, Blutstillung im Ösophagus und Magen sowie zur Steinextraktion von Gallen- und Pankreassteinen geeignet waren.

Auch auf das Verständnis der akuten und chronischen Pankreaskrankheiten und deren Therapie hatten die physiologischen und pathophysiologischen Erkenntnisse großen Einfluss, z.B. für die Pathogenese der biliären und alkoholtoxischen Pankreatitis. In der Klinik erbrachten Pankreasfunktionsuntersuchungen mit Doppel- oder Dreifachlumensonden neue pathogenetische und diagnostische Erfolge. Der Durchbruch in der Pankreasdiagnostik und Gallendiagnostik wurde endoskopisch durch die Entwicklung der ERCP, durch die verbesserte Sonographie und Computertomographie innerhalb weniger Jahre erreicht, so dass vorher oft notwendige

„Probelaparotomien" zum Ausschluss von Neoplasien und anderen Abflusshindernissen immer überflüssiger wurden.

Als Folge der rasanten Fortschritte in der gastroenterologischen Diagnostik und differenzierten Therapie wurden in Universitätskliniken und kurz darauf in überregionalen Krankenhäusern Schwerpunktabteilungen für Gastroenterologie mit Endoskopie eingerichtet. Auch in Nordrhein-Westfalen wurden diese strukturellen Umwandlungen und Spezialisierungen durch Neugliederungen in allen größeren internistischen Abteilungen ab etwa 1965 überall durchgeführt und umgesetzt. Die Entwicklungen und Fortschritte in der Gastroenterologie lassen sich auch an den Themen der internistischen Jahreskongresse in der Rheinisch-Westfälischen Gesellschaft für Innere Medizin verfolgen: Sie waren Schwerpunktthemen bei den Tagungen 1932, 1933, 1934, 1937, 1953, 1960 und 1967.

Obwohl bereits im 19. Jahrhundert eine Vielzahl von Durchfallkrankheiten beschrieben wurden, erbrachten erst die in rascher Folge erreichten Fortschritte bei der Diagnostik bakterieller Ursachen z.B. bei der Ruhr, Typhus und Paratyphus eine klare Zuordnung. Die schweren chronischen Durchfallerkrankungen mit Blutabgängen wurden erstmals in Deutschland durch Boas und A. Schmidt (Bonn) 1914 als Colitis chronica gravis (Rosenheim) beschrieben. Im Jahr 1932 erschien von Crohn, Ginzburg und Oppenheimer eine Arbeit über eine neue Erkrankung, die sie als Ileitis terminalis bzw. regionalis bezeichneten. In Deutschland wurde den chronisch-entzündlichen Darmerkrankungen Colitis ulcerosa und Morbus Crohn erst nach dem Zweiten Weltkrieg größere Aufmerksamkeit zuteil, als etwa ab 1955 vermehrt Patienten daran erkrankten. Trotz großer Forschungsaktivitäten blieb die Ursache der chronisch-entzündlichen Darmkrankheiten bisher ungeklärt. Obwohl eine bakteriologische Ursache nie widerlegt wurde, die durch exogene Einflüsse konditioniert werden könnte und zu immunologischen Pathomechanismen führt, steht die endgültige Klärung nach wie vor aus.

In der Zwischenzeit stehen für die Therapie der chronisch-entzündlichen Darmkrankheiten eine Palette wirksamer Medikamente zur Verfügung: z.B. das Salazosulfapyridin, das bereits vor mehr als 60 Jahren von Professor Nanna Svartz um 1939 entwickelt wurde. Damit konnten die Krankheiten gut beeinflusst werden, so dass große Darmoperationen bzw. Resektionen abnahmen.

Ein weiterer großer Fortschritt war die zwischen 1930 und 1960 erfolgte pathophysiologische Aufklärung der Sprue (Zöliakie) oder Glutenenteropathie. Durch sorgfältige klinische Beobachtungen (Dicke) und epidemiologische Untersuchungen, sowie später auch durch Dünndarmbiopsien, wurde die Krankheit klar definiert. Als Ursache wurde das Gluten im Mehl von Weizen und Roggen entdeckt, das bei prädisponierten Patienten abnorme immunologische Reaktionen an der Dünndarmschleimhaut mit Schleimhautatrophie hervorruft und zu schweren Durchfällen führt. Durch Elimination des Glutens aus der Nahrung wird die Erkrankung sehr gut beeinflussbar und oft geheilt.

Bei der exsudativen Enteropathie handelt es sich um ein intestinales Eiweißverlustsyndrom, das mit schweren Ödemen und Aszites, Durchfällen und Antikörpermangel einhergeht. Sie wurde in Deutschland zuerst 1960 von Martini, Dölle und Strohmeyer beschrieben.

Gallenblasen- und Gallenwegserkrankungen

Die Cholecystektomie wurde 1881 durch Langenbuch in Berlin ausgeführt und blieb über fünfzig bis sechzig Jahre die einzig sichere Behandlung von symptomatischen Gallensteinen. Neue patho-pysiologische Erkenntnisse über die Entstehung von Gallensteinen öffneten den Weg für eine konservative Gallensteinbehandlung durch Steinauflösung mit Hilfe von Gallensäuren, durch Lithotripsie und endoskopische Beseitigung von Gallengangstenosen.

Lebererkrankungen

Auch die Diagnostik von Leberkrankheiten und deren Komplikationen wurde durch die Fortschritte der Endoskopie und Biopsie sicherer: 1880 führte Paul Ehrlich als junger Assistent von Frerichs – dem wir die erste bedeutende deutschsprachige Monographie über die Leberkrankheiten verdanken – Leberbiopsien an Menschen aus. Erst nach 1939 wurde die Aspirationsbiopsie diagnostisch weiter ausgebaut und von Kalk, Lindner u.a. in Deutschland eingeführt und verbreitet. Mit der von Menghini entwickelten „Sekundenbiopsie" kam dann der diagnostische Durchbruch und die gesicherte diagnostische histologische Bewertung von Leberpunktaten. Dadurch wurde die Leberdiagnostik und die Systematik der Lebererkrankungen neu geschrieben. Parallel dazu wurde die Labordiagnostik der Leberkrankheiten verbessert und die überholten Serumlabilitätsproben durch die Enzymdiagnostik, Elektrophorese, Leberfunktionsproben (Bromthalein- und Galaktose-Test) und später durch die Hepatitisvirologie und -serologie sowie durch immunchemische Methoden ersetzt.

Mit Hilfe der Enzymtests (Transaminasen GOT und GPT), alkalische Phosphatase (AP) und Gammaglutamyl-Transpeptidase (GGT) ließen sich die verschiedenen Ikterusformen durch Verschluss oder Entzündung sicherer voneinander abgrenzen. Dadurch wurde die Hepatitisdiagnostik grundlegend verbessert. Den größten diagnostischen Fortschritt bei den Hepatitis-Erkrankungen erbrachte jedoch die Entdeckung des sog. Australia-Antigens durch Blumberg, womit die Virus-B-Hepatitis eindeutig identifiziert werden konnte. Danach wurden weitere virologisch-immunologische Methoden entwickelt, die die Trennung in bisher fünf verschiedene Hepatitisformen ermöglichten. Die Identifizierung der häufigen Virus-C-Hepatitis und deren häufiger Übergang in die chronische Hepatitis gelang allerdings erst 1989 durch Cho und Mitarbeiter. Die Unterteilung in die verschiedenen Hepatitisformen durch die virologisch-serologischen Ergebnisse hatte große Auswirkungen für die Prävention durch Impfung (Hepatitis A und B) und auf die Therapie.

Für die Leberzirrhose erbrachte die breite Anwendung der Laparoskopie den sichersten diagnostischen Fortschritt. Damit einher ging die breite Anwendung der Leberbiopsie bei der Laparoskopie oder durch Leberpunktion (Menghini). Sowohl durch Histologie als auch durch neu entwickelte immunologische Verfahren konnte die Diagnose einer chronischen Hepatitis mit und ohne Leberzirrhose gesichert werden (H. Kalk, M. Schmid u.a.). Durch diese Methoden konnte die Autoimmunhepatitis von den Hepatitis- und Alkohol-bedingten Zirrhosen mit hoher Sicherheit voneinander abgegrenzt werden. Das traf auch für die primär biliäre Zirrhose und die sklerosierende Cholangitis zu. Auch die Feststellung seltener Lebererkrankun-

gen (z.B. Hämochromatose, Morbus Wilson, Morbus Gaucher u.a.) wurde erheblich erweitert. Zur Behandlung von blutenden Ösophagusvarizen standen nach 1979 die Sengstaken-Nachlaß-Sonde, spezielle medikamentöse Ansätze und die Varizensklerosierung zur Verfügung. An der Aszitestherapie hat sich nichts Wesentliches geändert: der Aszites wird bei starker Ausprägung entweder anfänglich punktiert und/oder durch sehr potente Diuretica ausgeschieden.
Bei progredientem Verlauf der Leberzirrhose mit ihren Komplikationen, insbesondere ausgeprägter portaler Hypertension, nicht beherrschbarem Aszites, bei hepatischer Enzephalopathie und bei Übergang in Leberkrebs wurden als letzter therapeutischer Ausweg die erstmals 1960 durch Starzl in den USA und durch Pichlmair in Deutschland durchgeführten Lebertransplantationen vorgenommen und in den folgenden Jahren durch die Hannoversche Schule optimiert (Broelsch/Essen, Neuhaus/Berlin, Hauss/Leipzig u.a.).

Endokrinologie und Stoffwechsel

In der ersten Hälfte des 20. Jahrhunderts waren die Endokrinologie, die Diabetologie und die Stoffwechselkrankheiten noch nicht in Teilgebiete bzw. Spezialdisziplinen getrennt. Obwohl das inzwischen ab 1964 geschehen ist, ist die Trennung nicht sehr scharf, weil diese Teilgebiete doch sehr interdisziplinär sind und neben Internisten auch Orthopäden, Gynäkologen und Geburtshelfer, Neurochirurgen und insbesondere auch Vorkliniker und Naturwissenschaftler einschließen. Das ist auch ein Grund dafür, dass die Endokrinologie in wenigen Jahren auf all ihren Gebieten enorme Fortschritte gemacht hat. Stand um die Jahrhundertwende zunächst die Diabetologie im Vordergrund, so folgte die Aufklärung einer großen Zahl von endokrinen Hormonen bald darauf.
Auf die bahnbrechenden Forschungsergebnisse in der Diabetologie, auch in Deutschland, wurde bereits hingewiesen. Schon in der ersten Hälfte des 19. Jahrhunderts wurden erste Versuche mit Pankreasverpflanzungen durchgeführt. Fast wäre 1908 durch Zuelzer das blutzuckersenkende Hormon entdeckt worden, was dann endgültig erst 1921 Banting und Best in Toronto gelang. Etwa ab 1955 gewann die deutsche Diabetesforschung international wieder Anschluss mit der Einführung der betazytotropen Substanzen der Sulfonylharnstoffe und Biguanide in die Diabetestherapie. Im Jahr 1964 synthetisierte H. Zahn in Aachen das Insulinmolekül. Diabetologische Schwerpunkte in Nordrhein-Westfalen entstanden mit dem Diabetesforschungsinstitut in Düsseldorf, in Wuppertal, Aachen und in Verbindung mit Industriefirmen in Leverkusen, Frankfurt und Kopenhagen.
Besonderen Aufschwung nahm die endokrinologische Forschung in der Zeit zwischen 1925 und 1935, wo in schneller Folge die Produktion, Sekretion und der Transport, später auch die Rezeptorbindung und Signalübertragung entdeckt und beschrieben wurden. In dieser Zeit wurden fast alle Hormone der endokrinen Drüsen analysiert und deren Regulationsmechanismen beschrieben: die Schilddrüsenhormone, Nebennierenrinden-Hypophysenhormone, Hormone der Gonaden, sowie die gastrointestinalen Hormone Gastrin, Pankreozymin und Cholezystokinin u.a. Die biologischen Bestimmungsmethoden wurden bald abgelöst durch chemische Verfahren (Butenandt) und später durch Radioimmunassays. Von diesen modernen Bestimmungsmethoden profitierten die klinischen Endokrinologen so sehr, dass in

wenigen Jahren die Diagnostik und Therapie der endokrinen Krankheiten der Schilddrüse, Nebenniere, Hypophyse, Gonaden auf sicherem Terrain stand.
Kliniken mit endokrinologischem Schwerpunkt waren in Nordrhein-Westfalen gut vertreten: Düsseldorf, Bonn, Wuppertal u.a.; in der DDR durch Katsch und Gülzow (Greifswald). Bei den Jahrestagungen der „Rheinisch-Westfälischen Gesellschaft für Innere Medizin" standen in den Jahren 1930, 1937, 1948, 1951, 1955 und 1956 endokrinologische Themenschwerpunkte auf dem Programm.

Pneumologie

In der ersten Hälfte des 20. Jahrhunderts stand die Lungentuberkulose im Vordergrund der klinischen und bakteriologischen sowie radiologischen Diagnostik. Mit der Entwicklung der Tuberkulostatika durch Domagk 1946 wurde ein Durchbruch in der Therapie markiert. In der Lungenchirurgie verlagerte sich der Schwerpunkt von der operativen Tuberkulose-Behandlung und ihren Folgen zur Lungen-Tumorchirurgie. In Deutschland und natürlich auch in den Rheinlanden und in Westfalen entstanden Lungenkliniken, sog. Lungensanatorien und Tuberkulose-Heilstätten von hoher Qualität. Lungenkliniken mit anderen klinischen Schwerpunkten wie Asthma und Emphysem, Lungenkarzinomen, insbesondere Pneumokoniosen als Berufserkrankungen und Atopien nahmen später an Bedeutung erheblich zu, während die reinen Tuberkulose-Lungenheilstätten durch die therapeutischen Fortschritte abnahmen.
In enger Verbindung mit der Grundlagenforschung, besonders in physiologischen Instituten, wurde eine neue pneumologische Funktionsdiagnostik entwickelt, die nicht nur die Diagnostik und Differenzialdiagnostik, sondern auch das Verständnis der Lungenerkrankungen und die Therapie enorm bereicherten: Blutgasanalyse (1950 bis 1960), Weiterentwicklung der Spirometrie nach 1952, Ganzkörperplethysmographie (1956), Alveolar-Luftanalyse u.a. An diesen Fortschritten waren Institute und Kliniken in Nordrhein-Westfalen entscheidend beteiligt: Knipping und Schüler in Köln, Ulmer und Mitarbeiter, sowie Müller in Bochum, Bartels, Lübbers in Dortmund. Inzwischen hat die Pneumologie auch in Nordrhein-Westfalen in Universitätskliniken und Lehrkrankenhäusern erneut ihren Platz gefunden, so zum Beispiel u.a. in Bochum, Düsseldorf und in Essen, und wird auch in Kinderkliniken wegen der respiratorischen Erkrankungen im Kindesalter (Allergien, Asthma u.a.) umfassend vertreten.

Nephrologie

Die Entwicklung der klinischen Nephrologie begann schon Ende des 19. Jahrhunderts unter dem Einfluss von Frerichs, Ludwig, Traube und Friedrich von Müller und erreichte unter Volhard, Fahr und ihren Schülern in der ersten Hälfte des 20. Jahrhunderts ihren ersten Höhepunkt. In Verbindung mit Pathologen wie Zollinger, Bohle und Thoenes sowie Physiologen wie Kramer und seiner Schule (Thurau und Gauer) nahm die klinische Nephrologie einen enormen Aufschwung, was sich in zahllosen neuen diagnostischen Methoden des Wasser- und Säure-Basen-Elektrolythaushaltes niederschlug und zur Entwicklung von Dialysezentren beitrug. Die Steuerung der Nierenphysiologie, d.h. des tubulären Transports und der renalen Hämodynamik unter dem Einfluss von Hormonen, wurde entdeckt und gab wichtige Hinweise für die Klinik der Nierenkrankheiten und deren Therapie. Die Zusammenhänge zwischen Nierenfunktion und Hypertonus sowie die Kenntnisse des Angiotensin-Aldosteron-Systems wurden analysiert und haben die Hypertonusforschung insgesamt enorm gefördert und den hohen Stand der klinischen Nephrologie und der Hypertonusforschung (renal wie essenziell) begründet. Viele neue Erkenntnisse aus der klinisch-immunologischen Forschung der Nierenkrankheiten und der Kollagenosen haben weiter Auswirkungen auf das Verständnis von Immunprozessen gehabt und die Durchführung von Organtransplantationen von Nieren, Herzen und der Leber erst ermöglicht. In der Zeit zwischen 1943 (Kolff) und 1960 wurden die verschiedenen Dialyseverfahren entwickelt, die heute das Überleben vieler Nierenkranker über einen langen Zeitraum, oft bis zur Nierentransplantation ermöglichen. In Nordrhein-Westfalen haben Kliniker in Essen (Eigler und Bock), Köln und Aachen (Sieberth) mit ihren Kliniken und Instituten wesentlich dazu beigetragen. Bei den Kongressen der „Rheinisch-Westfälischen Gesellschaft für Innere Medizin“ in den Jahren 1930 bis 1960 und danach waren Nierenkrankheiten und Hypertonus öfter Schwerpunktthemen. Die Universitätskliniken und großen überregional tätigen Kliniken verfügen heute über nephrologische Schwerpunktabteilungen, in der Regel mit Dialysezentren. Die weitere Verbreitung der Dialysezentren auch außerhalb von Kliniken und die vorbildliche Zusammenarbeit von klinischen Nephrologen und den Nierentransplantationszentren innerhalb und außerhalb von NRW gewährleisten eine umfassende Versorgung von akuten und chronischen Nierenkranken in diesem Bereich.

Hämatologie und Onkologie

In den Jahren zwischen 1950 und 1965 waren die Physiologie und Pathophysiologie des roten Knochenmarkes weitgehend erforscht. Die für die Klinik wesentlichen diagnostischen Fortschritte (z.B. Beckenkammbiopsien u.a.) und deren Methodik waren ebenso bekannt wie die Therapien der verschiedenen Anämieformen. Die hämatologischen Laboratorien waren in der Lage, alle wesentlichen Daten der korpuskulären Elemente wie die des Hämoglobins, des Eisenstoffwechsels, der Blutbildung und der Bedeutung der Vitamine für die Blutbildung (Vitamin B12 und Folsäure) zu bestimmen und für die Therapie bereit zu stellen. Die breite Anwendung nuklearmedizinischer, biochemischer und enzymatischer Methoden verbesserten die Therapie von Eisenmangelanämien, megaloblastären Anämien und hämolytischen Anämien, sowie der refraktären normoblastischen und sideroachrestischen Anämien, die durch neue Therapieformen besser beherrschbar wurden.

Dagegen stand die Therapie der Hämoblastosen, chronischen Myelosen, chronischen Lymphadenomatosen, der unreifzelligen Lymphogranulomatose (M. Hodgkin), der Retikulosen und des Plasmozytoms noch am Anfang der therapeutischen Beeinflussbarkeit durch Röntgenbestrahlung, Zytostatika, alkylierende Substanzen und sogenannte Antimetaboliten. Die Nebenwirkungen dieser therapeutischen Maßnahmen standen oft in einem Missverhältnis zu ihrem Erfolg und der Verbesserung der Überlebenszeit.

Erst in Zusammenarbeit mit den Fortschritten der Grundlagenforschung im Bereich von Biochemie, Molekularbiologie, Pharmakologie, Immunologie, Genetik und Virologie wurden in den letzten 20 Jahren therapeutische Ergebnisse erzielt, die in den

Jahren vor 1960 völlig utopisch erschienen. Das gilt im Wesentlichen auch für die palliative Tumortherapie von Bronchial-, Kolon-, Pankreas- und Magenkarzinomen. Schwerpunkte der klinischen hämatologischen Forschung in NRW sind in Essen (Westdeutsche Tumorklinik: C.G. Schmidt, Seeber), Köln (Diehl), Münster und Düsseldorf (Schneider, Haas) lokalisiert.

Rheumatologie

In der klinisch rheumatologischen Forschung kam es in den Jahren zwischen 1930 und 1960 zu erheblichen Fortschritten. Nachdem Anfang des Jahrhunderts erstmals zwischen Arthritis und Arthrose bzw. zwischen entzündlichen und degenerativen Gelenkerkrankungen unterschieden wurde, konnte der entzündliche Gelenkrheumatismus als Folge einer Streptokokkeninfektion definiert und die kardialen und extra-kardialen Komplikationen exakt beschrieben werden. Mit der Anwendung neu entwickelter immunologischer Methoden verbesserte sich die Diagnostik des akuten und chronischen Gelenkrheumatismus, der inzwischen definierten Kollagenosen, des Morbus Bechterew und der Gicht. Die Nosologie der rheumatischen Krankheiten verbesserte sich enorm durch die neuen immunologischen Testverfahren, z.B. die Entdeckung des Rheumafaktors, die Klassifikation der hämolysierenden Streptokokken, LE-Test, C-reaktives Protein, HLA-B17, der Waaler-Rose-Reaktion und des Latex-Tests. In die Therapie wurden erstmals das Kortison, Antibiotika, nichtsteroidale Antiphlogistika, D-Penicillamin, Methotrexat, die Goldtherapie und für die Gicht das Allopurinol eingeführt.

c) nach 1960

Im Zeitraum von 1960 bis 2003 vollzog sich in den Naturwissenschaften eine stürmische Entwicklung. Bedeutende Entdeckungen, Entwicklungen und Erfindungen haben in der zweiten Hälfte des 20. Jahrhunderts die Innere Medizin in diagnostischer und therapeutischer Hinsicht revolutioniert. Es entstanden neue Fachdisziplinen, wie z.B. Anaesthesiologie, Klinische Chemie und Laboratoriumsmedizin, Allgemeinmedizin und auch neue Subspezialitäten in der Inneren Medizin: Kardiologie/Angiologie, Gastroenterologie/Hepatologie, Haemato-Onkologie, Infektiologie, Endokrinologie, Geriatrie und andere. Zu Beginn der 1960er Jahre wurde in den USA der erste Laser entwickelt. Zwischen 1970 und 1985 hielten Sonographie, Computertomographie und Kernspintomographie Einzug in die Diagnostik. Immunszintigraphie und Positronenemissionstomographie kamen in den 1990er Jahren hinzu. Ab 1960 entwickelte sich sehr rasch die Intensivmedizin, welche schon 1968 eines der Kongressthemen bei der Tagung der Deutschen Gesellschaft für Innere Medizin in Wiesbaden war. Reanimations-Techniken, Beatmung, kontrollierte Hypothermie, Dialyse und parenterale Ernährung sowie Flüssigkeits- und Elektrolytersatz wurden weiterentwickelt. Die Fortschritte in der klinischen Immunologie und Immunpathologie schufen die Voraussetzungen für die Entwicklung der Transplantationsmedizin, so dass gegen Ende der 1980er Jahre Nieren-, Herz- und Lebertransplantation als etablierte Verfahren gelten konnten.

Zunehmende Bedeutung erlangten Humangenetik und Molekularbiologie. Für eine Reihe von genetischen Stoffwechselerkrankungen wurden bereits gegen Ende des

vergangenen Jahrhunderts genotypische Analysen entwickelt – zum Beispiel die Entdeckung des HFE-Gens und seiner Mutationen bei der hereditären Hämochromatose. An der weiteren Entwicklung gendiagnostischer und an der Etablierung gentherapeutischer Verfahren wird intensiv gearbeitet.
Durch die zunehmende Überalterung der Bevölkerung veränderte sich das Kranken- und Krankheits-Spektrum: Als Subdisziplin der Inneren Medizin entwickelte sich die Geriatrie, die sich mit den speziellen diagnostischen, vor allem aber therapeutischen Problemen bei alten Menschen und deren chronischen Krankheiten beschäftigt. Die medikamentöse Langzeittherapie, Schmerztherapie und die veränderten pharmakodynamischen und pharmakokinetischen Bedingungen im Alter sind Gegenstand der Fachrichtung. Zunehmende Bedeutung gewinnen seit den 1970er Jahren präventive Maßnahmen zur Verhinderung der großen Volkskrankheiten, zum Beispiel der Arteriosklerose und ihrer Folgekrankheiten, Adipositas, Hypertonie, Alkoholkrankheit und deren körperliche und soziale Folgeschäden sowie Krebserkrankungen. „Gesunde" Ernährung, Kochsalzreduktion sowie Nikotin- und Alkoholverzicht werden propagiert.

Herz- und Kreislauferkrankungen

Die Entwicklung in der Kardiologie in den 1960er Jahren war zunächst geprägt durch die Entwicklung von 1- und 2-Kammer-Schrittmachersystemen sowie die Einführung der Einschwemmkatheteruntersuchung in die Diagnostik. Schon 1968 gab es den ersten nuklearbetriebenen Herzschrittmacher. Es folgten die Koronarangiographie und in den 1970er Jahren die Echokardiographie (M- und 2D-Mode, Dopplerechokardiographie), später auch die transösophageale und die Farbdoppler-Echokardiographie. Diagnostik und Therapie wurden durch die Einführung des Herzkatheters maßgeblich verändert. 1980 erfolgte die erste Perkutane Transluminale Koronarangioplastie (PTCA) zur Behandlung der koronaren Herzkrankheit durch Grüntzig, die sich seither zu einem Routineverfahren entwickelt hat. Durch die Möglichkeiten zur Einlage von Stents zur dauerhaften Wiedereröffnung verschlossener Herzkranzgefäße wird die in den 1970er Jahren vielfach durchgeführte Lysetherapie mit Strepto- oder Urokinase weitgehend abgelöst.
1966 wurde in den USA erstmals ein Kunstherz eingesetzt, 1986 erstmals in Deutschland. Mitte der 1960er Jahre wurden aortokoronare Bypass-Operationen unter Anwendung der Herz-Lungenmaschine durchgeführt. 1967 erfolgte die erste Herztransplantation. Es entwickelte sich das Fach Kardio-Chirurgie. Weitere wesentliche Fortschritte in der kardiologischen Diagnostik liegen in der Entwicklung elektrophysiologischer Verfahren bei Herzrhythmusstörungen, des intravaskulären Ultraschalls und molekularbiologischer Studien. Im Bereich der interventionellen Kardiologie sollen verschiedene Ablationsverfahren, Ballonsprengung der Mitralklappe und die Implantation von Defibrillatorsystemen hier Erwähnung finden. Eine Vielzahl von Antiarrhythmika sowie blutdrucksenkenden Mitteln (Beta-Blocker, Calcium-Antagonisten, ACE-Hemmer zusätzlich zu Rauwolfia-Alkaloiden, alpha-Methyldopa, Clonidin und Diuretika) wurden in die Therapie eingeführt. Ihre Wirksamkeit wurde in den 1980er und 1990er Jahren in umfangreichen Studien untersucht. Das gleiche gilt für AT1-Antagonisten und die Effekte von Betablockern bei Herzinsuffizienz. Hypertonie, Fettstoffwechselstörungen, Zigarettenrauchen

und Diabetes mellitus sind als wichtige Risikofaktoren für koronare Herzkrankheiten und den Herzinfarkt erkannt. Die regelmäßige Einnahme kleiner Dosen von Acetylsalicylsäure zur Infarktprophylaxe wird propagiert.
In der Angiologie spielten zu Beginn der 1960er Jahre klinische Untersuchungsverfahren (Lagerungsprobe, Laufband, Allen-Test, Faustschlußprobe) eine große Rolle; Oszillographie und Angiographie wurden in dieser Dekade entwickelt. Ab 1970 folgten Doppler-Ultraschall-Untersuchungen der Gefäße, Isotopenuntersuchungen, Rheographie, Thermographie und Plethysmographie. Therapeutisch spielte in den 1970er Jahren die Thrombolyse eine große Rolle; später folgten interventionelle Verfahren: die Perkutane Transluminale Angioplastie PTA (Nierenarterie, A. Carotis, periphere arterielle Verschlußkrankheit), Laserbehandlungen und Stentimplantationen bei Gefäßverschlüssen. Um die Jahrtausendwende erfolgten erste molekularbiologische Studien, z.B. zur Angiogenese mit Stammzellen.

Nephrologie

Wichtige Entwicklungen in der Nephrologie betreffen die Einführung der Hämodialyse (1960), die Möglichkeiten der Nierentransplantation sowie die Etablierung der Stoßwellentherapie von Nierensteinen (1980). Durch die Verfeinerung von Kathetertechniken und durch das sich erweiternde Spektrum klinisch-chemischer Messverfahren gelang es, sekundäre Hypertonieformen (wie z.B. Nierenarterienstenosen, Phaeochromozytom u.a.) exakt zu diagnostizieren. Seit 1968 sind Renin/Angiotensin und Erythropoietin bekannt. Weitere Fortschritte sind die zunehmenden Kenntnisse der Zusammenhänge zwischen Systemerkrankungen und Diabetes mit Schädigungen der Niere. Auf die Einführung einer Vielzahl von Antihypertonika wurde oben bereits hingewiesen.

Gastroenterologie und Hepatologie

In der Gastroenterologie wurden die diagnostischen Möglichkeiten bei Erkrankungen des Magen-Darm-Traktes durch die seit den 1960er Jahren eingeführten endoskopischen Verfahren revolutioniert. Bis auf weite Teile des Dünndarms sind alle übrigen Abschnitte des Gastrointestinaltraktes direkt einzusehen. Durch die Entwicklung der Kapsel-Endoskopie bahnt sich in neuester Zeit auch die direkte Inspektion des Dünndarms an. In der zweiten Hälfte der 1960er Jahre wurden die Endoskopisch-Retrograde Cholangio-Pankretikographie und Endoskopische Sphincterotomie (ERCP und EST) eingeführt. Es ergaben sich vielfältige diagnostische – Ultraschallendoskopie, Chromo-Endoskopie, Punktionen – und therapeutische Möglichkeiten, so die Blutstillung, Tumorzerstörung unter Anwendung von Laserstrahlen und Argongas, photodynamische Therapie, Fremdkörperentfernung und Stentimplantation. Um 1980 wurde die differenzierte Palette der Glasfiberendoskopie um die Video-Endoskopie bereichert.
Bei der Behandlung des Gastro-duodenalen Ulkusleidens wurde mit der Einführung des ersten Histamin-H2-Rezeptor-Antagonisten Cimetidin 1978 ein erster Durchbruch erreicht. In den 1990er Jahren kamen mit den Protonenpumpen-Hemmern (Omeprazol) noch wirksamere Säureblocker in die Klinik, womit insbesondere auch bei der konservativen Behandlung der Gastroösophagealen Refluxkrank-

heit sehr gute Erfolge zu verzeichnen sind. Die wachsende Bedeutung von Arzneimitteln, zum Beispiel nicht-steroidalen Antirheumatika, für die Entstehung von Magen-Darmgeschwüren und die Auslösung von gastrointestinalen Blutungen wurde erkannt.
Eine Revolutionierung der Kenntnisse über die Ulkusgenese und eine weitere Verbesserung der Behandlungsergebnisse ergaben sich – wie schon erwähnt – aus der Entdeckung des Bakteriums Helicobacter pylori im Magen (1984), seiner Bedeutung bei der Geschwürbildung und der weitgehend definitiven Heilung der Ulkuskrankheit nach seiner Eradikation.
Im hier zu besprechenden Zeitraum wurden medikamentöse Alternativen zur operativen Gallensteintherapie (Chenodesoxy- und Ursodesoxycholsäure) entwickelt und später weitgehend verlassen. Das gleiche gilt für die Stoßwellentherapie der Cholelithiasis.
Große Anstrengungen gelten der Erforschung, Erkennung, Klinik und Therapie der chronisch entzündlichen Darmkrankheiten; viele Probleme sind noch nicht gelöst. Funktionelle Syndrome wie Reizmagen oder Reizdarm werden besser definiert als zuvor und mit Hilfe einer Fülle von Funktionsprüfungen wie der Manometrie, pH-Metrie, Evozierten Potentialen und H2-Atemtests erforscht. Der Zusammenhang zwischen Fleischverzehr und der Entwicklung von Dickdarmkarzinomen wurde schon 1974 postuliert, bleibt aber unbewiesen. Wegen der Zunahme des recto-sigmoidalen und Colon-Carcinoms werden seit Ende des Jahrhunderts zunehmende Anstrengungen zu Prävention und Früherkennung dieses Karzinoms unternommen: Adenom-Carcinom-Sequenz; Genanalysen; familiär vererbbare Carcinome.
In der Hepatologie wurden die größten Fortschritte auf dem Gebiet der akuten und chronischen viralen Hepatitiden erreicht. Nach der Entdeckung des Australia (HBs)-Antigens 1963 durch Blumberg wurden in der Folge eine Reihe von Verfahren entwickelt, mittels derer Antigene und Antikörper der Virus-Hepatitiden A-E bestimmbar wurden. Mit Hilfe der PCR konnten später auch die virale RNS bzw. DNS und die Viruslast bestimmt werden. Durch die Einführung von Cortikosteroiden, Immunsuppressiva, Interferonen und Virostatika gelingen eindrucksvolle Behandlungserfolge bei viralen und autoimmunen Lebererkrankungen. Auf die Bedeutung genetischer Untersuchungen zum Beispiel bei der Haemochromatose, Morbus Wilson, Morbus Gaucher, hereditärer Pankreatitis u.a. wurde bereits hingewiesen.
Diagnostik und Therapie der Pankreaserkrankungen profitierten von klinisch experimentellen Forschungen, die zu neuen physiologischen und pathophysiologischen Ergebnissen (Enzymassays, Pankreassondierungen, nuklearmedizinische Methoden) führten und auch die Therapie befruchteten. (Creutzfeldt und Mitarbeiter, Goebell und Mitarbeiter, Bode, Hausamen, Hengels und Fritsch, Domschke, Adler und andere).

Infektionskrankheiten

Aufgrund unterschiedlicher Maßnahmen wie verbesserter Hygiene, der Anwendung von Impfstoffen sowie der Antibiotikaentwicklung schien die Bedeutung von Infektionskrankheiten in der Mitte des vergangenen Jahrhunderts abzunehmen. Tatsächlich gingen die Erkrankungen an Tuberkulose und Typhus erheblich zurück. Schon 1960 gab es allerdings erste Berichte über die Resistenzentwicklung von Bakterien im Rahmen des sogenannten „Hospitalismus" und das gehäufte Auftreten der Staphylokokken-Sepsis. Resistenzprobleme haben seither eine zunehmende Bedeutung trotz einer Vielzahl von in der Zwischenzeit neu entwickelter Antibiotika erhalten. Seit Einführung der Polio-Schluckimpfung 1962 kam es zu einem dramatischen Rückgang der Krankheitsfälle an Poliomyelitis – in der Bundesrepublik Deutschland von 4.667 im Jahr 1961 auf nur 291 im Jahr 1962. 1967 wurde erstmals ein Fünffach-Impfstoff gegen Poliomyelitis, Masern, Keuchhusten, Tetanus und Diphtherie entwickelt und angewendet. Später folgten Impfstoffe gegen Hepatitis A und B sowie Frühsommer-Meningoencephalitis.

Etwa auf das Jahr 1978 lässt sich der Beginn der AIDS-Pandemie datieren, in deren Folge eine zunehmende Bedeutung „neuer" Infektionskrankheiten erkennbar wurde: Infektionen durch Pneumocystis carinii, Toxoplasmen, Cryptosporidien und Candida albicans erhielten eine neue Dimension. 1993 waren weltweit 14 Millionen Menschen an AIDS erkrankt – mit weiter steigender Frequenz, insbesondere in Afrika.

Auch venerische Infektionen und Tuberkulose wurden in den letzten Jahren wieder in steigendem Ausmaße beobachtet, zum Teil mitbedingt durch Migration und steigenden Ferntourismus. Infektionen durch Mycobacterium avium intracellulare bereiten aufgrund der Therapieresistenz große Probleme. Das gleiche gilt für die nosokomialen Infektionen durch MRSA-Keime. Bedrohliche neue Infektionskrankheiten der Lunge sind schließlich die Legionellose (1976-1983) sowie der Methicillinresistente Staphylococcus aureus (MRSA) sowie das schwere akute Respirations-Syndrom SARS (2002/2003).

Endokrinologie und Stoffwechselkrankheiten

Im Bereich der Endokrinologie und der Stoffwechselerkrankungen waren, wie schon erwähnt, um 1960 bereits die Schilddrüsendiagnostik mit Isotopen und die Therapie mit Thyreostatika gut etabliert. Durch die Einführung neuer klinisch-chemischer und anderweitiger Messverfahren wie beispielsweise Radioimmunassay und Enzymimmunassay wurde in der Folgezeit die komplette Diagnostik praktisch aller endokrinologischer Erkrankungen auf dem Boden erkannter pathophysiologischer Erkenntnisse möglich. Um 1978 wurde die Parathormonwirkung genau definiert. Als Risikofaktoren der Osteoporose, deren Problematik gegen Ende des Jahrhunderts zunehmend in das Bewusstsein einer breiten Öffentlichkeit rückte, konnten als Hauptrisikofaktoren Calciummangel, Vitamin D-Defizit, Eiweißmangel und körperliche Inaktivität identifiziert werden.

Neben der Einteilung des Diabetes mellitus in unterschiedliche Verlaufsformen wurde die Therapie durch die Einführung der Diabetikerschulung (Michael Berger u.a.), die Entwicklung oraler Antidiabetika, humaner gentechnologisch hergestellter unterschiedlich lang wirkender Insuline und Mischinsuline, die Insulinpumpen-Behandlung und schließlich die Einführung des „Basis-Bolus-Prinzips" verfeinert und fortentwickelt. Die schweren Spätkomplikationen wie Retinopathie, Nierenerkrankungen oder der „Diabetische Fuß" erlangten zunehmende diagnostische und therapeutische Aufmerksamkeit. 1985 erfolgte die Einführung des ersten elektronischen Blutzuckermeßgerätes im Taschenformat. Die Bestimmung des HbA1c-Wertes ermöglichte eine bessere Beurteilung der Stoffwechseleinstellung. In den 1980er und 1990er Jahren konnte das „Metabolische Syndrom" definiert werden. Untersuchungen des Fettstoffwechsels und der Hyperlipoproteinämien ergaben ein differenziertes Risikoprofil für die Arteriosklerosegefährdung, wobei neben Neutralfetten insbesondere die Bedeutung des LDL-Cholesterins und des Lipoproteins a erkannt wurde. Auf die zunehmende Bedeutung genetischer und molekularbiologischer Untersuchungen bei hereditären Erkrankungen des Stoffwechsels wie alpha-1-Antitrypsinmangel, zystische Fibrose oder Morbus Gaucher sei an dieser Stelle nochmals hingewiesen.

Rheumatologie und Immunologie

Zu Beginn der 1960er Jahre fand in Rheumatologie und Immunologie das Konzept der Autoaggression zunehmende Bedeutung. Im Rahmen der Entwicklung einer klinischen Immunologie und serologischer Untersuchungsverfahren wurden immunpathologische Systemerkrankungen definiert. Auch der Ablauf von Entzündungskaskaden und – damit verbunden – das Netzwerk der Cytokine und ihre Bedeutung für entzündliche und tumoröse Prozesse wurde erstmals erkannt. Für die Behandlung der entzündlichen und degenerativen rheumatischen Erkrankungen bedeutete neben der Therapie mit Cortikosteroiden die Einführung der nichtsteroidalen Antirheumatika einen erheblichen Fortschritt, der allerdings – wie sich in der Folgezeit herausstellte – mit einer Vielzahl unerwünschter Nebenwirkungen wie z.B. auf die Hämatopoese, den gesamten Gastrointestinaltrakt, Haut, Niere u.a. – einhergeht. In der Therapie der rheumatoiden Arthritis ergab sich durch die Entwicklung eines Rezeptorenblockers gegen Tumor-Nekrose-Faktor 1 alpha (TNF alpha-RA; Infliximab) Ende der 1990er Jahre eine weitere Behandlungsoption, welche auch bei der Behandlung von Patienten mit therapieresistentem Morbus Crohn wahrgenommen werden kann.

Onkologie

In der Onkologie erbrachte die Einführung invasiver – Endoskopie, Ultraschallendoskopie, Laparoskopie inklusive der Entnahme von Gewebsmaterial – und nichtinvasiver Verfahren – Sonographie, Computertomographie, Magnetresonanztomographie, neuerlich auch Positronenemissionstomographie – die Lösung vieler, wenn auch nicht aller diagnostischer Probleme. Die Bestimmung von Tumormarkern im Serum hilft bei der Verlaufsbeobachtung onkologischer Krankheitsbilder und kann für die Zuordnung von Primärtumoren hilfreich sein. Hier ist auch der zunehmende Wert immunhistochemischer Untersuchungen an bioptisch entnommenen Gewebsmaterial zu sehen. Therapeutisch ergaben sich unbestreitbar große Fortschritte bei der Behandlung haemato-onkologischer Systemerkrankungen, während die Entwicklung der Therapie solider Tumoren weniger günstig abschneidet. Hier finden zunehmend multimodale Behandlungskonzepte (Radio-Chemotherapie) und/oder lokale Maßnahmen wie etwa Alkohol-Injektion in Lebermetastasen oder Thermoablation Anwendung. Des weiteren wurden Schmerztherapie und palliative Onkologie weiter entwickelt.

Medikamentöse Therapie

Im Bereich der medikamentösen Behandlung Innerer Krankheiten ergaben sich in der zweiten Hälfte des 20. Jahrhunderts außerordentliche Entwicklungen durch die Einführung vieler neuer Substanzklassen und Medikamente in die Therapie. Zwischen 1975 und 1997 wurden insgesamt 1.223 neue Arzneimittel auf den Markt gebracht. 379 von ihnen gelten als echte medizinische Fortschritte. 1960 kam der erste Tranquillizer vom Benzodiazepintyp (Librium) auf den Markt. 1961 bis 1972 wurden erste synthetisch hergestellte Antibiotika und halbsynthetische Penicilline entwickelt, 1964 die Cephalosporine eingeführt. 1968 bis 1976 kam es zur Entwicklung von Calcium-Antagonisten, in den Jahren 1971 bis 1978 gelang die gentechnologische Herstellung von Somatostatin und Insulin, 1981 die gentechnologische Erzeugung von Humaninsulin. Als weitere Meilensteine in der Produktion von neuen Substanzklassen und Medikamenten sind zu nennen: Schleifendiuretika, neue Mittel gegen Tbc, z.B. Rifampicin 1971, H2-Rezeptorantagonisten, Betablocker, Protonenpumpenhemmer, ACE-Hemmer, gentechnologisch hergestellte Interferone, Monobactame und Chinolone als Antibiotika, Cholesterinsynthetase-Hemmer, Virostatika wie Zidovudin u.a., Immunsuppressiva – etwa Azathioprin oder Ciclosporin –, neue Hormone und Antimykotika.
Mit der zunehmenden Zahl neuer Arzneimittel erhöhten sich die Risiken medikamentöser Behandlungsmaßnahmen. Die Contergan-Katastrophe von 1961, Schädigungen der Haemato- und Granulopoese durch Nichtsteroidale Antirheumatika, Antibiotika und andere Arzneimittel, Drogenabhängigkeit und pulmonale Hypertonie nach Einnahme von Appetitzüglern, Dermatosen, medikamentös-toxische Leberschäden – Cholestase oder Hepatitis – sowie die Auslösung von Bluthochdruck sind neben vielen anderen hier zu nennen. Daher wurden Überwachungssysteme durch die Pharmazeutische Industrie – Post-Marketing-Surveillance – und durch die Arzneimittelkommission der Deutschen Ärzteschaft eingerichtet.

Die Innere Medizin auf den Tagungen der RWGIM von 1960 bis heute

Überblickt man die im Zeitraum von 1960 bis 2002 durchgeführten, insgesamt 84 Tagungen der „Rheinisch-Westfälischen Gesellschaft für Innere Medizin" und sucht nach den thematischen Schwerpunkten der Kongresse, so spiegeln sie in den Hauptthemen am häufigsten die Gebiete der allgemeinen Inneren Medizin, der Gastroenterologie und Hepatologie sowie der Kardiologie wider. Mittelplätze nehmen Nephrologie incl. Hypertonie, Endokrinologie, Haemato-Onkologie und die Intensivmedizin ein. Kongresse, welche als Schwerpunkt Probleme, Methoden und/oder Ergebnisse der klinischen Chemie und der Radiologie zum Inhalt hatten, wurden nur in der ersten Dekade durchgeführt. Entsprechend der Entwicklung der Teilgebiete kamen intensivmedizinische und geriatrische Themen erst nach 1970 als Tagungsschwerpunkte vor. Das gleiche lässt sich auch für Tagungen feststellen, welche unterschiedliche Themen aus dem Gesamtbereich der Inneren Medizin behandelten; ihre Zahl stieg allerdings während der letzten zwölf Jahre steil an und machte ein Drittel der in dieser Zeit abgehaltenen Kongresse aus. Auf den letzten Kongressen wurde versucht, eine Bilanz für medizinische Themen beziehungsweise für die Teilgebiete der Inneren Medizin zu ziehen: „Was ist neu? Was hat sich bewährt? Was ist veraltet?"

Im Allgemeinen folgen die Kongressthemen der zuvor geschilderten allgemeinen Entwicklung in der Inneren Medizin. So wird schon früh zu Beginn der 1960er Jahre das Thema „Hospitalismus und Antibiotika“ als Hauptthema gewählt und später im Jahre 2000 wieder im Rahmen eines Symposiums abgehandelt. Bereits 1986 wurden die HIV-Infektion und AIDS als Schwerpunktthemen behandelt. Dieses Thema wurde 1991 und 2000 auf den Tagungen in Düsseldorf und in Bonn erneut aufgegriffen. Reise- und tropenmedizinische Aspekte kommen wiederholt vor, nämlich 1972, 1987, 1991 und 2000, und unterstreichen dadurch die aktuelle Bedeutung dieses Gebietes.

Wiederholt lag der Tagungsschwerpunkt auf einer der großen Volkskrankheiten. So war beispielsweise der primäre und sekundäre Bluthochdruck über fünf mal Kongressthema, darunter zweimal auch unter geriatrischen Gesichtspunkten. 1990 stand eine ganze Tagung unter dem Hauptthema „Der alte Mensch als Patient“. Auch die zuvor skizzierte Entwicklung von Diagnostik und Therapie in der Inneren Medizin lässt sich anhand der Tagungsthemen gut verfolgen: Lagen auf den Kongressen, welche sich mit Koronarer Herzkrankheit und Herzinfarkt beschäftigten, in den 1970er Jahren Schwerpunkte auf Heparin- und Lysetherapie sowie Antikoagulation, so wurden nach 1980 zunehmend Herzkatheteruntersuchungen und Perkutane Intraluminale Ballondilatationen sowie Stentimplantationen besprochen. 1967 gab es auf einer Tagung zu Problemen der Malassimilation zwar Referate über die Bedeutung bioptischer Untersuchungen und radiologischer Diagnostik, jedoch keines zu endoskopischen Verfahren. Dafür war dann etwa 10 Jahre später die „Moderne (endoskopische) Diagnostik“ bei Erkrankungen des oberen Gastrointestinaltraktes Schwerpunktthema. Während sich 1973 von vier Vorträgen zur Ulkusbehandlung drei mit chirurgischen Eingriffen beschäftigten, heißt es in der Tagungsdiskussion elf Jahre später (1984): „Ulcustherapie kontrovers: Antacida oder H2-Antagonisten oder Operation?“; und 1988 wurde im Rahmen der Erörterungen über Bedeutung von Helicobacter pylori beim Ulkusleiden schon die Frage gestellt: „Ulcus und Gastritis - antibiotische Therapie?“ Die in der letzten Dekade des 20. Jahrhunderts sich entwickelnden diagnostischen und therapeutischen Fortschritte in der Endoskopie, zum Beispiel Chromoendoskopie, Stents oder endoskopische Mukosaresektion sind schon im Jahre 2000 Kongressthema. Entsprechend des zeitlichen Ablaufes fanden sich die Themen Nierentransplantation schon frühzeitig 1973 und dann wieder 1998 und später Lebertransplantation 1986 und 1998 je zweimal im Programm wieder. Diabetes mellitus, Fettstoffwechselstörungen, Arteriosklerose, koronare Herzkrankheit, Herzrhythmusstörungen und onkologische Themen waren über die Jahre regelmäßige Kongressschwerpunkte, wie es ihrer Bedeutung in der Medizin entspricht.

Bemerkenswert ist auch, wie oft sich die „Rheinisch-Westfälische Gesellschaft für Innere Medizin“ mit chronischen Krankheiten und Langzeittherapie befasst hat: dieser Thematik waren elf Kongresse gewidmet, wobei chronische Erkrankungen der Atemwege, der Nieren und ableitenden Harnwege – zweimal – der Leber und des Gastrointestinaltraktes sowie chronisch rheumatische Krankheiten – je dreimal – abgehandelt wurden. Zwei weitere Kongresse hatten ganz allgemein Probleme der „Langzeittherapie in der Inneren Medizin“ zum Thema. Schließlich hat sich die Gesellschaft auf ihren Tagungen auch immer wieder dem Problem unerwünschter

Arzneimittelwirkungen gewidmet, so beispielsweise den medikamentösen Leberschäden, den Nebenwirkungen der Therapie mit Corticosteroiden, Diuretika, Antihypertensiva und nichtsteroidalen Antirheumatika.
Die Hauptthemen der Kongresse reflektieren häufig den oder die klinischen und wissenschaftlichen Schwerpunkt(e) des jeweiligen Tagungsvorsitzenden. Insgesamt ergibt sich das in der nachfolgenden Tabelle dargestellte Bild. Alles in allem spiegeln sich also in den vielfältigen Programmen der Kongresse der „Rheinisch-Westfälischen Gesellschaft für Innere Medizin" sowohl die Fortschritte in den verschiedenen Schwerpunkten und Teilgebieten der Inneren Medizin während der letzten vier Dekaden als auch die Bedeutung einzelner Krankheitsgruppen, Krankheitsbilder sowie diagnostischer und therapeutischer Verfahren wider.

Hauptthemen der Tagungen der RWGIM 1960 bis 2002

Teilgebiet	1960-1969	1970-1979	1980-1989	1900-2002	Summe
Gastroenterologie/ Hepatologie	2	2	5	4	13
Kardiologie/Angiologie	1	4	4	2	11
Allgemeine Innere Medizin/Varia	-	2	2	8	12
Nephrologie, Hypertonie	3	1	1	2	7
Endokrinologie	3	-	3	1	7
Hämatologie/Onkologie	1	3	2	1	7
Intensivmedizin	-	2	1	2	5
Pneumologie	2	1	-	1	4
Infektiologie/Reisemed.	1	1	1	1	4
Rheumatologie/Immunologie	2	1	1	-	4
Stoffwechsel	2	1	-	-	3
Geriatrie	-	2	-	1	3
Klinische Chemie	2	-	-	-	2
Funktionelle Krankheitsbilder	-	-	-	1	1
Radiologie	1	-	-	-	1

Kapitel IV
Die Entwicklung des Gesundheitswesens im Ruhrgebiet.[1]

Wie für viele andere Disziplinen, so weist das Ruhrgebiet auch für die Medizingeschichte Modellcharakter auf. Als eine Region, in der sich die Bergbauindustrie mit zunehmender Intensität als Städtegründer erwies, liefert das Ruhrgebiet ein hervorragendes Beispiel zum Studium der wechselseitigen Einflussnahme von Technik und Medizin, der engen Verflechtung von Industrialisierung und staatlicher Gesundheitsfürsorge. Eben hier, wo aus den anfänglich bescheidenen Häuseransammlungen um die Produktionsstätten herum in kürzester Zeit gewaltige Großstädte emporwuchsen, traten die soziale Umstrukturierung ebenso wie der qualitative und quantitative Wandel der Krankheitsverhältnisse und ärztlichen Versorgung besonders grell ins Licht.

Vereinzelte Zeugen einer beginnenden kommunalen Gesundheitsfürsorge in vergangener Zelt begegnen uns noch heute in den ehemaligen Pilger-, Pest- und Siechenkapellen, die verstreut die Jahrhunderte überdauert haben. Noch heute erinnert an der Straße von Bochum nach Essen die einstige, dem Hl. Bartholomaeus gewidmete Pilgerkapelle an die ersten gesundheitlichen Maßnahmen, die Rat und Bürger im hiesigen Revier zur Linderung sozialer Not ebenso wie zur Seuchenprophylaxe trafen. Die im 14. Jahrhundert errichtete Kapelle gehörte zu dem benachbarten, 1364 gestifteten Hospiz und Pilgerhaus, das an einer der wichtigsten mittelalterlichen Handelsverbindungen zwischen Ost und West, dem Hellweg, gelegen war. Sie diente vor allem den Pilgern als Herberge, die aus allen Teilen der Welt fast ein Jahrtausend lang zur Wallfahrt nach Santiago de Compostela zogen, Arme und kranke Durchreisende fanden hier ebenfalls eine Unterkunft und wurden zugleich auch unter Kontrolle gehalten. Nicht weit entfernt stand ein Spital zur Speisung und Labung elender Armer und Kranker, das 1348 gegründet und in der Hauptsache durch mildtätige Stiftungen und Ablassgelder finanziert wurde. Abgesehen davon, dass hier das Heil des Wohltäters mindestens so wichtig war wie das Wohl des anderen, sind diese Herbergen und frühen Armenspitäler, die sich als Urtyp des Hospitals auch für andere Ortschaften wie Recklinghausen, Essen, Dinslaken, Werne und Unna nachweisen lassen, mit unseren modernen Krankenhäusern nur bedingt vergleichbar, lag doch ihre Hauptbestimmung nicht in der Behandlung, sondern in der Pflege und Verwahrung der Armen, Siechen und Infizierten.

In späteren Jahrhunderten, als die Pest im Ruhrgebiet wütete — Pestepidemien sind für den Bochumer Raum mehrfach bezeugt: 1554, 1623, 1635, zuletzt 1739 — hatten sie auch die Aufgabe, die Pestkranken zu isolieren. Der Absonderung infektiöser

[1] Dies ist ein modifizierter Nachdruck des gleichlautenden Beitrages von Professor Dr. Irmgard Müller, Ruhr-Universität Bochum, in: RUBIN-Wissenschaftsmagazin der Ruhr-Universität Bochum, Bd. 1, 1991, S. 38-45.

Kranker dienten auch die Leprosenhäuser, die sich in der Grafschaft Mark ebenso wie in Westfalen in großer Zahl nachweisen lassen, gehörte doch die Lepra zu den gefürchtetsten und gesellschaftlich folgenschwersten Seuchen des Mittelalters, die ihre Opfer zu einem langen Siechtum verdammte und allmählich bis zur Unkenntlichkeit verstümmelte. Die Unheilbarkeit der Krankheit einerseits, die Angst vor Ansteckung andererseits führten zur Separierung der Infizierten in so genannten Siechenhäusern, wo sie sich, ausgeschlossen von der menschlichen Gemeinschaft, von Almosen und Bettelei ernähren mussten. Die Leprosorien lagen daher immer an wichtigen Handels- und Verkehrsverbindungen, vor allem an der bedeutendsten Verbindungsstraße des Ruhrgebietes zwischen Ost und West, dem „Hellweg". Mehr als 20 derartiger Leprahäuser lassen sich zwischen Ruhr, Rhein und Lippe dokumentieren. Über das Äußere der meist unscheinbaren Leprosorien ist wenig bekannt, die meisten Gebäude wurden, wenn sie nicht schon vorher verfallen waren, spätestens im 19. Jahrhundert, mit dem Rückgang der Seuche in Europa, abgerissen. Ärzte praktizierten nur in größeren Städten. Abgesehen von diesen Leprosorien, Pesthäusern und Armenhospitälern, die eher der Isolierung und Verwahrung der Hilfsbedürftigen als der ärztlichen Betreuung und Beseitigung krankhafter Körperzustände dienten, dürfte die medizinische Versorgung in der Vergangenheit in den Landgemeinden und wenigen Kleinstädten des heutigen Ruhrgebietes äußerst bescheiden gewesen sein. Akademisch gebildete Ärzte waren in der Regel nur in den größeren Städten anzutreffen, in dem überwiegenden Teil der Landgemeinden indes standen lediglich einige Apotheken, eine größere Anzahl von Wundärzten und noch größere Zahl von Kurpfuschern zur Verfügung, auf deren Hilfe die Landbevölkerung im Krankheitsfall hoffen konnte. Als daher um die Mitte des 19. Jahrhunderts die drastische Vermehrung der Zechenanlagen einen sprunghaften Anstieg der Bevölkerungszahl in Gang setzte, fiel den Gemeinden plötzlich die Aufgabe zu, für die große Zahl der Neuankömmlinge, die oft weder Heim noch Familie besaßen, eine ärztliche Versorgung im Krankheitsfall zu schaffen. Als wichtige Einrichtungen zur Bewältigung dieses Problems sind zum einen die Einrichtung von Knappschaften und Knappschaftskassen, zum andern die Einrichtung von Krankenhäusern anzusehen.

Ärztliche Versorgung durch Knappschaftskassen

In der Grafschaft Mark gehen die ersten Versuche, die Bergleute zu einer Knappschaft zusammenzuschließen, bis ins Jahr 1744 zurück; die ersten Rechtsgrundlagen wurden wenig später, parallel zu dem Generalprivileg aus dem Jahre 1767, mit der "Instruction zur Einrichtung und Führung der Knappschafts-Casse für die Bergleuthe im Herzogthum Cleve, Fürstenthum Moers und Grafschaft Marck" geschaffen. Das Reglement sah neben der Errichtung der Knappschaftskasse erstmals gesetzliche Bestimmungen für die Verpflegung erkrankter und invalider Bergleute sowie die Unterstützung der Witwen und Waisen vor. Die Behandlung übernahmen besonders verpflichtete Bergwundärzte und Bergärzte, die speziell mit den Gefahren des Bergbaus vertraut waren und pro Kopf und Jahr ein bestimmtes Gehalt bezogen. Dank einer aus dem Jahre 1792 erhaltenen Instruktion für den bekannten, in Bochum ansässigen Arzt Karl Arnold Kortum (1745-1824), der im Gebiet nördlich der Ruhr als Bergarzt angestellt war, sind wir über die Aufgaben dieser ersten „Gewerbeärzte" näher informiert. Kortum wurde die Oberaufsicht über die Praxis der Bergchirurgen übertragen, und er musste zu diesem Zwecke monatlich in dem ihm unterstellten Distrikt die Zechen bereisen. Er selbst nahm nur in besonders schweren Fällen die Behandlung vor, im übrigen beschränkte sich seine Tätigkeit auf die Begutachtung. Einige dieser Gutachten Kortums über die Behandlungsergebnisse seiner chirurgischen Kollegen sind erhalten und lassen erkennen, dass Kortum in den meisten Fällen die durchgeführte Therapie für zweckmäßig anerkannte. Diese Einigkeit dürfte nicht immer unter den Bergchirurgen und Bergärzten geherrscht haben, da zur damaligen Zeit dem Wundarzt nur unter bestimmten einschränkenden Bedingungen auch das „innerliche" Kurieren erlaubt war. Diese ungleichen Rechte und Pflichten gaben vielfach Anlass zu heftigen Auseinandersetzungen, die erst mit der Einführung von Knappschaftsärzten 1852 ein Ende nahm. Diese akademisch gebildeten Knappschaftsärzte, die als frei praktizierende Ärzte mit regionalen Knappschaftsvereinen vertraglich verbunden waren, übernahmen einheitlich die gesamte ärztliche Betreuung der Bergleute. Die Knappschaftsvereine (neben dem Märkischen entstand 1803 der Essen-Werdensche und 1842 der Mülheimer Verein, die 1890 zum „Allgemeinen Knappschaftsverein" zusammentraten) wurden nun in verschiedene Kurbezirke mit je einem Knappschaftsarzt eingeteilt. Im Märkischen Knappschaftsverein belief sich im Jahre 1858 ihre Zahl bereits auf 28; nach dem Zusammenschluss zum Allgemeinen Knappschaftsverein waren 1895 insgesamt 172 Knappschaftsärzte - mehr als das Sechsfache - tätig. Durchschnittlich hatte ein Knappschaftsarzt für 1200 Mitglieder zu sorgen; dies bedeutete, dass der Knappschaftsarzt verpflichtet war, zweimal am Tage Sprechstunde zu halten, aber auch Hausbesuche zu machen, wenn es die Situation erforderte. Auf diese Weise wurde allmählich das medizinisch unterversorgte Bergbaugebiet mit einem Netz von Knappschaftsärzten überzogen, das eine ärztliche Mindestversorgung auch der Bevölkerung in den noch überwiegend ländlichen Gebieten garantierte.

Medizinische Praxis

Einzelheiten über die medizinische Betreuung der übrigen Bevölkerung sind bisher nur wenig erforscht. Einen aufschlussreichen, wenn auch begrenzten Einblick bietet das Patiententagebuch des schon genannten Bochumer Arztes Kortum, aus dem hervorgeht, dass Kortum neben seiner Tätigkeit als Bergarzt eine ausgedehnte ärztliche Praxis unterhielt. Dieses Patientenbesuchsbuch, in lateinischer Sprache verfasst, enthält detaillierte Eintragungen über Alter, Geschlecht, Herkunft, Stand, Krankheit und Therapie der Patienten. Die detaillierte Analyse dieses Krankenjournals, das rund 1400 Besuche pro Jahr notiert, hat ergeben, dass zu Kortums Klientel nicht nur die Einwohner Bochums gehörten, sondern die Kranken oft familienweise aus der weiteren Umgebung aus Gelsenkirchen, Wattenscheid, Herne und Witten anreisten. Die Hälfte der Patienten kam aus dem Kreis Dortmund, Hagen und Hamm. Die Wegstrecke, die die Patienten für einen Arztbesuch auf sich nahmen, lag in der Regel zwischen 1 und 16 km, aber auch noch im Abstand von 70 km vom Praxissitz finden sich die Wohnorte der Patienten, die sich in Kortums Behandlung begaben. Oftmals machte sich der Patient auch nicht selbst auf den Weg, sondern schickte einen Boten zum Arzt. Den weiten Einzugsbereich der Patienten erklärt die Tatsache, dass Kortum bis zu seinem Tode 1824 der einzig akademisch ausgebildete

Mediziner im Landkreis und in der Stadt Bochum war, und neben ihm lediglich ein Wundarzt zur ärztlichen Behandlung zur Verfügung stand. Bergleute machten übrigens nur den geringen Prozentsatz von drei Prozent unter seiner Klientel aus, am stärksten war der adelige Stand vertreten. Die tägliche Konsultationsrate belief sich im Durchschnitt auf neun Patienten, wobei Kortum ohne Unterbrechung sieben Tage in der Woche praktiziert hat. An Sonn- und Feiertagen lag die Zahl der Patientenbesuche am höchsten, vermutlich wurden der Kirchgang ebenso wie der freitags stattfindende Wochenmarkt mit einem Arztbesuch verbunden.

Die Zechen als Krankenhausgründer

Die medizinische Situation wurde kritisch, als um die Jahrhundertmitte die drastische Vermehrung der Zechenanlagen einen sprunghaften Anstieg der Bevölkerungszahl in Gang setzte. Wie unter diesen Umständen nicht anders zu erwarten, stieg mit der Zunahme der Einwohnerzahl im Landkreis Bochum, der von Gelsenkirchen im Norden bis Herbede und Witten im Süden reichte, auch die Sterblichkeitsziffer in die Höhe. Die Verdoppelung der Bevölkerungszahl von 1852 bis 1868 -- fünf Jahre später hatte sie sich bereits verdreifacht – sowie die ansteigende Wohndichte, mangelhafte Trinkwasserhygiene und nicht zuletzt das Einwandern und Abwandern der Bergleute von Zeche zu Zeche begünstigten die Ausbreitung von Seuchen jeglicher Art. Armenpflege oder Krankenhäuser gab es nur in den größeren traditionsreichen Städten wie Dortmund, Essen und Duisburg, in denen sich schon frühzeitig städtische Krankenhäuser nachweisen lassen. Den Landgemeinden fehlten jedoch die notwendigen finanziellen Mittel, um die einströmenden Bevölkerungsmengen mit den entsprechenden kommunalen Einrichtungen zu versehen. Die hygienischen Missstände wurden erstmals offenbar, als die Seuchenzüge der Cholera auch den Landkreis Bochum erreichten, die schließlich den Anstoß zur Errichtung des ersten Krankenhauses in Bochum im Jahre 1846 gaben. Die Initiative ergriff jedoch nicht der Magistrat, sondern die katholische Gemeinde, die den Bau des Elisabethhospitals ermöglichte.

Konfessionelle Verbände als Krankenhausgründer

Nicht nur in Bochum, sondern auch in den übrigen Ruhrgebietsstädten, die ihren plötzlichen Aufstieg der rasch wachsenden Montanindustrie verdankten, hielten sich die finanziell überforderten Kommunalverwaltungen zunächst zurück und überließen die Krankenfürsorge gerne den religiösen Orden oder konfessionellen Gemeinschaften, die traditionsgemäß diese Aufgabe ausübten. Die Gründungen der evangelischen bzw. katholischen Hospitäler vollzogen sich meist parallel, mit wenigen Jahren Abstand. Gewöhnlich mobilisierte der Bau eines katholischen Krankenhauses die Gründungsinitiative der evangelischen Glaubensgenossen und umgekehrt. Es war keineswegs immer die medizinische Bedürfnisfrage, die jeweils zur Gründung einer Anstalt entgegengesetzter Glaubensrichtung führte, sondern auch die weniger laut ausgesprochene Besorgnis, dass, wie es vielfach hieß, „Patienten trotz guten Willens der katholischen Gründer und des Kuratoriums doch einem massiven katholischen Einfluss ausgesetzt und in Gewissensnot gebracht würden", wenn sie weiterhin im katholischen Hospital Zuflucht suchen müssten. Durch den

Umstand, dass in den aufstrebenden, aber noch finanzschwachen Gemeinden und Städten des Ruhrgebiets die Krankenhausgründungen zum größten Teil den konfessionellen Gemeinschaften überantwortet wurde, hat das Krankenhauswesen dieser Region eine vom übrigen Preußen abweichende Entwicklung genommen: Während in den deutschen Staaten seit Beginn des 19. Jahrhunderts zunehmend die Kommunen als Krankenhausträger auftraten und zu Beginn des 20. Jahrhunderts die Gemeinden prozentual an der Spitze der Krankenhausträger standen, gibt es vor 1850 im Ruhrgebiet lediglich zwei städtische Krankenhausgründungen (Wesel/ Dortmund), hingegen sieben konfessionelle Anstalten. Bis 1900 schnellt die Zahl der konfessionellen Hospitäler auf 67 in die Höhe, während die Zahl der kommunalen Krankenhäuser nur auf acht ansteigt. Daraus ergibt sich, dass sich die Aufteilung in kommunale und konfessionelle Krankenhäuser im Ruhrgebiet im Vergleich mit dem übrigen Preußen umgekehrt proportional verhält.

Die Erbauung der Krankenhäuser wiederholte sich meist nach demselben Schema: Am Anfang stand gewöhnlich ein Krankenhausbauverein, den fromme Bürger der Stadt zur Beschaffung der finanziellen Mittel und Stiftungen ins Leben riefen. Das Krankenhaus selbst, meist ein bescheidener, schmuckloser Bau, verfügte anfangs über nicht mehr als 25 bis 40 Betten, in seinem Äußeren unterschied er sich nur wenig von der Architektur gewöhnlicher Wohnhäuser und vereinigte noch sämtliche Patienten der verschiedensten Krankheitsklassen unter einem Dach, besondere bauliche Vorkehrungen für spezielle medizinische Maßnahmen fehlten: Im Mittelpunkt stand vielmehr die pflegerische Betreuung, die sich auf die „Wartung" des Kranken und auf so unspezifische Verrichtungen wie das tägliche Waschen, Betten und die Nahrungsmittelversorgung beschränkte. Während die ärztliche Leitung zunächst einem ortsansässigen Arzt sowohl für die innere wie äußere Abteilung übertragen wurde, der noch nebenher seine tägliche Praxis ausübte, übernahmen Diakonissen bzw. Barmherzige Schwestern, Franziskanerinnen oder Vinzentinerinnen den Krankendienst und die Haushaltsführung. Vielfach waren sie darüber hinaus auch in der ambulanten Pflege im Gemeindedienst tätig. Allein durch den unbesoldeten Dienst und selbstlosen Einsatz dieser Ordensschwestern war es möglich, dass die Krankenhäuser, die ausschließlich von Spenden und den keineswegs kostendeckenden Erstattungen der Krankenkassen getragen wurden, besonders in den ersten Jahrzehnten des Bestehens wirtschaftlich lebensfähig und rentabel blieben. Wie den erhaltenen Akten zu entnehmen ist, gehörte nicht selten neben dem pflegerischen Einsatz auch ein hohes Maß an Durchsetzungsvermögen und Energie dazu, die Disziplin in einem Krankenhaus aufrechtzuerhalten, das nur von Zechenarbeitern, wie es oft der Fall war, besucht wurde.

Regelmäßig wiederholte sich auch, dass die anfangs schlichten, meist zweigeschossigen Anstalten schon nach wenigen Jahren dem rapiden Bevölkerungsanstieg nicht mehr gewachsen waren. Mehrfache Um- und Erweiterungsbauten verwandelten in rascher Folge oftmals die ursprüngliche Pflegeanstalt in ein vielwinkeliges, immer schwerer zu überschauendes Gebäudekonglomerat, das mit seiner unzweckmäßigen Anordnung und ungenügender Innenausstattung den steigenden Anforderungen der zeitgemäßen Therapie immer weniger genügte. Die meisten Krankenhausbauten des 19. Jahrhunderts mussten daher schon frühzeitig umfangreichen Neubauten weichen, die die Kosten sprunghaft in die Höhe trieben und erstmals 1913 die Klagen über die Verteuerung des Krankenhauswesens auf ministerieller Ebene zur Diskussion brachten. Neben die konfessionellen Verbände traten als treibende Kraft der Krankenhausgründungen sehr früh schon die Knappschaftsvereine. Zahlreiche Krankenanstalten im Revier verpflichteten sich bereits vor der Eröffnung des Hauses, erkrankte oder beschädigte Bergleute ohne Unterschied der Konfession nach einem vereinbarten Pflegesatz ärztlich zu behandeln. Auf diese Weise standen zahlreiche Hospitäler schon lange vor der Errichtung knappschaftseigener Krankenhäuser im Dienste dieser Korporation.

Wandlung des Krankheitsspektrums

Aus dem Marienhospital in Altenessen, einem typischen, im Kreuzungspunkt von zahlreichen Schachtanlagen gelegenen Bergarbeiter-Krankenhaus, haben sich zahlreiche Patientenaufnahmebücher erhalten, die konkrete Auskunft über die Art der behandelten Krankheiten, den sozialen Status, das Alter, die Verweildauer der Patienten sowie den Wandel des Krankheitsspektrums geben. Die statistische Auswertung der Dokumentation aus den Jahren 1900, 1937 und 1987 bei jeweils 1.500 Fallen zeigte einerseits einen signifikanten Rückgang der Unfallerkrankungen sowie die Abnahme der Lungenentzündungen und Bronchitiden. Wahrend der Anteil der Krätzekranken um 1900 noch auffallend hoch war, lag er 1937 und 1987 unter der statistisch erfassbaren Grenze. Die Herz-Kreislauferkankungen hingegen, die um 1900 noch nicht als eigenständige Krankheiten genannt wurden, treten 1937 deutlich hervor und nehmen in steigendem Prozentsatz ebenso zu wie die Tumorbildungen. Die durchschnittlichen Liegezeiten hingegen verringerten sich insgesamt von 37 Tagen im Jahr 1900 auf 12 Tage im Jahr 1987!

Seuchen und ihre Prophylaxe

Der Verzicht auf ein umfassend ausgebautes Gesundheitssystem sowie der Mangel an wirksamen Isoliereinrichtungen, die sich aus der Abwälzung kommunaler sanitätspolizeilicher Aufgaben auf konfessionelle Gemeinschaften ergaben, führten zur Vernachlässigung der Seuchenprophylaxe und sind nicht zuletzt dafür verantwortlich zu machen, dass zahlreiche Epidemien, wie z. B. die Ruhrerkrankungen, im Ruhrgebiet kontinuierlich, wenngleich mit abwechselnder Intensität, zu Gast waren, ohne dass ihre Ausrottung im 19. Jahrhundert systematisch betrieben worden wäre. Die Masseneinwanderung fremder Fabrik- und Bergarbeiter, die überfüllten Arbeiterkolonien, mangelhafte Isoliereinrichtungen und eine unzulängliche Medizinalstruktur trugen dazu bei, dass bis Anfang des 20. Jahrhunderts Ruhr-, Typhus- und Pockenepidemien das Ruhrgebiet in kurzen Abständen immer wieder heimsuchten. Als die dritte große Cholera-Pandemie 1866 auch den Bochumer Landkreis bedrohte, erkrankten allein in dieser Region 1.306 Menschen an der Seuche, 757 von ihnen starben (50 Prozent). Noch verheerendere Folgen hatte die Pockenepidemie, die 1871 aus Frankreich eingeschleppt wurde. An ihr erkrankten mehr als 15 Prozent der Einwohner Bochums, von denen 333 starben. Im gesamten Landkreis Bochum wurden 7.774 Menschen mit Pocken infiziert, davon erlagen 1.451 der Seuche (19 Prozent). Wie sich anhand der Akten rekonstruieren ließ, löste im Jahre 1904 ein einziger von Mons in Belgien nach Bochum eingeschleppter Pockenfall innerhalb von vier Monaten 56 weitere Neuerkrankungen aus. Die Ansteckungskette reichte nachweislich bis nach Olpe, Iserlohn und Coesfeld. Dabei erwiesen sich ein Waisenhaus, ein Gefängnis und ein katholisches Krankenhaus als die wirkungsvollsten Multiplikatoren der Seuche.

Das Massenexperiment mit der Pockenimpfung hatte andererseits keinen Zweifel gelassen, dass die bisher noch immer umstrittene Impfung gegen die Pocken einen wirklichen Schutz bietet und die Sterblichkeit reduziert. Aufgrund der Erfahrungen dieser letzten großen Pockenepidemie, vor allem im Deutsch-Französischen Krieg 1870/71, wurde die allgemeine Impfpflicht 1875 in Deutschland eingeführt. Damit ergab sich aber auch die Notwendigkeit, Impfinstitute einzurichten. Vorübergehend befand sich eine derartige „Lymphstation zur Gewinnung thierischer Schutzpockenlymphe" in Bochum im Städtischen Schlachthaus (1879), ehe staatliche Einrichtungen diese Aufgabe übernahmen. In einer kleinen gedruckten Schrift, die sich heute im Stadtarchiv Bochum befindet, beschreibt der Kreisphysikus Klostermann im Detail die Herstellung der Lymphe. Sie wurde von Kälbern gewonnen, denen Kuhpockenlymphe mit einer Lanzette in die Bauchhaut eingeimpft worden war. Diese sogenannte „animale Vakzine" wurde sofort nach der Reifung der Pusteln vom Kalb auf den Arm des Impflings überimpft. Für Privatimpfungen wurde sie auch auf Glasplatten eingetrocknet abgegeben. Ein Kalb lieferte reichlich Lymphe für 300 bis 400 Impfungen bei Kindern. Nach Aussagen der Impfanstalt waren die Resultate überraschend günstig: Die Impfungen hatten bei 97 Prozent der Geimpften Erfolg.

Im Zusammenhang mit dem Bergbau muss vor allem einer Epidemie, der Hakenwurmkrankheit oder Ankylostomiasis, gedacht werden, - nicht nur, weil an ihrer Bekämpfung Ärzte des Bochumer Raumes entscheidenden Anteil hatten, sondern auch, weil die Massenerkrankung zeitweise den Ruhrbergbau stillzulegen drohte. Die Hakenwürmer, die vorwiegend im tropischen Afrika, Südamerika und Südasien vorkommen und mit denen noch heute schätzungsweise ein Fünftel der Erdbevölkerung infiziert ist, besitzen zahnförmige Haftorgane in der Mundhöhle, mit denen sie sich an der Dünndarm-Schleimhaut ihres Wirtes festheften und Blut saugen. Je nach Stärke des Befalls können sie beim Menschen, der ihr optimaler Wirt ist, eine hochgradige Anämie und Bronchitis hervorrufen. Die Gruben der Bergwerke bieten mit ihrer Wärme und Feuchtigkeit ideale Bedingungen für die Entwicklung der Eier zu Larven, die über den Schlund und die Luftröhre sowie die Haut in den Dünndarm des Menschen eindringen und im Menschen zu geschlechtsreifen Würmern heranwachsen. Die Eier des Wurmes gelangen mit dem Stuhl des Erkrankten wieder ins Freie und der Zyklus beginnt von Neuem. Wahrscheinlich ist der die Krankheit hervorrufende Grubenwurm aus Frankreich, Belgien und Ungarn kurz vor der Jahrhundertwende in die Bergwerke des Ruhrgebietes eingeschleppt worden, wo die Seuche noch weit verheerender als 20 Jahre zuvor beim Bau des Gotthardtunnels um sich griff. 1885 wurde der erste Fall im Essener Revier diagnostiziert, 1903 waren bereits rund 10 Prozent der 200.000 Bergleute an der Ruhr vom Hakenwurm befallen. Erst 1901, als die Infektion im Ruhrgebiet den Höhepunkt erreicht hatte, gelang es, den Infektionsweg aufzuklären.

In der Bekämpfung der Seuche hat sich der Bakteriologe und Hygieniker Hayo Bruns, der 1901 die Leitung des im selben Jahr gegründeten Hygiene-Instituts in

Gelsenkirchen übernommen hatte, besondere Verdienste erworben. Bruns erkannte, dass die Ausrottung der Seuche nur dann erfolgreich gelingen konnte, wenn sämtliche Infizierte, sowohl die kranken als auch symptomlosen, nur scheinbar gesunden Wurmträger, erfasst und saniert wurden. Die erfolgreiche Eindämmung der Seuche durch weitreichende Sanierungsmaßnahmen und konsequente Stuhlkontrollen sämtlicher Bergleute gab Bruns These von der Entstehungsweise und Übertragung der Seuche Recht und trug wesentlich dazu bei, die Gefahr der Hakenwurminfektion ganz aus dem Bergbau zu eliminieren. Bruns Erfolg bestätigte einmal mehr, wie notwendig es war, gerade in den Ballungszentren des Industriegebietes mit ihrer mangelhaften Wasser-, Strassen- und Wohnhygiene zur Seuchenprophylaxe über leistungsfähige Untersuchungslaboratorien und Kontrolleinrichtungen, wie sie mit dem Hygiene-Institut in Gelsenkirchen entstanden, zu verfügen. Die Erfahrungen in der Bekämpfung der Hakenwurmkrankheit hatten aber auch die Dringlichkeit, eigene Behandlungsstätten für die spezifischen Erkrankungen der Bergleute zu schaffen, aufgezeigt. So wurden – noch unter dem Eindruck der Massenerkrankungen – auf Betreiben mehrerer Ärzte, die sich an der Ausrottung der Hakenwurmerkrankung beteiligt hatten, die ersten Knappschaftskrankenhäuser gegründet: 1905 in Gelsenkirchen-Ueckendorf und 1906 in Recklinghausen. 1918 übernahm die Knappschaft die Leitung des Krankenhauses in Bochum-Langendreer, 1927 folgte die Eröffnung eines knappschaftseigenen Hauses in Essen-Steele, 1930 in Hamm. Insgesamt verfügte die Reichsknappschaft bis 1933 neben den erwähnten Häusern über 29 Kranken- und 13 Kurhäuser.
Abschließend lässt sich für die skizzierte Entwicklung im Kohlenrevier feststellen, dass sich die Ausbildung des Gesundheitswesens und der Krankenfürsorge in den ehemals ländlichen Revierstädten in starker Abhängigkeit von der Entwicklung des Kohlebergbaus vollzog. Den zahlreichen neuen städtischen Gebilden, die durch die regional nicht eingeschränkte Ausweitung des Kohlebergbaus emporschossen und sich ohne historisch gewachsenen Kern als gleichmäßige Masse über Hunderte von Quadratkilometern ausbreiteten, fehlten die notwendigen politischen und sozialen Strukturen, um die einströmenden Bevölkerungsmengen mit den entsprechenden kommunalen Einrichtungen zu versorgen. Erst sehr spät gelang es daher den jungen Stadtgründungen, kommunale Krankenhäuser auf eigene Kosten zu errichten und die notwendigen Institutionen zur Gesundheitsvorsorge zu schaffen; sie überließen vielmehr die Krankenfürsorge den traditionellen religiösen Orden oder konfessionellen Gemeinschaften, die im Wettlauf mit der lawinenartigen Bevölkerungszunahme von einem An- oder Neubau zur nächsten Erweiterung eilten. Bei der Eröffnung waren die meisten Neubauten hinsichtlich Kapazität, Qualität und Ausstattung bereits überholt. Witten, Bochum, Wattenscheid, Herne und Castrop-Rauxel haben auch heute noch keine Städtischen Kliniken, aus denen sich wie in Düsseldorf oder Essen zu gegebener Zeit Universitätskliniken hätten ausbilden können. Die Gründung des sogenannten „Bochumer Modells" zur klinischen Ausbildung der Medizinstudenten, das auf Verträgen der Ruhr-Universität mit verschiedenen Krankenhäusern der Bochumer Region beruht, ist nicht zuletzt eine Konsequenz, die sich aus der Sonderentwicklung des Krankenhauswesens im Ruhrgebiet ergeben hat.

Kapitel V
Medizinische Einrichtungen im rheinisch-westfälischen Raum

1. Vom Armenasyl zum Krankenhaus

Die erst im späten 19. Jahrhundert zur heutigen Zweckbestimmung geführte Institution Krankenhaus lässt sich wie viele Einrichtungen des abendländischen Kulturkreises auf antike Ursprünge zurückführen, etwa auf die Pilgerherbergen bei den Heiligtümern des Asklepios oder die Valetudinarien zur Pflege kranker römischer Sklaven und Legionäre. Allerdings handelte es sich hierbei erst um rudimentäre Vorformen, die ein völlig anderes Selbstverständnis hatten als heutige Kliniken. Sie fungierten als „Gasthäuser", wie auch die in frühchristlicher Zeit im byzantinischen Reich erstmals aus caritativen Motiven heraus errichteten Fremdenherbergen für bedürftige Pilger, die sogenannten Xenodochien. Über lange Zeit dienten die aus dem Gedanken der christlichen Nächstenliebe heraus von geistlichen Orden gegründeten „Hospitäler" – in der Regel Armenasyle, Waisenhäuser, Siechenanstalten, Leprosorien oder Pesthöfe – lediglich der Verwahrung, Versorgung und Pflege hilfloser Menschen. Armenfürsorge, Kranken- und Altenpflege, nicht jedoch die in einer modernen Gesundheitsversorgung bezweckte Heilung und Wiedereingliederung in das soziale Leben standen im Vordergrund.

Besondere Bedeutung für die Weiterentwicklung des multifunktionalen Hospitalwesens kommt dem im 12. Jahrhundert ins Leben gerufenen Orden der Brüder vom Heiligen Geist zu: Diese Bruderschaft führte das „Ospedale di Santo Spirito" in Rom, das zum Namenspatron zahlreicher ähnlicher Einrichtungen in ganz Europa werden sollte. Auch das 1532 von den Maltesern gegründete Ordensritter-Hospital auf Malta hatte Vorbildfunktion für viele Hospital-Neugründungen. In Spätmittelalter und früher Neuzeit gingen die Hospitäler dann allmählich aus den Händen der Ordensgemeinschaften in die Aufsicht der weltlichen Obrigkeiten über. Da es sich mittlerweile eher eingebürgert hatte, dass Pfründner, die über eigene Mittel verfügten, leichter Aufnahme in den Hospitälern fanden als bedürftige Alte und chronisch Kranke, nahmen seit dem 16. Jahrhundert die Bemühungen um eine Reform des Hospitalwesens zu. So wurden neben den Pfründnerplätzen dem ursprünglichen Verwendungszweck entsprechend nun wieder eigene Räumlichkeiten zur Pflege Mittelloser vorgesehen. Aus Gründen der Hygiene ging man außerdem immer mehr dazu über, die an Seuchen wie Pest oder Syphilis Erkrankten zu isolieren, um die übrige Bevölkerung vor Ansteckung zu schützen. Überdies wurden die Stadtärzte – die sogenannten Physici – verpflichtet, die Hospitäler regelmäßig zu „visitieren".

Auf dem Weg vom selbst von vielen Ärzten als „Schreckensanstalt", gar als „Vorhof des Todes" gefürchteten Hospital zum Krankenhaus moderner Prägung setzte das

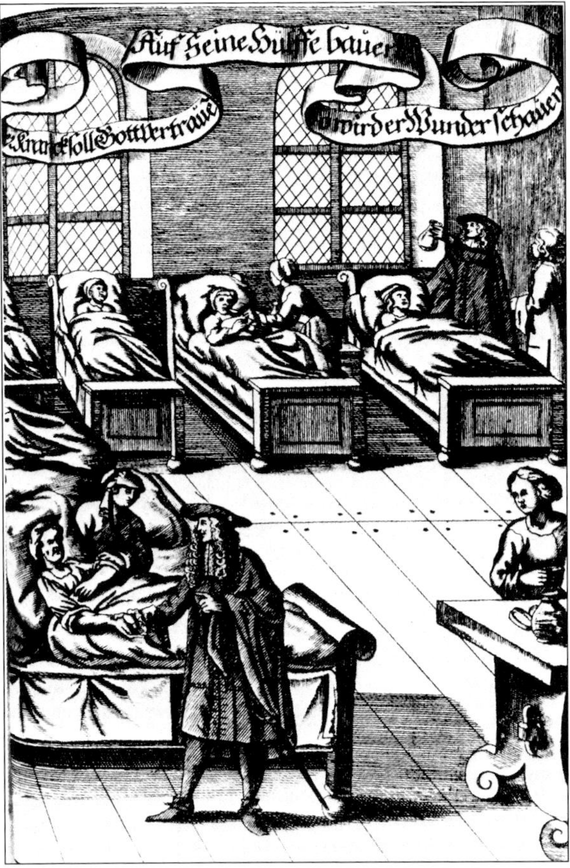

Abb. 46: „Der Kranke soll Gott vertrauen – Auf seine Hilfe bauen – So wird er Wunder schauen", Kupferstich eines Krankensaales in einem Hospital um 1684

1601 eröffnete Pariser „Hôpital de la Charité" Maßstäbe: Erstmals waren hier Krankensäle, Untersuchungsräume, Arztzimmer und Geräteräume vorzufinden. Jeder Kranke erhielt sein eigenes Bett und wurde zwei Mal täglich vom Arzt besucht. Nach diesem Vorbild ließ der preußische König Friedrich I. 1727 die ursprünglich als Pesthaus geplante Berliner Charité gestalten. An der Gründung der Berliner Charité wird paradigmatisch der sich im 18. Jahrhundert vollziehende Wandel vom Hospitalgedanken zu einer bereits krankenhausähnlichen Struktur deutlich: Ein Collegium Medicum wachte dort fortan über zwei Infektionsstationen, eine Geburtshilfe-Abteilung, ein Militärlazarett und ein Pfründnerheim.

Es war kein Zufall, dass sich das Hospital ausgerechnet im Zeitalter des aufgeklärten Absolutismus weiterentwickelte. Damals förderten die Landesherren Merkantilismus und Frühindustrialisierung genauso wie soziale Einrichtungen zur Bekämpfung des durch Landflucht in den Metropolen allmählich entstehenden Pauperismus. Eine verbesserte Armengesetzgebung, unterstützt von Krankenhausneugründungen, sollte Abhilfe schaffen. Als Zweck der Charité definierte ihr Direktor 1730, „dass Krancke aus Dürfftigkeit und Mangel des Unterhalts, welches in großen und volckriechen Städten offtmalen zu geschehen pfleget, nicht möchten verwahrloset dahinsterben, da sie doch hätten können erhalten werden." Das Selbstverständnis der Institution hatte sich geändert: Nicht mehr nur das Pflegen und Verwahren, sondern das Kurieren, das Heilen stand jetzt im Vordergrund. Nach dem Vorbild der Berliner Charité entstanden allmählich Wohlfahrtseinrichtungen neuen Typs, die auf die Pflege kranker Menschen unter ärztlicher Obhut mit dem Ziel der Genesung ausgerichtet waren. Seit der Mitte des 18. Jahrhunderts avancierten Krankenhäuser zur zentralen Institution der Wohlfahrtspflege und wurden zu einem prägenden Bestandteil urbaner Kultur.

Die Französische Revolution 1789 und die napoleonischen Kriege zu Beginn des 19. Jahrhunderts führten während der französischen Besatzung zu einer politischen und geistigen Krise in Preußen, die mit der Auflösung zahlreicher Universitäten ihren Niederschlag auch im Bildungssystem fand. Nicht selten sollte es rund hundert Jahre dauern, bis an manche akademische Tradition wieder angeknüpft werden konnte, etwa in Köln oder Münster. Doch Teil der großen von Wilhelm von Humboldt auf den Weg gebrachten Reformbewegung war die Postulierung eines Bildungsideals, das 1810 in der Gründung der Königlich-Preußischen Universität zu Berlin seinen praktischen Ausdruck fand. Im Rahmen des neu formulierten akademischen Ziels der Einheit von Forschung und Lehre und unter Berücksichtigung der Erfahrungen bereits bestehender akademischer Krankenhäuser – etwa in Freiburg, Göttingen, Kiel oder Würzburg – wurden der Charité Aufgaben der stationären Krankenpflege zum Zweck der medizinischen Forschung und ärztlichen Ausbildung übertragen. Der 1801 zum königlichen Leibarzt an die Charité berufene Christoph Wilhelm Hufeland, der auch Goethe und Schiller zu seinen Patienten zählte, hatte bereits 1797 für seine alte Wirkungsstätte, das Jenenser Medicinisch-Chirurgisch-Klinische Institut drei Ziele formuliert: „Es kommt hierbey allein auf die Bestimmung und den Zweck solcher Anstalten an, und dieser ist dreifach: Hülfe den ärmeren oder verlassenen Kranken, Vervollkommnung der Heilkunst durch genaue Beobachtung und unter Aufsicht angestellte Versuche und Bildung der Wund-Ärzte zum practischen Heilgeschäft." Zahlreiche städtische Krankenanstalten wurden nun zu Universitätskliniken oder akademischen Lehrkrankenhäusern umgewidmet.

Parallel zum Aufschwung der naturwissenschaftlich orientierten, klinischen Medizin entfaltete sich eine gesundheitspolitische Gesetzgebung, die Krankenversorgung als eigenständigen Bereich definierte, dabei allerdings immer noch im Kontext der Armenfürsorge stand. Nach wie vor rief jeder, der es sich leisten konnte, bei Krankheit den Arzt in die eigene Wohnung und bestellte eine häusliche Privatkrankenpflege. Dies galt auch für die sich im Lauf des 19. Jahrhunderts neu etablierende soziale Schicht des Bürgertums. Anders stellte sich dagegen die Lage in den Mietskasernen der Industriearbeiter dar: Katastrophale Wohnverhältnisse und unhygienische Zustände bestimmten ihren Lebensalltag. Fehlende Abfallbeseitigung und Kanalisation sowie verseuchtes Brunnenwasser lösten dort immer häufiger Cholera-, Typhus- und Fleckfieberepidemien mit verheerenden Folgen aus. So profitierte insbesondere das im Zuge von Bevölkerungswachstum und Industrialisierung entstehende Proletariat von der neuen Anstaltsmedizin: Zu einer der bedeutendsten gesundheitspolitischen Maßnahmen Preußens gehörte 1835 ein Erlass zur Einsetzung von Sanitätskommissionen in Gemeinden mit mehr als 5.000 Einwohnern, die beim Ausbruch von Seuchen für die Einrichtung von Krankenanstalten Sorge zu tragen hatten.

Parallel zum quantitativen Anstieg der Krankenhauszahlen verbesserte sich langsam auch die Qualität der medizinischen Versorgung: Die Erkenntnisfortschritte in der ärztlichen Kunst ermöglichten eine bessere Differenzierung und Klassifizierung in der Diagnostik von Krankheiten und brachten größere Therapieerfolge im Krankenhaus mit sich. Infolge dieser Veränderungen wurden nun auch an die räumlichen und sanitärtechnischen Gegebenheiten von Krankenhäusern neue Anforde-

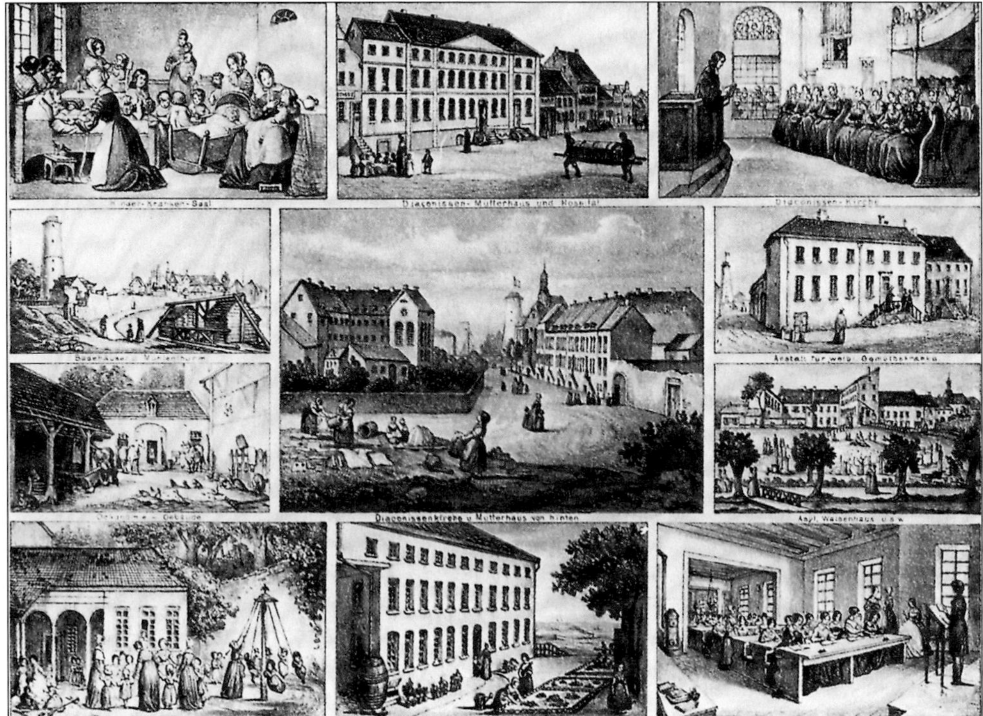

Abb. 47: Die von Theodor Fliedner gegründete Diakonissenanstalt in Kaiserswerth, Lithographie von 1850

rungen gestellt, was zu zahlreichen Um- und Neubauten führte. Diese waren nun jedoch nicht mehr ausschließlich den Initiativen aufgeklärter Fürsten oder städtischer Magistrate zu verdanken, denn nach dem Schock der durch die französische Besatzungsmacht angeordneten Säkularisation im Reichsdeputationshauptschluss 1803 hatten sich nach dem Ende der Befreiungskriege 1815 religiöse Ordensgemeinschaften neu formiert. Konfessionelle wie private Stiftungen widmeten sich nun wieder verstärkt der Verbesserung und Ausweitung der geschlossenen Krankenpflege im allgemeinen Krankenhauswesen.

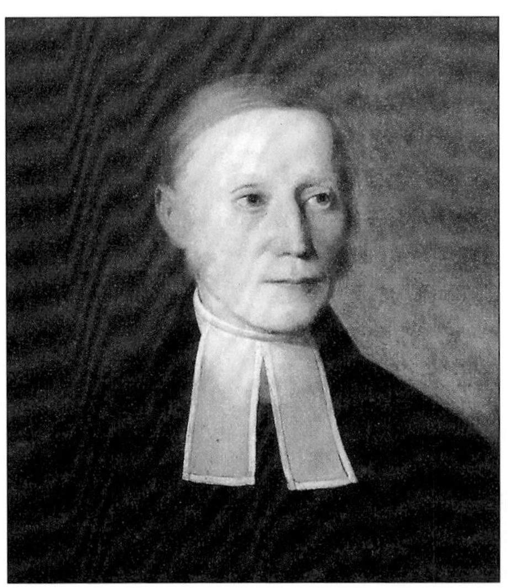

Berühmt wurde die 1836 vom evangelischen Pastor Theodor Fliedner unter dem Einfluss sozial-religiöser Ideen pietistisch-protestantischer Prägung gegründete Diakonissenanstalt in Kaiserswerth bei Düs-

Abb. 48: Theodor Fliedner

seldorf. Nicht nur Florence Nightingale erhielt während einer Hospitanz an diesem bedeutenden Lehrinstitut für Pflegerinnen wichtige Impulse für die Reformierung der Krankenpflege in England. Nach dem Kaiserswerther Vorbild entstanden in ganz Deutschland zahlreiche Diakonissenkrankenhäuser, zum Beispiel 1847 das vom preußischen König Friedrich Wilhelm IV. geförderte Berliner Krankenhaus Bethanien. In der 1848/50 vom König erlassenen preußischen Verfassung wurde den beiden christlichen Kirchen sowie der jüdischen Gemeinde explizit das Recht auf Einrichtung eigener Wohlfahrtsanstalten zugesichert, was der raschen Entwicklung konfessioneller Krankenhäuser enormen Auftrieb verschaffte.

Die Medizin erlebte in der zweiten Hälfte des 19. Jahrhunderts rasante Fortschritte, die einen erneuten Funktionswandel für die Institution Krankenhaus mit sich brachten. Eine wichtige Grundlage für diese Entwicklung waren zweifelsohne die bereits erwähnten, 1852 in Preußen und dann 1871 für das ganze Deutsche Reich erlassenen Bestimmungen über einheitliche Ausbildungsgänge für angehende Ärzte. Doch die Gründerzeit war ganz allgemein eine Epoche des Aufschwungs von Wissenschaft und Forschung. Am Anfang stand die Entdeckung der Narkose 1846, die völlig neue Möglichkeiten in der Chirurgie erschloss. Weil neben dem Operationssaal auch das Labor ein integraler Bestandteil der Krankenhausmedizin geworden war, wurden in Verbindung mit den bereits beschriebenen, bahnbrechenden hygienischen und bakteriologischen Erkenntnissen seit den 1860er Jahren nicht nur die Tätigkeitsfelder ausgeweitet, sondern dank neu entwickelter Impfstoffe und Pharmazeutika auch bislang ungekannte Heilerfolge erzielt: Infektionskrankheiten wie Wundbrand und Kindbettfieber, die als typische „Hospitalkrankheiten" lange Zeit gefürchtet gewesen waren, sowie zahlreiche Seuchen konnten nun effizient behandelt und erfolgreich eingedämmt werden. Äußerer Ausdruck eines neu gewonnenen Selbstbewusstseins der Klinischen Medizin waren nicht nur gestiegene Patientenzahlen und der hohe soziale Status des Arztes in einer nach wie vor stark hierarchisch geprägten Gesellschaft, sondern auch die repräsentative Krankenhausarchitektur jener Zeit.

Die traditionelle Multifunktionalität des Hospitals gehörte im Krankenhaus der Moderne um die Wende vom 19. zum 20. Jahrhundert der Vergangenheit an. Im Zuge der Professionalisierung der Medizin und ihrer Ausdifferenzierung in vielfältige Disziplinen hatten im Krankenhaus Abteilungen für pflegebedürftige Arme und Alte, die es vereinzelt immer noch gegeben hatte, endgültig keinen Platz mehr. Die Menschen suchten nun unabhängig von ihrem Platz in der Gesellschaft ärztliche Hilfe in den universitären Fachkliniken, im Allgemeinkrankenhaus und in den zunehmend entstehenden Spezialkliniken mit dem Ziel der vorübergehenden Betreuung und Heilung. Folgerichtig hatte sich auch die Aufnahmepraxis im Krankenhaus grundlegend verändert: Nicht mehr die soziale, sondern die medizinische Indikation gab den Ausschlag über die Entscheidung zur stationären Betreuung im Krankenhaus. Zur Betreuung armer und pflegebedürftiger Menschen genauso wie von Waisenkindern oder Geisteskranken füllten nun eigenständige Einrichtungen mit unterschiedlichen Trägerstrukturen die entstandene Versorgungslücke. Parallel zu diesem Funktionswandel gliederten sich an städtischen Krankenhäusern wie Universitätskliniken nach dem Vorbild der bereits 1810 an der Berliner Universität von Hufeland zur ambulanten medizinischen Versorgung eingerichteten sogenann-

ten „Poliklinik" nun vermehrt solche ambulanten Behandlungszentren an bereits bestehende Einrichtungen an. Bis in das 20. Jahrhundert hinein unternahmen Ärzte von Polikliniken noch Hausbesuche.
Im 20. Jahrhundert hatte die Institution Krankenhaus bedeutende soziale und betriebswirtschaftliche Veränderungsprozesse zu bewältigen. Vor allem aufgrund einer sich kontinuierlich weiterentwickelnden Apparatemedizin wurde das Krankenhaus zu einem hochtechnischen System. Gewissermaßen ein Wiederanknüpfen an alte Hospital-Traditionen ist in jüngerer Zeit zu beobachten: So hat die dem stetigen medizinischen Fortschritt zu verdankende längere Lebenserwartung dazu geführt, dass ältere Patienten neben der pflegerischen Betreuung in Seniorenheimen mit der speziell auf altersbedingte Krankheiten zugeschnittenen geriatrischen Medizin wieder in die Krankenhausstrukturen integriert werden. Außerdem ermöglichen Hospize die altersunabhängige Betreuung chronisch kranker und sterbender Menschen, denen im Krankenhaus medizinisch nicht mehr geholfen werden kann.

2. Wissenschaft und Forschung – Die medizinischen Fakultäten an den rheinisch-westfälischen Universitäten

a) Die frühen Universitätsgründungen

Universitätsklinik Bonn

Der Gründung der Königlich Preußischen Rhein-Universität zu Bonn am 18. Oktober 1818 war eine längere politische Auseinandersetzung vorausgegangen. Nachdem Preußen auf dem Wiener Kongress 1814/15 neben den westfälischen Territorien auch die Rheinlande zugesprochen worden waren, hatte König Friedrich Wilhelm III. seinen neuen Untertanen die Errichtung einer Universität versprochen. Die mit regionalpolitischen wie konfessionellen Argumenten geführte Debatte um die Wahl des Standorts – neben anderen hatten vor allem die katholischen Universitätsstädte Köln und Münster Ansprüche angemeldet – erbrachte schließlich die gegen den „Obskurantismus" gerichtete Entscheidung Berlins für den neuen Standort Bonn. Die 1828 bereits zehn Jahre später in Rheinische Friedrich-Wilhelms-Universität umbenannte Hochschule war im ehemaligen Residenzschloss des Kölner Kurfürsten untergebracht, wo für die Medizinischen Wissenschaften zwei Anstalten vorgesehen waren: das „anatomische Theater" und das Klinikum. Im Frühjahr 1819 richtete Gründungsdirektor Christian Friedrich Nasse eine medizinische Klinik ein, und unter Philipp Franz von Walter entstand eine chirurgische Klinik. Außerdem wurde diesen beiden Krankenhäusern mit je dreißig Betten eine „Geburtshülfliche Anstalt" mit achtundzwanzig Betten angeschlossen.
Weil für Physiologie und pathologische Anatomie schon bald der Platz im Schloss nicht mehr ausreichte, wurde unter wesentlicher Mitwirkung des bedeutenden preußischen Architekten Karl Friedrich Schinkel im Hofgarten eine neue Anatomie – ein klassizistischer Rundbau, in dem heute das Akademische Kunstmuseum beheimatet ist – errichtet. Doch im Lauf der Jahrzehnte genügten auch die klinischen Einrichtungen im Schloss nicht länger den Anforderungen einer sich immer stärker

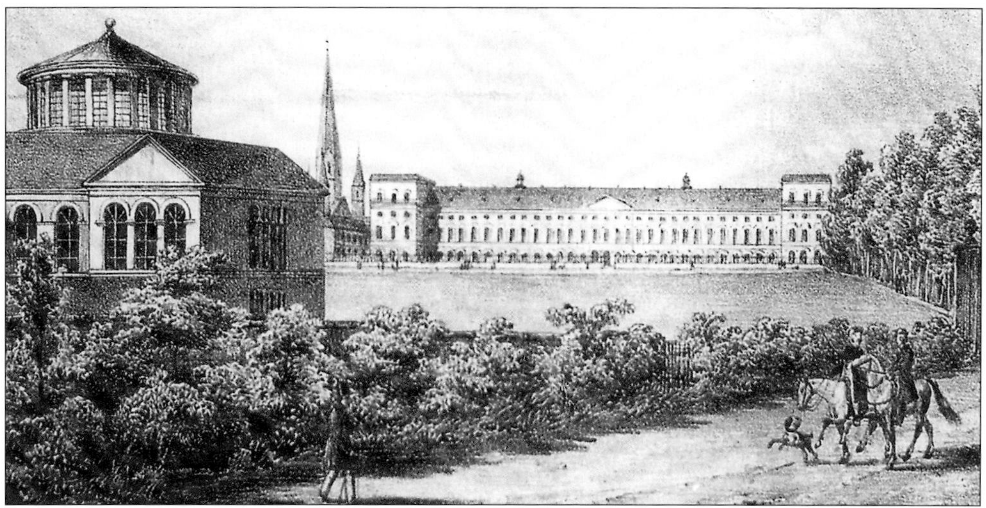

Abb. 49: Anatomie und Universität Bonn 1837

ausdifferenzierenden Medizin. Als erste einer Reihe von Klinikneubauten auf dem planierten Gelände des ehemaligen Exerzierplatzes am Rhein wurde 1872 eine Frauenklinik errichtet, dann folgte 1876 eine neue Medizinische Klinik mit nun bereits achtzig Betten. Ein Jahr später folgte die Chirurgische Klinik, die künftig die stärkste Erweiterung durch An- und Umbauten erfahren sollte. Die Verselbständigung einzelner medizinischer Spezialfächer führte zur Aufsplitterung in weitere Kliniken und Institute. Mit der Berufung Eduard Pflügers 1859 hatte sich bereits die Physiologie als selbständiges Fach etablieren können. Das von Pflüger herausgegebene „Archiv für die gesamte Physiologie" erfreute sich national wie international größter Wertschätzung. 1862 genehmigte das Kultusministerium in Berlin ferner die Errichtung eines von Otto Weber geleiteten pathologisch-anatomischen Institutes. Die Anfänge des hygienischen Instituts in Bonn gehen auf eine 1887 eingerichtete Cholera-Station zurück. 1894 wurde der Medizinischen Fakultät die Gründung eines eigenen Hygiene-Instituts genehmigt, dessen Leitung Dittmar Finkler übernahm, der zuvor als Leiter der Medizinischen Poliklinik zurücktrat, nachdem ihm deren Verselbständigung untersagt worden war.

Neben den theoretischen Fächern entwickelten sich im letzten Drittel des 19. Jahrhunderts aus den verschiedenen Spezialpolikliniken innerhalb der Medizinischen und der Chirurgischen Universitätsklinik, die von Hugo Ernst Rühle aufgebaut worden waren, unter der Leitung seines Nachfolgers, des Neuropathologen Friedrich Schultze, selbständige Fachkliniken für Augenheilkunde, Dermatologie, Hals-, Nasen- und Ohrenerkrankungen, Nerven- und Kinderheilkunde sowie Augenheilkunde. Schultze, der zu den Gründungsmitgliedern der „Rheinisch-westfälischen Gesellschaft für Innere Medizin" gehörte und deren Geschicke bis zu seinem Tod 1935 maßgeblich mitbestimmte, versuchte insgesamt, die Einheitlichkeit und Zusammengehörigkeit der verschiedenen Gebiete der Inneren Medizin stärker in den Vordergrund der Organisationsstruktur seiner Klinik zu stellen.

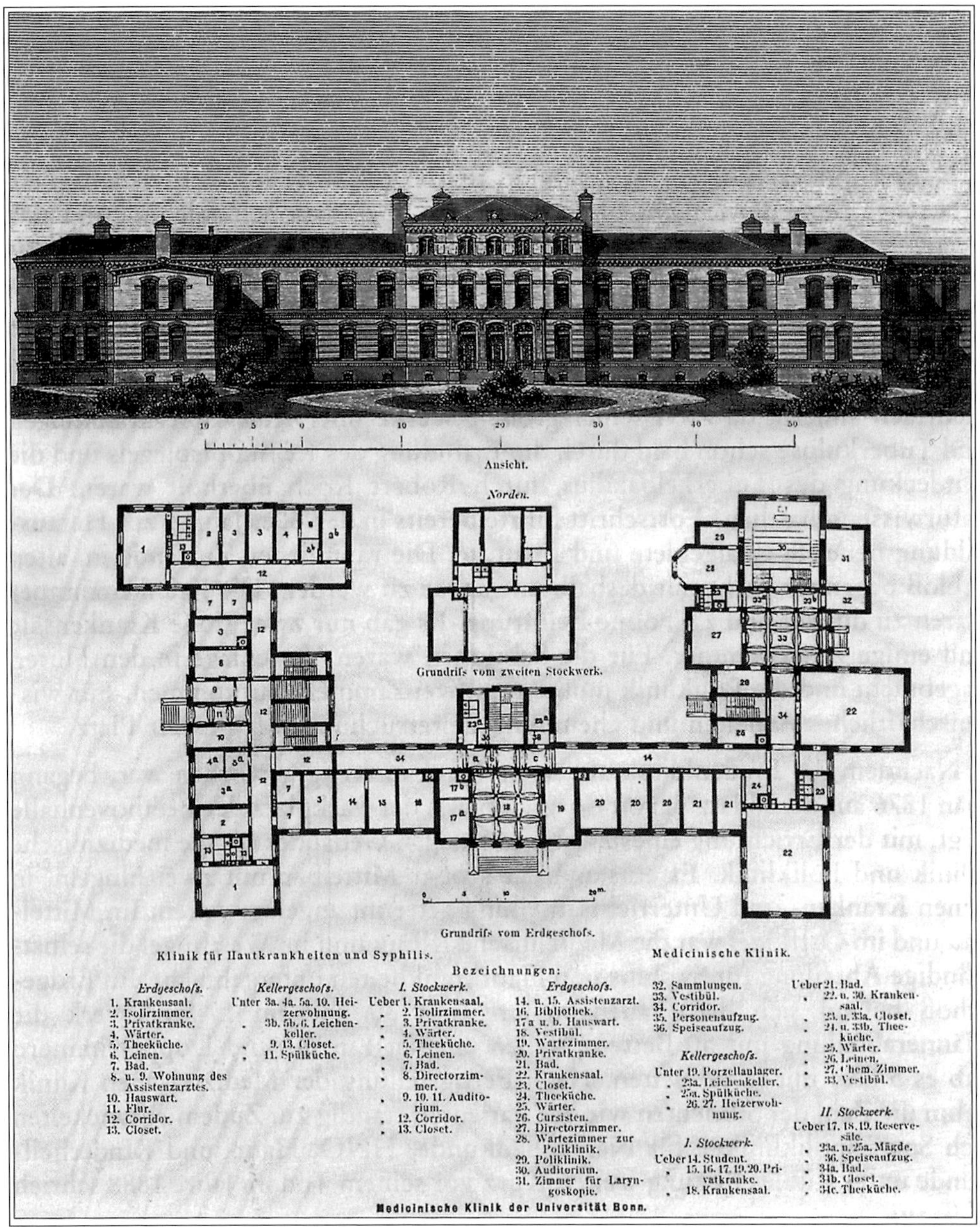

Abb. 50: Die Medizinische Klinik Bonn 1882 bis 1944

Insbesondere die in Bonn 1882 von Josef Doutrelepont geleitete dermatologische Klinik – entstanden aus einer Abteilung für Syphilis-Kranke – war eine im Rheinland zunächst einzigartige Einrichtung. Die Verselbständigung der bereits seit 1818 bestehenden Medizinischen Poliklinik mit ihrem ambulanten Versorgungsangebot als eigenständige internistische Klinik stand in Zusammenhang mit der stark ansteigenden Patientenzahl um die Jahrhundertwende. Im Oktober 1903 wurde die Poliklinik der Medizinischen Klinik zur ambulanten Patientenversorgung, die seit 1893 von Hans Leo geleitet wurde, selbständig und bezog eigene Räumlichkeiten. 1905 zog die HNO-Klinik aus der Poliklinik aus, und eine eigene Fürsorgestelle für Lungenkranke wurde eingerichtet. Leos Nachfolger, der Bakteriologe und Tuberkulose-Fachmann Paul Krause, baute sie zu einer autarken, internistisch geprägten Klinik aus. Als letzte klinische Einrichtung vor dem Ersten Weltkrieg kam eine psychiatrische Klinik hinzu, die zunächst der Provinzialheilanstalt angegliedert war, 1908 jedoch als eigenständige Universitätsklinik und Poliklinik für Psychiatrie und Nervenkranke eröffnet wurde.

Die Niederlage Deutschlands im Ersten Weltkrieg war für den Direktor der Medizinischen Klinik Adolf Schmidt Anlass, sich nach nur wenigen Monaten im Amt das Leben zu nehmen. Nach ihm leitete Carl Hirsch, zu dessen Hauptforschungsgebieten die Herz- und Kreislauf- sowie die Nierenerkrankungen gehörten, von 1919 bis 1930 die Medizinische Klinik. Auch unter seiner Ägide kam es zu einigen Neugrün-

Abb. 51: Die medizinische Poliklinik in der Wilhelmstraße um 1910

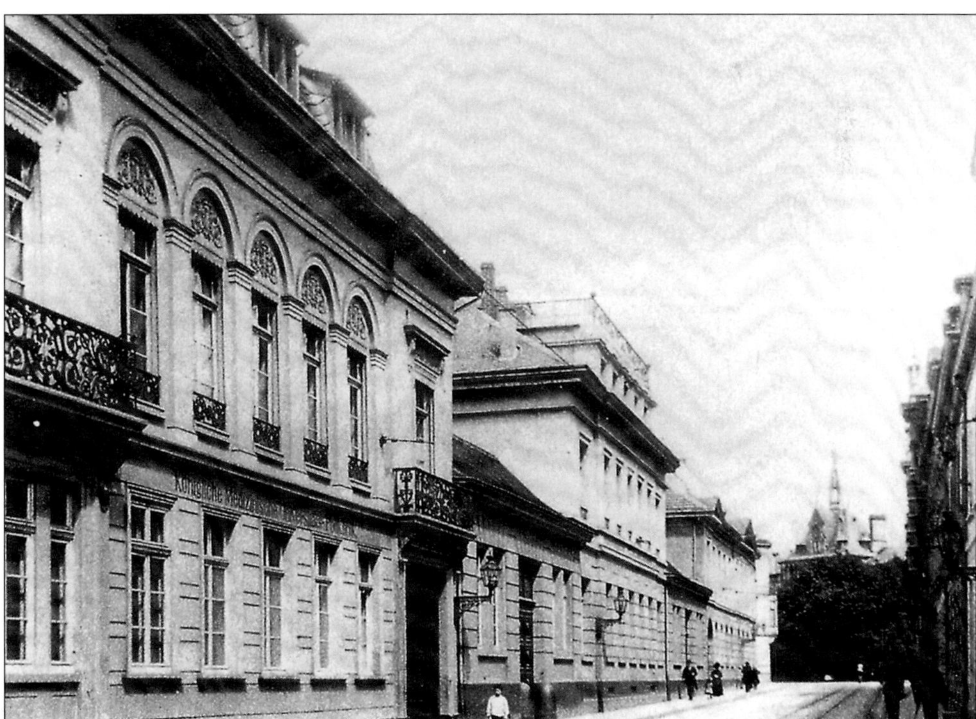

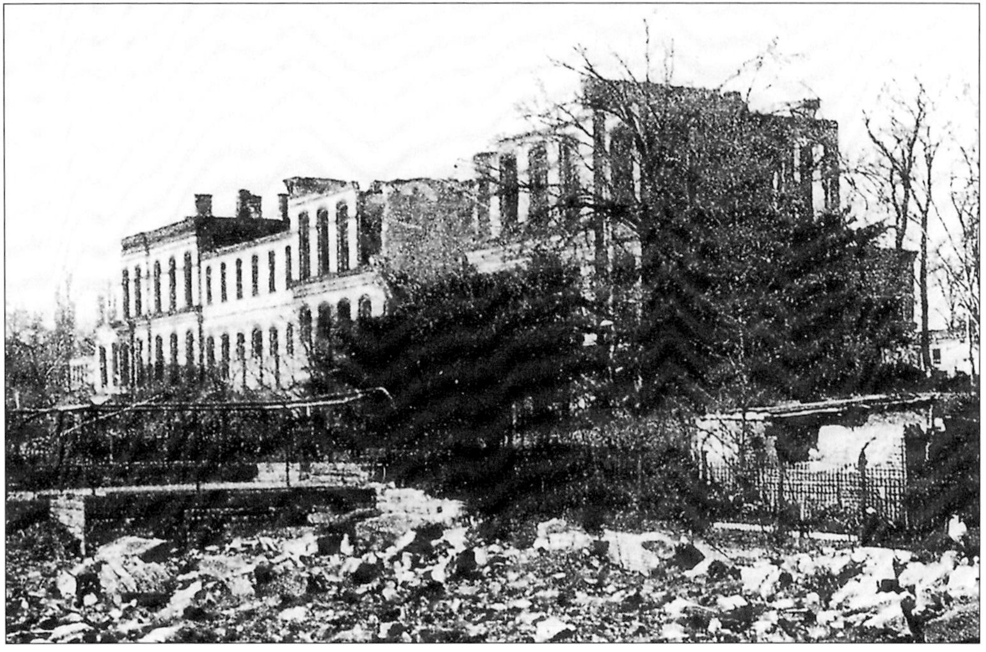

Abb. 52: Die Ruinen der Kliniken in der Theaterstraße in Bonn 1946

Abb. 53: Einweihung des großen Hörsaals der Kliniken auf dem Venusberg mit Bundeskanzler Konrad Adenauer und Kultusministerin Christine Teusch am 17. Dezember 1949

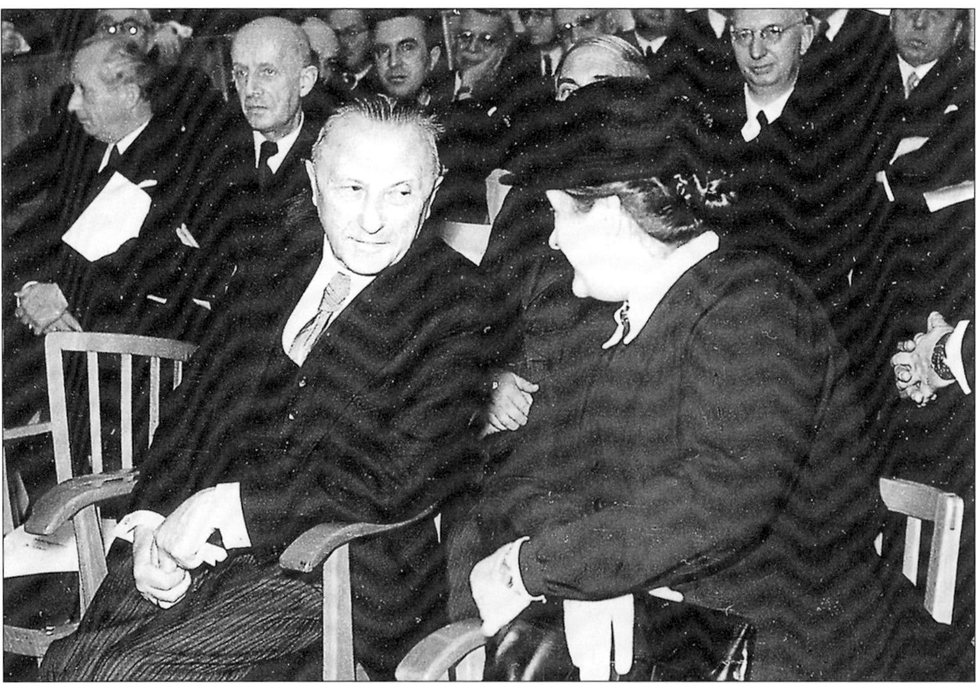

dungen medizinischer Universitätseinrichtungen. So hatten die jahrzehntelangen Bemühungen, die Kinderheilkunde als eigenes Fach zu etablieren, 1920 endlich Erfolg. War 1891 in der Medizinischen Klinik eine Kinderstation eingerichtet worden, so konnte nach Aufwertung der Pädiatrie 1924 ein eigener Kinderklinik-Bau bezogen werden. Dem nach Bonn berufenen Alfred Kantorowicz gelang es 1921, ein selbständiges zahnmedizinisches Institut zu gründen. Nur ein Jahr später gliederte sich auch die Gerichtsmedizin aus.

Nach zweijähriger Vakanz übernahm 1932 Paul Martini das Amt des Direktors der Medizinischen Klinik, das er bis 1958 innehatte. Er darf als einer der ersten klinischen Pharmakologen gelten, der sich vor allem um die moderne, systematische und „kontrollierte" Erforschung klinischer Behandlungsstrategien verdient und als Autor einer Methodenlehre der therapeutisch-klinischen Forschung einen Namen gemacht hat. Während seiner Amtszeit wurden zwei weitere Fachbereiche ausgegliedert: 1940 wurde ein eigener Lehrstuhl für physiologische Chemie eingerichtet und 1943 das medizinhistorische Institut. Als am 18. Oktober 1944 ein englischer Bombenangriff Bonn in Trümmer legte, nahmen auch die Kliniken beträchtlichen Schaden. Die Medizinische Klinik kam für einige Jahre provisorisch in der Rosenburg in Kessenich unter, bis ab 1949 auf dem Venusberg nach und nach neue Gebäude für die einzelnen Universitätskliniken fertiggestellt wurden.

Die Nachkriegszeit der Medizinischen Klinik und Poliklinik für Allgemeine Innere Medizin war geprägt durch eine breite Versorgung mit allen Schwerpunkten der Inneren Medizin sowie der Klinischen Pharmakologie. Unter Martini handelte es sich noch um eine Klinik alten Stils, die sämtliche Disziplinen zusammenfasste. Unter Martinis Nachfolger Adolf Heymer, der die Klinik ab 1959 leitete, erfolgte insbesondere die Ausweitung der Erforschung von Lungen- und Infektionskrankheiten – die Pneumologie kam als eigener Schwerpunkt der Medizinischen Klinik Bonn hinzu. Infolge der Berufung des klinischen Pharmakologen Hans J. Dengler 1982 wurde die Medizinische Universitätsklinik Bonn geteilt, indem der Schwerpunkt Kardiologie als Medizinische Klinik und Poliklinik II eigenständig geführt wurde. Die Medizinische Klinik und Poliklinik I wurde in diesem Zusammenhang weiter ausgebaut: Der Nephrologie, Immunologie, Rheumatologie und Hepato-Gastroenterologie wurden verstärkt Aufmerksamkeit gewidmet. Gemeinsam mit der chirurgischen Klinik ging man neue Wege des Leberersatzes beim fulminanten Leberversagen – der Pavian-Leber-Perfusion – und erweiterte das Spektrum der Nierentherapien. Neben dem Aufbau einer Rheumatologie-Immunologie und der Anpassung der Infektionsmedizin an die neue Situation durch HIV-Infektionen entstand auch eine onkologisch-hämatologische Einheit. Zusammen mit der Urologie wurde die Klinik ein Zentrum für die Behandlung von Hodentumoren und Sarkomen.

Seit 1992 führt der international und national angesehene Hepatologe Tilman Sauerbruch die Medizinische Klinik I. Seine klinischen und wissenschaftlichen Schwerpunkte sind die Galleinsteinleiden und die Ursachen, Folgen und Therapie der portalen Hypertension. Von 1971 bis 1983 hatte Adalbert Schaede innerhalb der Medizinischen Klinik die kardiologische Klinik geleitet. Wie bereits erwähnt, teilte sich nun jedoch die Medizinische Klinik. Schaedes Nachfolger Berndt Lüderitz konnte mit der Medizinischen Klinik II eine eigenständige allgemein-internistische Klinik mit überregionalem kardiologischem Schwerpunkt etablieren, die seitdem mit

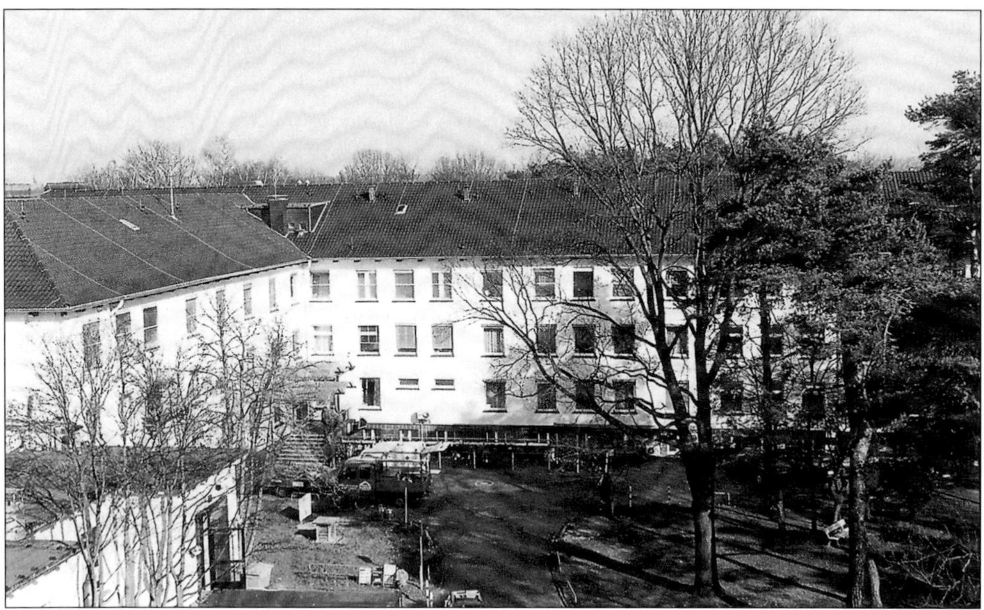

Abb. 54: Die Medizinischen Kliniken und Polikliniken I und II der Bonner Universität

Herzkatheterlaboren und Echokardiographien erheblich ausgeweitet wurde und zudem mit der Ergänzung um den Forschungsschwerpunkt Pneumologie auch ein zellbiologisches Forschungslabor erhalten hat.

Ergänzt werden die beiden Medizinischen Universitätskliniken von der allgemeinen Poliklinik, die ja bereits zu Beginn des Jahrhunderts selbständig geführt worden war. Nachfolger des 1924 nach Münster berufenen Krause wurden Richard Siebeck und 1931 Max Bürger. 1938 folgte Friedrich Tiemann als neuer Direktor, der – eine politisch motivierte Unterbrechung von 1945 bis 1954 ausgenommen – bis 1968 amtierte und sich seinem Hauptforschungsgebiet Gastroenterologie widmete. Von 1969 bis 1971 hatte der Schweizer Internist Walter Siegenthaler dieses Ordinariat inne, von 1971 bis 1973 kommissarisch Franz-Josef Keßler und von 1973 bis 1988 Friedrich Krück. Seine Schwerpunkte lagen in den Bereichen Hypertonie, Nephrologie, Endokrinologie und Stoffwechsel. 1988 übernahm Hans Vetter die Leitung der Bonner Poliklinik. Auch seine Arbeitsschwerpunkte liegen in den Bereichen Bluthochdruck, hormoneller Regulationsmechanismen und Kreislauferkrankungen. Mittlerweile ist die Poliklinik durch die Integration intensivmedizinischer Betten auch ein Haus mit stationärer Versorgung geworden.

Universitätsklinik Köln

Die Kölner Albertus-Magnus-Universität gehört zu den ältesten Universitäten Deutschlands. Seit der Mitte des 14. Jahrhunderts entstanden mit Prag 1348, Wien 1365, und Heidelberg 1386 nach Pariser Vorbild auch im Heiligen Römischen Reich Deutscher Nation erste Universitäten. 1388 wagte auch der Rat der Stadt Köln die Gründung einer eigenen Universität. In der Stiftungsurkunde Papst Urbans IV. hieß es: „Nach sorgfältiger Überlegung und Prüfung haben wir nicht nur zum Nutzen und Vorteil der Stadt Köln, sondern auch der Einwohner der umliegenden Gebiete in väterlicher Liebe den demütigen Bitten der Kölner Bürgermeister, Schöffen, der Bürger und der Gemeinde, die in Ergebenheit um diese unsere Gunst gebeten haben, huldvoll entsprochen [...]." Neben der Theologie und Jurisprudenz gehörte die Medizin zu den drei höheren Fakultäten, die nach dem erfolgreichen Grundstudium der sogenannten Septem Artes Liberales zur Wahl standen. Schon 1389 begann mit fünf Doktoren der medizinische Lehrbetrieb. Zwar hatte bis zur Mitte des 16. Jahrhunderts offensichtlich kein Kölner Medizinprofessor ein nennenswertes wissenschaftliches Werk hinterlassen, doch immerhin wurden 1425 in Heidelberg und 1472 in Ingolstadt die Statuten der Medizinischen Fakultät nach Kölner Vorbild entworfen. Die Kölner Medizinische Fakultät scheint demnach doch Ansehen genossen haben.

Wie in anderen Medizinischen Fakultäten spielte sich auch im mittelalterlichen Köln der Lehrbetrieb anhand von Büchern ab, und die Ausübung der Chirurgie war Ärzten streng verboten. Wurde in Bologna bereits seit Beginn des 14. Jahrhunderts seziert, so beantragten die Kölner Mediziner 1478 „im Interesse des Gemeinwohls" die Einführung einer Anatomie. 1479 bewilligte der Kaiser der Kölner medizinischen Fakultät jährlich zwei Leichen zum Sezieren. Das erste „theatrum anatomicum" ist in Köln in unmittelbarer Nähe des Römerturms allerdings erst für 1715 verbürgt. Nachdem die Universität vier Jahrhunderte lang auch schwere Existenzkrisen erfolgreich überwunden hatte, fand sie ihr Ende während der napoleonischen Besetzung. Aufgrund des Friedens von Campoformio war die Stadt am 4. November 1797 Bestandteil der französischen Republik geworden. Der damalige Universitätsrektor Ferdinand Franz Wallraf verweigerte den neuen Machthabern jedoch den Treueid. In der neuen französischen Unterrichtsorganisation war eine Kölner Universität dann gar nicht mehr vorgesehen. Dank des beherzten Engagements Kölner Bürger konnte ein von den französischen Behörden gewünschter Verkauf der universitären Institutionen gerade noch verhindert werden.

Bis zur Wiedergründung der Universität sollte es lange dauern – erst 1919 war es soweit. Doch trotzdem wurden in Köln auch im 19. Jahrhundert Mediziner ausgebildet. In einer Plenarsitzung der städtischen Armenverwaltung im August 1818 wurde erstmals der Vorschlag unterbreitet, im Bürgerhospital der Stadt eine medizinische und chirurgisch-klinische Lehranstalt einzurichten. Weil jedoch eine Zweckentfremdung des als Armenanstalt gestifteten Bürgerhospitals befürchtet wurde, wurde der Plan zunächst nicht weiter verfolgt. Erst 1855 zog man erneut eine medizinische Fachausbildung für Köln in Erwägung. Schon ein Jahr später hielt der Chirurg Otto Fischer am Bürgerhospital aus eigener Initiative Vorlesungen und praktische Kurse ab und begründete damit eine Tradition, die zur Keimzelle der späteren Akademiegründung werden sollte. Das Bürgerhospital wurde dank der Fortbildungsbemühungen Fischers zu einer sehr anerkannten Institution und war mit über 500 Betten um die Jahrhundertwende das größte Krankenhaus der Stadt.

Die neue „Prüfungsordnung für Ärzte" vom 28. Mai 1901 schrieb erstmalig die Ableistung eines praktischen Jahres nach dem universitären Medizinstudium vor. Motor dieser Ausbildungsordnung sowie des Ausbaus medizinischer Kliniken und

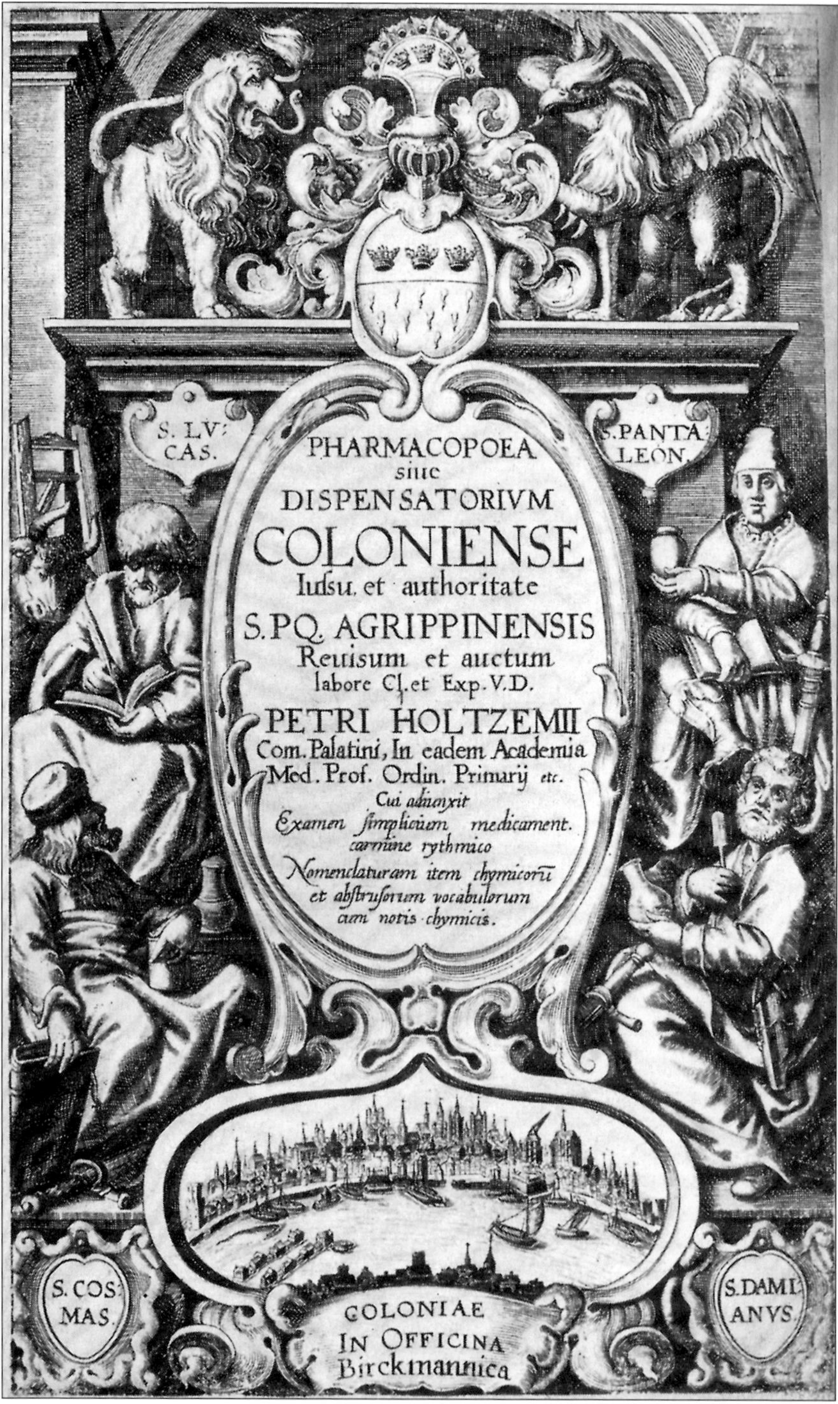

S. LV: CAS.

S. PANTA: LEON.

PHARMACOPOEA
siue
DISPENSATORIVM
COLONIENSE
Iussu. et authoritate
S.P.Q. AGRIPPINENSIS
Reuisum et auctum
labore Cl. et Exp. V.D.
PETRI HOLTZEMII
Com. Palatini, In eadem Academia
Med. Prof. Ordin. Primarij etc.
Cui adiunxit
Examen simplicium medicament.
carmine rythmico
Nomenclaturam item chymicorũ
et abstrusorum vocabulorum
cum notis chymicis.

S. COS: MAS.

S. DAMI: ANVS.

COLONIAE
IN OFFICINA
Birckmannica

Abb. 55: Pharmakopöe des Kölner Petrus Holtzemius von 1627 mit den vier ärztlichen Schutzpatronen Lucas, Pantaleon, Cosmas und Damian

Dem Königl. Geheimen-Sanitätsrath, Herrn Med. Doct. Mückel seit
länger als dreißig Jahren Ober-Arzt im Bürger-Hospital zu Köln
am Tage seines fünfzigjährigen Doctor-Jubiläums zum bleibenden
Andenken hochachtungsvoll gewidmet.
Köln, den 4ten Juni 1863.
Der Inspector des Hospitals
Tauwel.
Dominica Barth

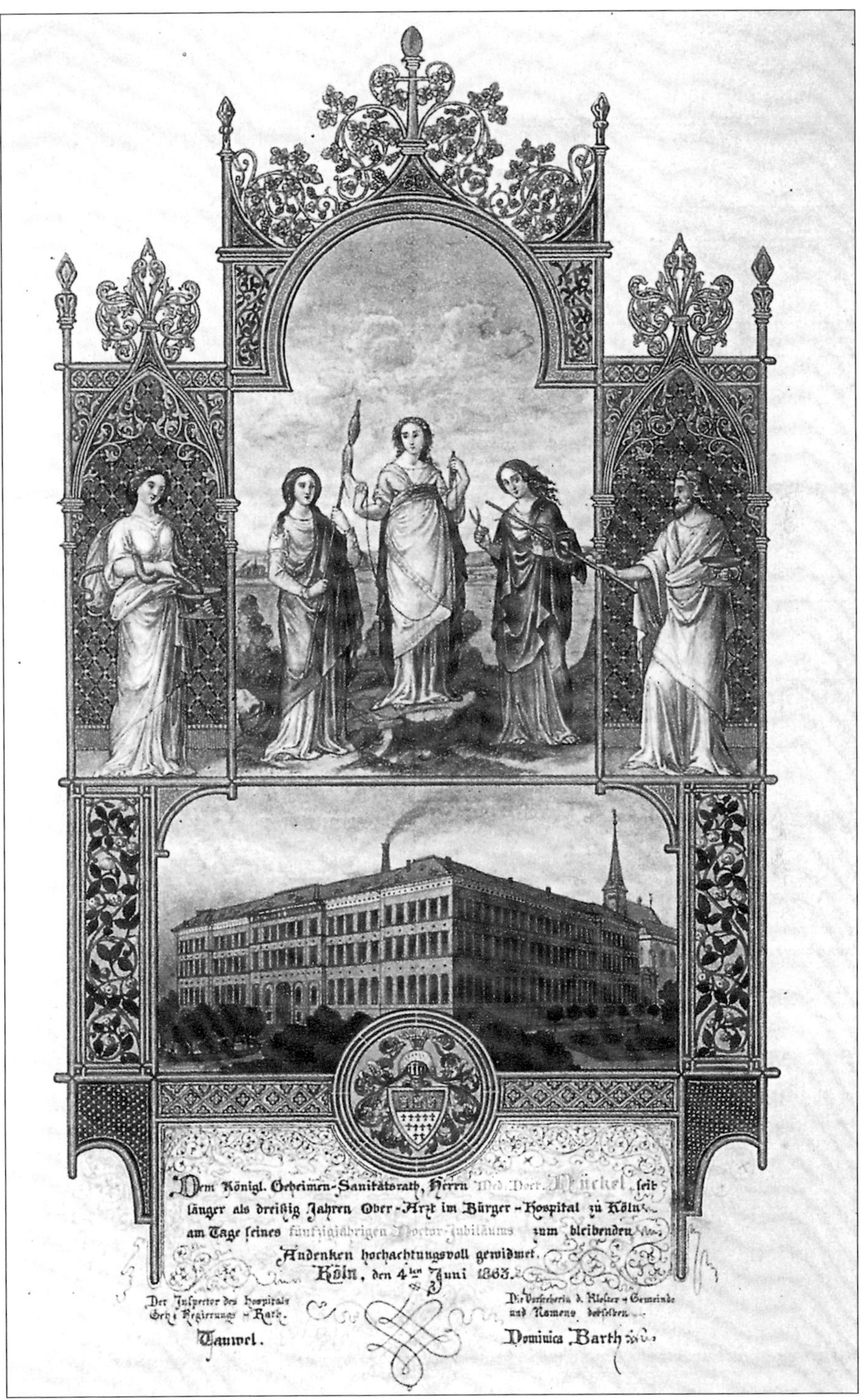

Abb. 56: Das Kölner Bürgerhospital in einer neugotischen Darstellung aus dem Jahr 1846

Forschungsstätten in ganz Preußen war der für den Hochschul- und Wissenschaftsbereich zuständige Ministerialdirektor im Kultusministerium, Friedrich Althoff. Auf seine Initiative gehen die Gründungen der Medizinischen Akademien zur Verbesserung der ärztlichen Aus- und Fortbildung zurück. Die „Anweisung über das praktische Jahr der Mediziner" nannte in § 1 neben Universitäts- und Polikliniken, Krankenhäusern und Medizinischen Instituten ausdrücklich auch die „zu Akademien für praktische Medizin vereinigten Krankenanstalten und wissenschaftlichen Institutionen". Da die neue Prüfungsordnung am 1. Oktober 1903 in Kraft treten sollte, bemühte sich Althoff, die Städte Frankfurt, Düsseldorf und Köln zur Gründung einer Akademie für praktische Medizin zu bewegen. Während sich die Akademiepläne für Frankfurt zerschlugen, nahmen sowohl Köln als auch Düsseldorf die Herausforderung direkt an. Eröffnungstermin der neuen Kölner Akademie wurde der 1. Oktober 1904. Obwohl die Satzung in allen Punkten den Hochschulcharakter – allerdings unter Ausschluss des Promotionsrechtes – betonte, war die Akademie ihrem Charakter nach eher ein Ausbildungsinstitut als eine Stätte von Wissenschaft und Forschung. Die Mitglieder des Lehrkörpers erhielten den Professoren-Titel. Im übrigen beteiligten sich Bonner Mediziner am Kölner Ausbildungsprogramm. Im Bereich der Inneren Medizin gehörten ihrem Lehrkörper der Direktor der Medizinischen Klinik des 1888 neu errichteten Augusta-Hospitals Heinrich Hochhaus von 1904 bis 1916 an, dessen Nachfolger Franz Külbs bis 1939 blieb. Außerdem gehörte Oskar Minkowski von 1904 bis 1905, gefolgt von Max Matthes von 1905 bis 1911 zu den Ordinarien für Innere Medizin. Matthes Nachfolger wurde Friedrich Moritz, der bis zu seiner Emeritierung 1930 Direktor der Medizinischen Klinik „Lindenburg" im Kölner Stadtteil Lindental blieb. Die Lindenburg war 1872 in städtische Leitung übergegangen und 1898 umgebaut worden. Erst nach der Fertigstellung des Neubaus der Lindenburg 1908 war der Lehrstuhl des Augusta-Hospitals auf die Lindenburg übergegangen.

Wie überall spalteten sich auch in Köln neue Fachrichtungen von der Inneren Medizin in eigene Spezialkliniken ab. Eine Frauenklinik gab es zunächst nur in Bonn, so dass der Bonner Heinrich Fritsch das Fach an der Kölner Akademie vertrat, doch 1906 kam ein zweiter Lehrstuhl hinzu, den bis zu seiner Emeritierung 1932 Heinrich Fürth, Leiter der Gynäkologie am Augusta-Hospital und dann an der Lindenburg, bekleidete. Kinderheilkunde wurde von 1904 bis 1919 von Ferdinand Siegert gelehrt, zunächst am 1883 gebauten, städtischen Oppenheimschen Kinderhospital, dann ab 1908 an der Lindenburg. Mit der Leitung der Abteilung für Ohrenkranke im Bürgerhospital war seit der Gründung der Akademie zunächst der Bonner Heinrich Walb betraut, der 1906 ausschied. Nach ihm wurde der Leipziger Hermann Preysing auf den neu für dieses Fach geschaffenen Lehrstuhl berufen. Er wurde Direktor der HNO-Klinik am Bürgerhospital und übte dieses Amt bis 1926 aus. Den psychologischen Lehrstuhl und die Direktion der Psychiatrischen Klinik an der Lindenburg übernahm von 1906 bis 1934 der Dozent für Psychiatrie an der Akademie Gustav Aschaffenburg. Die pathologische Anatomie wurde zunächst im Bürgerhospital, dann an der Lindenburg, von 1904 bis 1905 durch Maximilian Borst, danach von Leonhard Jores bis 1912 und seitdem bis 1928 von Albert Dietrich vertreten. 1913 wurde an der Akademie eine Professur für Hygiene eingerichtet, die Reiner Müller aus Kiel übertragen wurde. Bis 1951 blieb er Direktor des Augusta-Hospitals. Ein Lehrstuhl für Physiologie war 1909 eingerichtet und mit Max Cremer, John Seemann und Ewald Hering besetzt worden. Eine Reihe von neuen Fächern wurde an der Akademie von außerordentlichen Mitgliedern gelehrt, unter anderem Röntgenologie, Augenheilkunde, Geburtshilfe, Haut- und Geschlechtskrankheiten, Zahnheilkunde, Bakteriologie und Sozialhygiene.

Insgesamt stellte sich die Ausbildungssituation an der Medizinischen Akademie durchaus zufriedenstellend dar, während die Kölner Krankenhaussituation lange Zeit als unzumutbar empfunden und sogar im Berliner Reichstag behandelt wurde: Im Februar 1903 hatte der sozialdemokratische Abgeordnete Antrick in einer Reichstagsdebatte ein Eingreifen des Staates gegen die Kölner Stadtverwaltung gefordert, die ihre Pflichten bei der Krankenfürsorge sträflich vernachlässige. Auch der Kölner Stadtverordnete und Dezernent für das Gesundheitswesen Krautwig musste noch 1908 im Rückblick zugeben: „Man darf wohl, ohne in den Verdacht eines ungerechten Kritikers zu kommen, feststellen, dass alle die Verbesserungen, welche das Krankenhauswesen in den siebziger, achtziger und neunziger Jahren des vorigen Jahrhunderts erfahren hat, im wesentlichen nur auf die Befriedigung der augenblicklichen Bedürfnisse gerichtet waren und nicht immer weitschauend auf einen systematischen Ausbau des Krankenwesens hinzielten." Der Neubau der Lindenburg war daher sowohl dem Bevölkerungswachstum und den gestiegenen Patientenzahlen, aber auch den Erfordernissen einer adäquaten Lehranstalt für die medizinische Akademie geschuldet. Fünf Jahre nach der Debatte im Reichstag konnte 1908 ein modernen Anforderungen entsprechendes Krankenhaus, die neugebaute Lindenburg, eröffnet werden.

Wie bereits erläutert, war die Zielrichtung der Akademie vor allem auf die Ausbildung des ärztlichen Nachwuchses ausgerichtet. Nicht wenige Kölner Ordinarien beklagten daher die Vernachlässigung von Wissenschaft und Forschung. Als der erste Direktor der Medizinischen Klinik Heinrich Hochhaus 1916 starb, hinterließ er der Akademie ein Kapital von 30.000 Mark, um ihre wissenschaftliche Forschungs-Arbeit zu fördern. Diese „Hochhaus-Stiftung" blieb jedoch der einzige konkrete Impuls eines stärker auf Wissenschaft und Forschung hin orientierten medizinischen Denkens, denn die Initiative zur Wiedergründung der Universität ging nicht von den Ordinarien der Medizinischen Akademie aus. Am 17. Januar 1919 erklärte Hermann Preysing als Geschäftsführender Direktor, „dass von uns Medizinern niemand aus persönlichem Ehrgeiz bewogen wurde, den Plan einer Universitätsgründung zu fördern."

Es war vielmehr dem gestalterischen Willen der politischen Kräfte Kölns zuzuschreiben, dass die Universitätspläne nach einer über hundertjährigen Ruhepause wieder aufgegriffen wurden. Zu Beginn des Jahres 1919 erinnerte sich Ministerialrat Brugger in einem Schreiben an den damaligen Kölner Oberbürgermeister Konrad Adenauer: „Die Cölner Universität musste kommen. Man kann der zweitgrößten Stadt Preußens, einer Stadt von 650.000 Einwohnern, eine Universität nicht vorenthalten. Man ist das dem geistigen Leben der Stadt schuldig. Die bisherigen Einrichtungen, Handelshochschule, Verwaltungshochschule, Akademie für praktische Medizin waren nichts ganzes und nichts halbes." In diesem Sinne hatte sich förmlich eine „Kölner Hochschulbewegung" gebildet, an deren Spitze Konrad Adenauer den Ausbau der vorhandenen Bildungsinstitutionen und deren juristische Anerken-

nung als Universität durch die politischen Instanzen vorantrieb. In mehrjährigen langwierigen Verhandlungen gelang dann schließlich – auch gegen massive Vorbehalte Bonns – die Neugründung der Kölner Universität. Offizieller Termin der feierlichen Eröffnungsfeier im Kölner Gürzenich war der 12. Juni 1919.
Zum ersten Dekan der Medizinischen Fakultät wurde der Pathologe Albert Dietrich bestellt. Die Traditionen der Akademie gingen vollständig und ohne Brüche in der neuen Medizinischen Fakultät auf. Die starke Anbindung an die Stadt als Trägerin der Kliniken blieb bestehen. Mit der Umwandlung der medizinischen Akademie in eine universitäre Fakultät wurde die erste deutsche und bis dahin einzige ordentliche Professur für Pathologische Physiologie geschaffen, die Ewald Hering innehatte. Er konzentrierte sich vor allem auf die Physiologie und Klinik von Herz und Kreislauf. Mit der Umwandlung der Professur für Hygiene und Bakteriologie in einen Lehrstuhl war zugleich die Gründung eines eigenen Hygienischen Instituts verbunden. Die Röntgenologie war aus den Röntgen-Einrichtungen am Bürgerhospital hervorgegangen und wurde im Lauf der Jahre zu einem der größten deutschen Institute dieser Art. Außerdem wurde das Pharmakologische Institut neu geschaffen. Seit 1919 waren in Köln sämtliche Fächer, auch die Innere Medizin, doppelt besetzt. Ab dem Sommersemester 1924 fand zur Verbesserung der theoretischen Grundlagen in der Medizinerausbildung ein regelmäßiger vorklinischer Unterricht statt. Der klinische Unterricht in Innerer Medizin wurde in der Lindenburg, der Medizinischen Klinik und Poliklinik I, und im Augusta-Hospital, der Medizinischen Klinik und Poliklinik II, praktiziert. Nach der Emeritierung von Friedrich Moritz 1930 konnte Hans Eppinger für die Medizinische Klinik I in der Lindenburg gewonnen werden. Allerdings ging er im Frühjahr 1933 nach Wien. Hier erlangten Eppinger und seine Klinik Weltruf. Später beteiligten er und seine Mitarbeiter sich an Menschenversuchen. Als er in Wien die Vorladung zum Nürnberger Ärzteprozeß erhielt, beging er 1946 Selbstmord. Sein Nachfolger wurde Franz Külbs, der 1917 Direktor der Medizinischen Klinik II im Augusta-Hospital gewesen war. Der Klinikbetrieb in der Lindenburg erforderte schon während der 1920er, erst recht jedoch während der 1930er Jahre eine dringende Vergrößerung, die jedoch aus Geldmangel immer nur in Notbaracken vorgenommen werden konnte. Während des Zweiten Weltkrieges wurden beide Medizinischen Kliniken im Februar 1943 schwer beschädigt. Erst in den 1970er Jahren wurde ein Klinikumsneubau für die Pflegestationen aller Kliniken errichtet. Die eigentlichen Medizinischen Kliniken blieben auf ihre Standorte, die oft nur notdürftig wiederhergestellt wurden, verteilt.
Die zur Lindenburg gehörende, 1931 gegründete Röntgenabteilung wurde 1965 umbenannt in Abteilung für Röntgendiagnostik und ging 1967 in den Lehrstuhl für Klinische Radiologie über. Das Klinische Laboratorium war 1931 als chemisches Laboratorium gegründet worden und wurde 1974 in ein selbständiges Institut als Abteilung für Klinische Chemie umgewandelt. Aus den klinischen Laboratorien ging 1957 das selbständige Institut für medizinische Isotopenforschung hervor. Eine eigene Abteilung für Arbeits- und Sozialmedizin wurde 1968 gegründet und 1972 in ein selbständiges Institut und eine Poliklinik für Arbeits- und Sozialmedizin überführt. Eine selbständige Abteilung für Immunbiologie bestand seit 1968. Sie wurde 1972 als Abteilung für Experimentelle Innere Medizin geführt. Direktoren der Medizinischen Klinik I nach dem 1939 emeritierten Franz Külbs waren bis 1964 Hugo

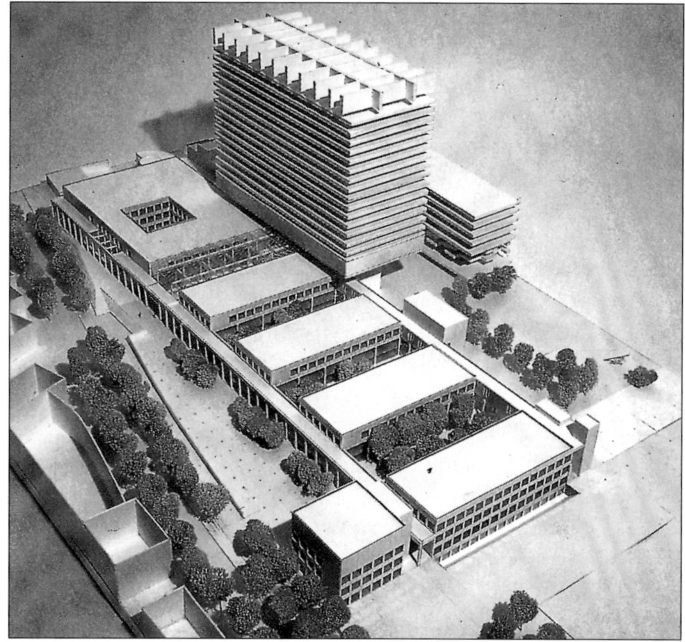

Abb. 57: Modell des Klinikums der Universität Köln 1972

Wilhelm Knipping, von 1964 bis 1982 Rudolf Gross und ab 1983 der Hämatologe und Onkologe Volker Diehl. Die Medizinische Klinik II wurde nach dem Ende des Zweiten Weltkrieges auf mehrere Standorte verteilt: das Bürgerhospital, einen Teil der Lindenburg und das Krankenhaus Köln-Merheim. Ursprünglich war diese Unterteilung nur als Provisorium gedacht, doch die Struktur blieb bis heute erhalten. Auch hier existierte seit 1958 eine eigene Radiologie, die 1967 am Lehrstuhl für Klinische Radiologie weitergeführt wurde. Zu den Direktoren der Medizinischen Klinik II gehörten von 1919 bis 1933 der bereits erwähnte Franz Külbs, von 1934 bis 1942 Gerhard Wüllenweber, von 1943 bis 1965 Hans Schulten, von 1966 bis 1971 Eberhard Buchborn und seit 1972 Werner Kaufmann.
Heute besteht die Innere Medizin an der Universität Köln aus vier Fachbereichen: Die Innere Medizin I betreut unter Professor Diehl Hämatologie und Onkologie, die Innere Medizin II beschäftigt sich mit Endokrinologie, Hypertonie und sie unterhält die allgemeine internistische Ambulanz unter Professor Krone, die Innere Medizin III unter Professor Erdmann hat die Spezialgebiete Kardiologie, Pneumologie und Angiologie sowie die internistische Intensivmedizin inne und in der Inneren Medizin IV teilen Professor Baldamus und Professor Goeser Nephrologie und Gastroenterologie untereinander auf.

Universitätsklinik Münster

Der Beginn der Bildungstradition in Münster ist mit der Errichtung eines Jesuiten-Kollegs auf das Jahr 1588 zu datieren. Schon rasch scheint sich der Wunsch nach einer akademischen Bildung herausgebildet zu haben, denn für 1625 und 1631 liegen erste kaiserliche und päpstliche Privilegien zur Gründung einer Universität vor. Es sollte jedoch noch rund 150 Jahre dauern, bis in den 1770er Jahren der Wille zur Gründung einer Universität mit vier Fakultäten auch in die Tat umgesetzt werden konnte. Nachdem bereits 1774 eine Juristische Fakultät eingerichtet worden war und der medizinische Unterricht begonnen hatte, erfolgte am 16. April 1780 die feierliche Konstituierung der Universität Münster durch den Domherrn und Generalvikar Franz Wilhelm Freiherr von Fürstenberg. Im ehemaligen Überwasserkloster nahm die Universität ihren Sitz. 1783 wurde der erste Dozent Philipp Adolf Fries zum Professor für Anatomie und Chirurgie berufen. Bis 1796 lehrte stets nur jeweils ein einziger Dozent für Medizin die Fächer Anatomie, Chirurgie und Geburtshilfe, so dass von einer regelrechten medizinischen Fakultät eigentlich noch nicht gesprochen werden kann. Erst danach weitete sich das Lehrangebot und das Personal der medizinischen Fakultät aus.

Im Zuge des Reichsdeputationshauptschlusses 1803 fielen Teile des Fürstbistums Münster und die Fürstbistümer Paderborn und Hildesheim an Preußen, während die linksrheinischen Gebiete vorerst bei Frankreich verblieben. Doch nachdem infolge der Niederlage der preußischen Truppen bei Jena und Auerstedt 1806 auch die fürstbischöflichen Gebiete an Frankreich gelangten, gründete Napoleon 1807 das Königreich Westfalen und übertrug die Herrschaft seinem Bruder Jerôme. Erst nach dem siegreichen Ende der Befreiungskriege 1813 fiel Westfalen an Preußen. Eine durchgreifende Reorganisation als „westfälische Landesuniversität" blieb im Anfangsstadium stecken und führte dann schließlich 1818 zur Aufhebung der Juristischen und Medizinischen Fakultäten zugunsten der neu errichteten Universität Bonn. Die ehemals streng katholische Universität Münster wurde in eine Ausbildungsstätte für katholische Geistliche und Gymnasiallehrer mit dem Status einer Akademie heruntergestuft. Ähnlich wie in Köln bemühte man sich in Münster mit einer medizinisch-chirurgischen Lehranstalt Ersatz zu schaffen, an der die bisherigen Ordinarien der medizinischen Fakultät von 1821 bis 1849 eine medizinische Ausbildung auf hohem Niveau ermöglichten. Die in der zum Wohngebäude umgebauten Kirche des ehemaligen Klarissenklosters an der Stubengasse beheimatete Lehranstalt wurde damit zur Vorgängerorganisation der nachmaligen Universitätsklinik. Doch es schien der Medizin in Münster zunächst keine Zukunft beschieden zu sein: 75 Jahre lang sollte es an der Akademie Münster keine Gelegenheit mehr zum Studium der Medizin geben.

Erst 1902 verlieh Kaiser Wilhelm II. nach jahrzehntelangem Bemühen westfälischer Politiker Münster endlich wieder die vollen Hochschulrechte. Die Wiedereröffnung der seit 1907 als Westfälische Wilhelms-Universität Münster firmierenden Hochschule wurde daher mit großer Genugtuung aufgenommen, insbesondere die Errichtung einer medizinischen Fakultät. 1905 konnte der vorklinische Unterricht beginnen. Der 1904 aus Greifswald gewonnene Anatom Emil Ballowitz und der Physiologe Rudolf Rosemann waren die Ordinarien der ersten Stunde. Beide Institute wurden in der ehemaligen Kürassierkaserne am Krummen Timpen, dem sogenannten Gardehotel, untergebracht. Mit der 1907 genehmigten Zahnheilkunde waren die ersten medizinischen Einrichtungen etabliert.

Weil die Vorklinik trotz ihres hochgeschätzten Lehrerfolges als isoliertes theoretisches Lehrfach bis zum Physicum jedoch für wenig sinnvoll gehalten wurde, sollte das vorklinische durch das klinische Studium ergänzt werden. Die Krankenhaussituation war zu jener Zeit in Münster eigentlich durchaus zufriedenstellend: Neben dem modernisierten Clemens-Hospital, dem Franziskus-Hospital, dem Krankenhaus zum guten Hirten, dem Marienhospital und dem evangelischen Johannesstift hatten sich eine private Frauenheilanstalt sowie eine Augenheilanstalt und eine orthopädische Fachklinik gebildet. Trotzdem wurde ein einheitlicher klinischer Unterricht für unerlässlich gehalten, so dass die Universität schließlich die zusätzliche Einrichtung einer Universitätsklinik beantragte. Obwohl der Antrag 1914 positiv beschieden wurde, bedurfte es insgesamt rund zwanzig Jahre mühevoller, durch den Ersten Weltkrieg und die Inflation gefährdeter Aufbauarbeit, bis 1925 die Universitätsklinik und die erst damit wirklich vollständige medizinische Fakultät ihre Arbeit aufnehmen konnte. Bereits 1923 waren die ersten Berufungen erfolgt: Der Bonner Paul Krause wurde der erste Direktor des Klinikums. 1924 wurden die Ordinarien Freund für Pharmakologie, Groß für Pathologie, Vogt für Pädiatrie, Reichardt für Psychiatrie, von Szily für Ophthalmologie, Marx für Hals-, Nasen- und Ohrenheilkunde, Jötten für Hygiene und Többen für Gerichtsmedizin berufen. Mit dem 1925 hinzugekommenen physiologischen Chemiker Krummacher und dem Dermatologen Stühmer war die medizinische Fakultät komplett.

Zu den bedeutenden medizinischen Erkenntnisfortschritten in Münster trug der langjährige internistische Chefarzt des Clemens-Hospitals Münster, Josef Arneth

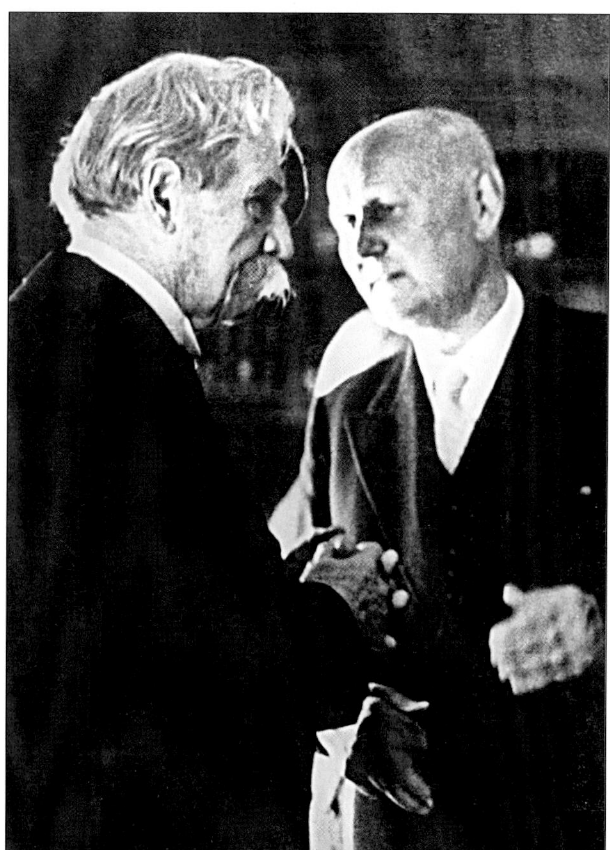

Abb. 58: Albert Schweitzer und Gerhard Domagk im Gespräch an der Universität Münster (undatierte Aufnahme)

bei, der 1904 als erster die Bedeutung und Regulation des Blutbildes erkannt hatte. Er prägte die weltweit gebräuchliche Bezeichnung „Links- und Rechtsverschiebung" im peripheren Blutbild als Antwort auf die Entzündung. Auch die bildhafte „Morgenröte der Genesung" als Bezeichnung für die Wiederkehr der rotgefärbten Eosinophilen im Blutbild stammt von ihm. Der Direktor der Medizinischen Universitätsklinik Münster von 1934 bis 1941 Victor Schilling vereinfachte dann das komplizierte Arneth-Schema des Blutbildes und machte es für den praktischen Gebrauch besser nutzbar. Berühmtheit sollte insbesondere der mit Groß aus Greifswald nach Münster gekommene Oberarzt Gerhard Domagk erhalten. Er hatte über die „Bedeutung des reticuloendothelialen Systems für die Vernichtung von Infektionserregern und für die Entstehung des Amyloids" habilitiert und führte dieses Thema in Münster konsequent fort. 1927 war er als Direktor der wissenschaftlichen Laboratorien der IG Farben zu den Bayer-Werken nach Elberfeld abgewandert, blieb jedoch der Universität Münster als Privatdozent und 1928 als außerordentlicher Professor erhalten. 1939 erhielt er für die Entdeckung der antibakteriellen Wirkung der Sulfonamide den Nobelpreis für Medizin. Domagk erreichte außerdem 1946 gemeinsam mit dem Dermatologen Kalkoff in der Lupus-Heilstätte „Haus Hornheide", die zur Universitäts-Hautklinik Münster gehörte, die Heilung eines Tuberkulosekranken erstmals nicht mit Antibiotika, sondern mittels Chemotherapie. 1958 wurde Domagk schließlich zum ordentlichen Professor an der Universität Münster berufen.

Während des Dritten Reiches wählte nicht nur der auf Fragen von Kriegsseuchen und der biologischen Wirkung von Röntgenstrahlen spezialisierte Paul Krause den Freitod. Auch der Selbstmord des Pathologen Groß wurde allgemein den neuen politischen Umständen zugeschrieben. Zu den Nachfolgern Krauses im Amt des Direktors gehörte von 1934 bis 1941 der bereits vorgestellte Victor Schilling. Die Klinikgebäude wurden im Zweiten Weltkrieg zum Teil erheblich zerstört, so dass 1943 die medizinische Fakultät mitsamt den Kliniken nach Bad Salzuflen auswich. Unterricht und Krankenversorgung wurden dort in provisorischen Räumlichkeiten des Kurortes durchgeführt. Die medizinische Fakultät war die einzige, die bis Kriegsende arbeitete. Nach 1945 konnte die Universität das Alte Klinikum jedoch relativ rasch wiederaufbauen.

Direktor der Medizinischen Klinik war seit 1940 bis 1953 Fritz Schellong, der die in der Elektrokardiographie bedeutsame „Vektorkardiographie" ent-

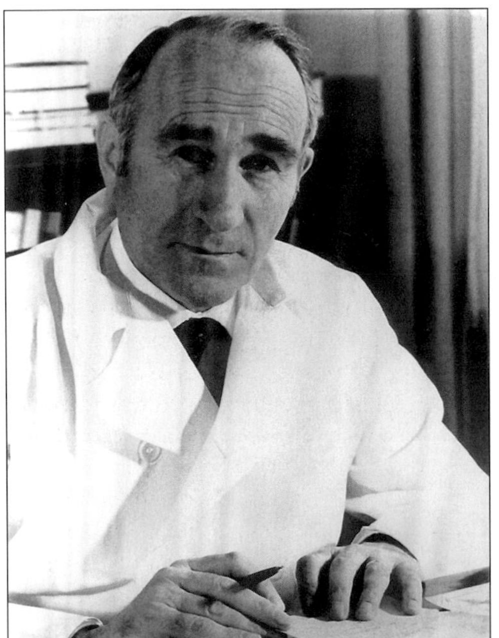

Abb. 59: Werner Heinrich Hauss

wickelte. Von 1954 bis 1955 folgte Arthur Rühl, der entdeckte, dass auch Herzmuskelzellen Fett verbrennen können. Von 1955 bis 1976 arbeitete Werner Heinrich Hauss über die Funktion des Bindegewebes, auf den Gebieten der Rheumatologie und Hepatologie, der Altersforschung und besonders der Arterioskleroseforschung. So gründete er 1970 ein Institut für Arterioskleroseforschung. Zeitlich parallel zu Hauss lieferte Franz Bender, von 1976-1990 Direktor der Kardiologie, wichtige Beiträge zur Diagnostik und Behandlung von Herzfehlern. Zu seinen bedeutendsten Entdeckungen gehörte die antiarrhythmische Wirkung von Kalziumantagonisten. 1976 wurde die Medizinische Klinik und Poliklinik geteilt. Für die innere Medizin mit den Schwerpunkten Hämatologie und Onkologie war von 1976 bis 1997 Jürgen van de Loo verantwortlich, als sein Nachfolger amtiert W. E. Berdel. In den Fachbereichen Stoffwechselkrankheiten und Gastroenterologie gelangen Ulrich Gerlach von 1976 bis 1990 bedeutende Erfolge in der Forschung über den hepatischen Bindegewebsstoffwechsel, besonders bei der Leberfibrose. Ihm folgte Professor Domschke. Den Schwerpunkt Kardiologie und Angiologie übernahm 1987 Professor Breithardt aus Düsseldorf. Als Direktor der Medizinischen Poliklinik amtierte von 1968 bis 1987 Heinz Losse, gefolgt vom noch amtierenden Karl Heinz Rahn. Seit 1982 bietet nach rund zwanzigjähriger Planungs- und Bauzeit das neue Zentralklinikum der Medizin in Münster eine neue Heimstatt.

Universitätsklinik Düsseldorf

Im 16. Jahrhundert wirkte in Düsseldorf einer der bekanntesten Ärzte der frühen Neuzeit: Johann Weyer (Abb. 60). Er ging als mutiger Bekämpfer des Hexenwahns in die Geschichte ein. Vom Beginn einer medizinischen Ausbildung in Düsseldorf ist allerdings erstmals mit der von Kurfürst Johann Wilhelm II. – im Volksmund Jan Wellem genannt – im Rahmen seiner Bemühungen zur Bekämpfung des Kurpfuscherunwesens 1708 erlassenen jülich-bergischen Medizinalordnung und der gleichzeitigen Gründung eines Collegium medicum die Rede. Der bereits erwähnte Johann Peter Brinckmann(Abb. 61) baute es zu einem Überwachungsinstitut für das gesamte Sanitätswesen mit Prüfungsberechtigung für auszubildende Ärzte aus. 1802 ließ Kurfürst Maximilian Joseph das Collegium Medicum zwar wieder schliessen, ernannte aber Medizinalräte und übertrug ihnen die Aufgaben der Obrigkeit in Medizinalangelegenheiten. Zu Ausbildungszwecken scheint das Collegium bis zu einem endgültigen Schließungsbefehl während der französischen Besatzungszeit vom 27. Juni 1809 jedoch weiterbestanden zu haben.

Auch ein 1747 gegründetes Collegium anatomico-chirurgicum, das 1765 in eine chirurgische Akademie umgewandelt wurde, übernahm Ausbildungsaufgaben für den medizinischen Nachwuchs. Bereits im späten 18. Jahrhundert wurden unter Herzog Karl Theodor sogenannte „Fakultätsstudien" an einer als „Akademie" bezeichneten Einrichtung angeboten, in denen neben Juristen und Theologen auch Wundärzte und Medizinstudenten Unterricht bei Stabsärzten und Stabschirurgen erhielten. Unter Napoleon wurde die Düsseldorfer Akademie der Wissenschaften dann in drei Fakultäten – Theologie, Jurisprudenz und Medizin – aufgeteilt. Zu dieser Zeit nahmen wohl erste Überlegungen zur Gründung einer Universität in Düsseldorf Gestalt an, die von der französischen Besatzungsmacht sehr gefördert wurden. Doch die Pläne zerschlugen sich angesichts des politischen Wandels nach den Be-

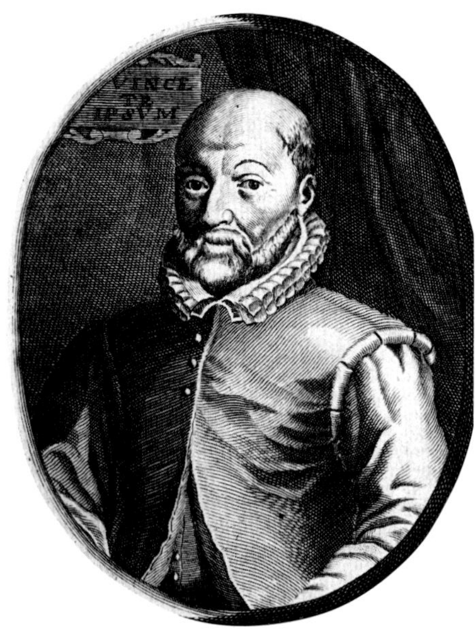

Abb. 60: Johann Weyer (1515-1588)

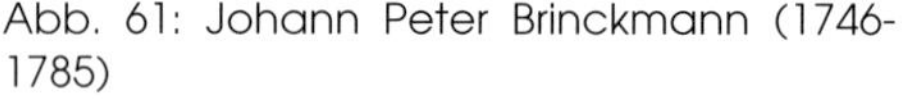

Abb. 61: Johann Peter Brinckmann (1746-1785)

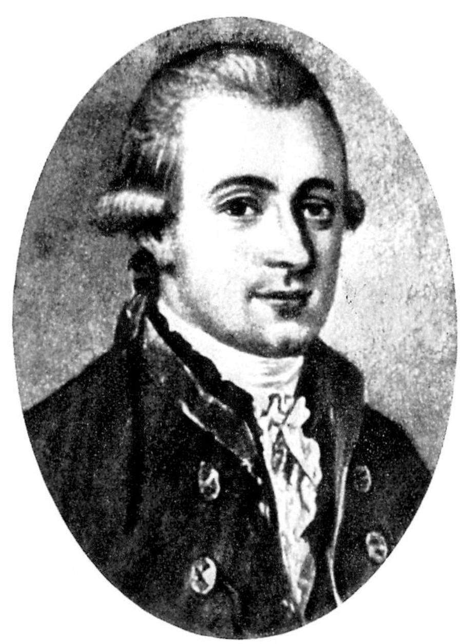

freiungskriegen zugunsten der von der preußischen Regierung gegründeten neuen Bonner Universität. Erhalten blieb lediglich die Düsseldorfer Kunstakademie. Der medizinische Lehrbetrieb ruhte bis auf Weiteres.

Die Krankenhaussituation Düsseldorfs war im gesamten 19. Jahrhundert angespannt. Neben einigen traditionellen Hospitälern in konfessioneller Trägerschaft war das von Kurfürst Maximilian Joseph 1802 gegründete städtische Krankenhaus siebzig Jahre lang eine bedeutende Anlaufstelle für ärztliche Dienste. Doch 1872 wurde es wieder aufgelöst und seine Patienten auf die konfessionellen Häuser verteilt. Erst 1893 beschäftigte sich die Sanitätskommission der Stadt erstmals mit dem Gedanken der Einrichtung eines städtischen allgemeinen Krankenhauses mit zeitgemäßen Spezialabteilungen. Den Anstoß hatte vermutlich die letzte Choleraepidemie in Düsseldorf 1892 gegeben, die trotz der konfessionellen Häuser einen Mangel an Krankenhausbetten hatte offenkundig werden lassen. So entschloss sich die Stadtverordnetenversammlung am 21. August 1895, zunächst Krankenbaracken aufstellen zu lassen. Am 27. August 1896 wurde erstmals der städtische Krankenhausbetrieb mit 90 Betten in sechs Baracken aufgenommen. Die Leitung lag in der Hand des Dermatologen Karl Stern, da hauptsächlich dermatologisch-venerologische Fälle behandelt wurden. Schon 1897 konnten im Barackenkrankenhaus, wie es allgemein genannt wurde, 590 Kranke behandelt werden. 1901 wurde das Krankenhaus um eine zusätzliche Baracke erweitert und die Kapazität auf 140 Betten erhöht. Doch die Baracken sollten nur eine provisorischen Übergangslösung sein; es wurden erste Pläne für den Bau eines ordentlichen Krankenhauses gefasst.

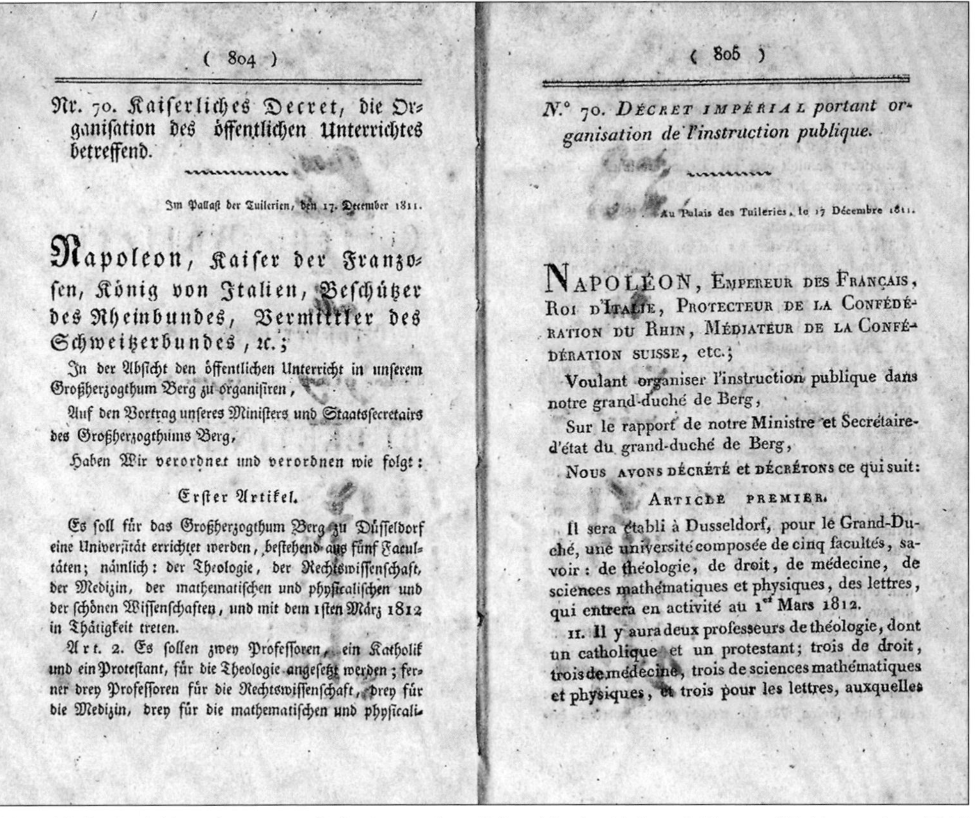

(804)

Nr. 70. Kaiserliches Decret, die Organisation des öffentlichen Unterrichtes betreffend.

Im Pallast der Tuilerien, den 17. December 1811.

Napoleon, Kaiser der Franzosen, König von Italien, Beschützer des Rheinbundes, Vermittler des Schweitzerbundes, 2c.;

In der Absicht den öffentlichen Unterricht in unserem Großherzogthum Berg zu organisiren,

Auf den Vortrag unseres Ministers und Staatssecretairs des Großherzogthums Berg,

Haben Wir verordnet und verordnen wie folgt:

Erster Artikel.

Es soll für das Großherzogthum Berg zu Düsseldorf eine Universität errichtet werden, bestehend aus fünf Facultäten; nämlich: der Theologie, der Rechtswissenschaft, der Medizin, der mathematischen und physicalischen und der schönen Wissenschaften, und mit dem 1sten März 1812 in Thätigkeit treten.

Art. 2. Es sollen zwey Professoren, ein Katholik und ein Protestant, für die Theologie angesetzt werden; ferner drey Professoren für die Rechtswissenschaft, drey für die Medizin, drey für die mathematischen und physicali-

(805)

N.° 70. DÉCRET IMPÉRIAL *portant organisation de l'instruction publique.*

Au Palais des Tuileries, le 17 Décembre 1811.

NAPOLÉON, EMPEREUR DES FRANÇAIS, ROI D'ITALIE, PROTECTEUR DE LA CONFÉDÉRATION DU RHIN, MÉDIATEUR DE LA CONFÉDÉRATION SUISSE, etc.;

Voulant organiser l'instruction publique dans notre grand-duché de Berg,

Sur le rapport de notre Ministre et Secrétaire-d'état du grand-duché de Berg,

NOUS AVONS DÉCRÉTÉ et DÉCRÉTONS ce qui suit:

ARTICLE PREMIER.

Il sera établi à Dusseldorf, pour le Grand-Duché, une université composée de cinq facultés, savoir: de théologie, de droit, de médecine, de sciences mathématiques et physiques, des lettres, qui entrera en activité au 1er Mars 1812.

II. Il y aura deux professeurs de théologie, dont un catholique et un protestant; trois de droit, trois de médecine, trois de sciences mathématiques et physiques, et trois pour les lettres, auxquelles

Abb. 62: Dekret Napoleons zur Gründung einer Düsseldorfer Universität vom 17. November 1811

Als am 28. Mai 1901 die neue „Prüfungsordnung für Ärzte" verkündet wurde, wurde auch in Düsseldorf das Problem der fehlenden Ausbildungsstätten für Mediziner offenkundig. Da die neue Prüfungsordnung am 1. Oktober 1903 in Kraft treten sollte, verhandelte die Stadt mit dem Preußischen Kultusministerium ähnlich wie in Köln über die Einrichtung einer Akademie für praktische Medizin. Stark eingebunden in diese Verhandlungen war der spätere ärztliche Direktor Friedrich Oskar Witzel. Am 5. Januar 1904 wurde von der Stadt-Verordneten-Versammlung offiziell die Errichtung einer medizinischen Akademie beschlossen. Sie sollte wie ihre drei Jahre zuvor eröffnete Kölner Schwester vor allem dem Unterricht der Medizinalpraktikanten und der Fortbildung der approbierten Ärzte dienen. Allerdings war hierfür endlich ein modernes städtisches Krankenhaus nötig. Drei Jahre später war es dann soweit: Am 27. Juli 1907 wurde mit den Städtischen Krankenanstalten das erste moderne Krankenhaus Düsseldorfs eröffnet. Die großzügig bemessene Krankenanstalt bestand aus 25 Einzelbauten mit 775 Krankenhausbetten.

Der Werdegang des klinischen Unterrichts an der Medizinischen Akademie Düsseldorf ist eng mit dem Wirken des Kinderarztes Arthur Schloßmann verbunden, der 1907 aus Dresden dem Ruf nach Düsseldorf folgte. Schloßmann baute in Düsseldorf

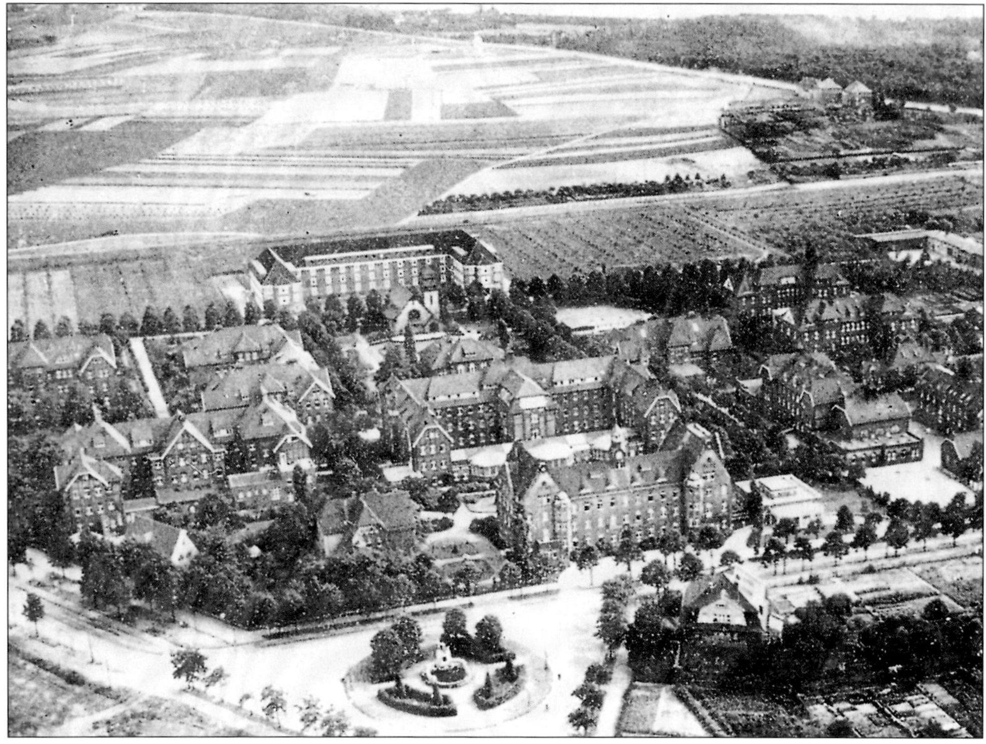

Abb. 63: Die Städtischen Krankenanstalten Düsseldorf um 1920

nicht nur eine weit über die Grenzen der Region hinaus angesehene Kinderklinik auf, sondern engagierte sich nach dem Ersten Weltkrieg in besonderem Maße dafür, neben dem vorklinischen insbesondere auch den praktischen Unterricht an der Akademie zu etablieren. Die Pläne Schloßmanns fanden nicht nur Unterstützung durch die Akademieleitung, das wissenschaftliche Kollegium und die Stadtverwaltung Düsseldorfs, sondern auch durch die Studierenden. In einem 1919 an das zuständige Berliner Ministerium gerichtete Memorandum wurden die Forderungen zu einem klinischen Unterricht in Düsseldorf vor allem damit begründet, dass durch die alliierte Rheinlandbesetzung der Zugang zu den Hochschulstandorten Köln und Bonn erschwert sei. Die zahlreichen Initiativen zeitigten schon wenige Jahre später Erfolg: Auch in Anerkennung für die unmittelbar nach Kriegsende wegen Überfüllung der Universitäten an der Düsseldorfer Akademie gehaltenen Vorlesungen für Kriegsheimkehrer erhielt sie am 13. Mai 1923 eine hochschulähnliche Rektoratsverfassung, und Witzel, der sich um die Gründung der Akademie verdient gemacht hatte, wurde zum ersten Rektor gewählt. Vor allem jedoch sollten Studenten künftig auch den klinischen Unterricht in Düsseldorf absolvieren können. Seit 1925 war die Akademieleitung auch darum bemüht, das Promotionsrecht zu erhalten. Am 28. Juli 1927 wurde daher eine Vereinbarung mit der Medizinischen Fakultät der Westfälischen Wilhelms-Universität in Münster getroffen, wonach in Düsseldorf mittelbar promoviert werden konnte: Die Promotion sollte in Düsseldorf statt-

finden, die Ernennung aber durch den Münsteraner Dekan erfolgen. 1935 erhielt die Medizinische Akademie Düsseldorf dann ein eigenständiges Promotionsrecht.
Die 1907 errichteten Krankenanstalten konnten schon in ihrer Frühphase den in sie gesetzten Erwartungen nicht gerecht werden. Schon bald nach der Einweihung tauchten neue Platz- und Materialprobleme auf, da die Planungen längst vom Bedarf überholt waren. Die Medizinische Klinik wurde am 1. Juli 1907 in Bau XII und XVI untergebracht. Direktor und ordentliches Mitglied der Akademie für praktische Medizin wurde unter Ernennung zum Professor der seit 1891 in Düsseldorf niedergelassene Facharzt für Innere Medizin und Neurologie August Hoffmann. Zur Medizinischen Klinik gehörte auch das Hydro-Therapeutische Institut, in dem insbesondere Balneotherapie und physikalische Behandlungen betrieben wurde. Während der Jahre 1914 bis 1915 wurden 4 Infektionsbaracken gebaut und der Direktion der Medizinischen Klinik unterstellt. Am 1. Juli 1923 wurde Hoffmann zum Ordinarius für innere Medizin an der Medizinischen Akademie ernannt. Während der frühen zwanziger Jahre war nicht nur ein enormer Anstieg an Patientenzahlen zu verzeichnen gewesen, auch der studentische Unterricht erforderte neue Gebäude. Am 4. August 1924 bezog die Medizinische Klinik daher einen Neubau – Bau III – mit 213 Betten, von denen 40 für Offentuberkulöse bestimmt waren. Die Baracken blieben zur Aufnahme von Typhus- und Ruhrkranken sowie anderen gemeingefährlichen Infektionskrankheiten reserviert. Dem gesamten Klinikkomplex standen inklusive der ebenfalls 1924 eingerichteten Poliklinik und der Infektionsbaracken 363 Betten zur Verfügung.
Am 30. September 1927 wurde Hoffmann emeritiert und Siegfried Thannhauser als Spezialist für Stoffwechselfragen aus München zu seinem Nachfolger berufen. Zwei Jahre später konnte im Rahmen der Medizinischen Klinik eine staatlich anerkannte Massageschule eröffnet und ein Absonderungshaus mit zehn Betten gebaut werden. Bereits am 30. November 1930 folgte Thannhauser jedoch einem Ruf nach Freiburg. Die Medizinische Klinik wurde zunächst interimistisch von Erich Boden geleitet, der jedoch zwangsbeurlaubt und am 18. Februar 1932 von Ernst Edens als Lehrstuhlinhaber für Innere Medizin ersetzt wurde. Als dieser am 19. März 1944 verstarb, wurde am 21. Mai 1945 Boden endlich zum ordentlichen Professor für Innere Medizin und zum Direktor der 1. Medizinischen Klinik ernannt. Die 2. Medizinische Klinik und Poliklinik geht auf den Neubau der Ambulanz und der poliklinisch-propädeutischen Abteilung vom 1. Oktober 1924 zurück. Schon am 1. April 1925 wurde diese Abteilung als selbständiges Institut unter der Leitung von Boden unter der Bezeichnung Medizinische Poliklinik geführt. 1933 übernahm Professor Knipping aus Hamburg die Leitung der Medizinischen Klinik und Poliklinik II, die ab 1940 von Bodechtel geleitet wurde.
Während des Zweiten Weltkrieges waren die städtischen Krankenanstalten Düsseldorf dank des Status der Medizinischen Akademie als kriegswichtige Ausbildungsstation von Schwestern und Ärzten versorgungstechnisch privilegiert, blieben jedoch von den allgemeinen Kriegsauswirkungen nicht verschont. Bei einem Fliegerangriff vom 23. April 1944 fielen aufgrund der Zerstörungen in sechs Krankenhäusern etwa 1.000 Betten aus. Bei der Behebung der Gebäudeschäden wurden laut der „Kriegschroniken" der Stadt Düsseldorf bei den städtischen Krankenanstalten auch Fremdarbeiter und Kriegsgefangene eingesetzt. Durch eine besondere Genehmigung

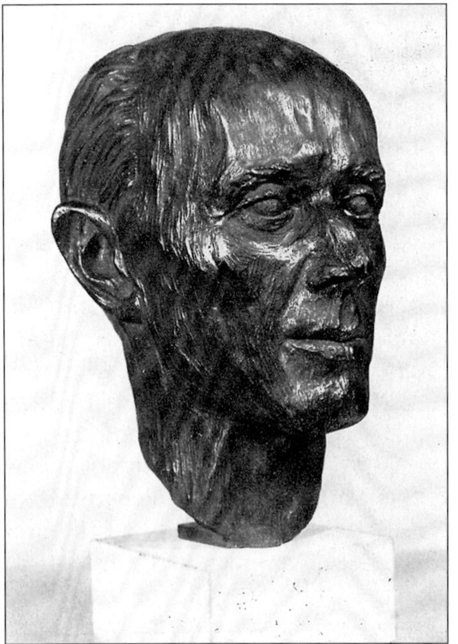

Abb. 64: Ernst Edens (1876-1944). Bronze von Marianne Kiesselbach

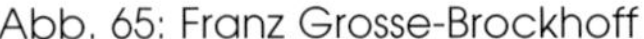

Abb. 65: Franz Grosse-Brockhoff

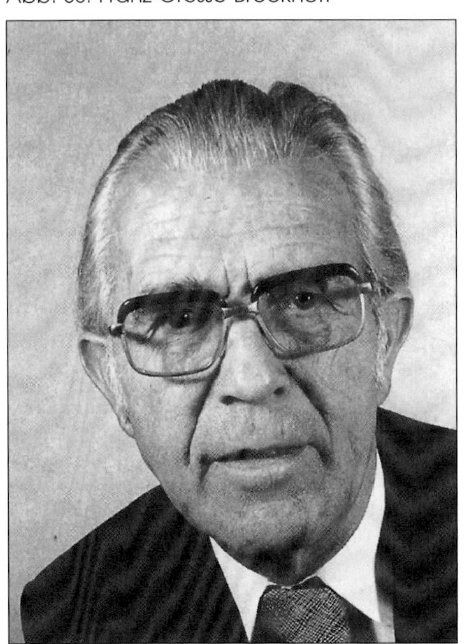

der Militärregierung vom 18. November 1945 wurde die Medizinische Akademie nach Kriegsende wiedereröffnet. Zu ihrem ersten Nachkriegsrektor wurde der Direktor der Kinderklinik Goebel berufen. Dieser bemühte sich in den ersten Nachkriegsjahren sehr, seinem von den Nationalsozialisten entlassenen Vorgänger Eckstein einen erneuten Ruf auf einen deutschen pädiatrischen Lehrstuhl zu verschaffen, was 1950 in Hamburg auch gelang. Behelfsweise wurden die Abteilungen der 1. und 2. Medizinischen Klinik und Poliklinik in Kellerräumen und im ehemaligen Pflegehaus untergebracht. Erst zu Beginn der fünfziger Jahre konnten sukzessive neue Gebäude für den Neubezug der einzelnen klinischen Abteilungen fertiggestellt werden.

1954 wurde Boden emeritiert und zu seinem Nachfolger Franz Grosse-Brockhoff berufen. 1965 wurde ein planmäßiges Extraordinariat für Kardiologie eingerichtet und 1966 eine Abteilung für klinische Chemie. 1968 konnte eine neue Infektionsklinik in Betrieb genommen und 1969 ein modernes Hämodialysezentrum eröffnet werden. 1969 erfolgte in Zusammenarbeit mit der Urologischen Klinik die erste erfolgreiche Düsseldorfer Nierentransplantation. 1970/71 wird aufgrund der stark angewachsenen Zahl endoskopischer und bioptischer Eingriffe ein neuer Operationsraum eingerichtet. Zum 1. Januar 1972 erfolgte die bedeutende Unterteilung der 1. Medizinischen Klinik in Klinik A und B unter den Direktoraten von Grosse-Brockhoff und Loogen. Zur Medizinischen Klinik A gehörten fortan u.a. die Allgemeine Laboratoriumsdiagnostik, die gastroenterologische und Röntgendiagnostik, ein Kardiologischer und Kardiologisch-pulmologischer Arbeitskreis in Zusammenarbeit mit Professor Feinendegen vom Institut an der Kernforschungsanlage Jülich. Außerdem nahmen ein nephrologischer Arbeitskreis, ein gastroenterologischer Arbeitskreis, ein hämatologischer Arbeitskreis, ein immunologischer und proteinchemischer Arbeitskreis ihre Arbeit auf. Zur Medizinischen Klinik B gehörte die bereits 1965 im Rahmen der 1. Medizinischen Klinik gegründete Kardiologische Abteilung unter Professor Loogen, dessen Extraordinariat 1967 in ein ordentliches umgewandelt wurde. Nach der Emeritierung von Professor Loogen wurde Professor Bodo-Eckehard Strauer aus Marburg 1984 auf den Lehrstuhl für Kardiologie, Pneumologie und Angiologie berufen.

Die 2. Medizinische Klinik und Poliklinik wurde in der Nachkriegszeit 1945 um eine Neurologische Abteilung erweitert. Am 1. April 1956 übernahm Karl Oberdisse aus Wuppertal als neuer Ordinarius für Innere Medizin das Direktorat des Hauses. Als Forschungslaboratorium wurde 1964 eine zusätzliche Baracke errichtet. Erst 1966 fanden grundlegende Modernisierungen der Gebäude statt. 1968 erfolgte eine Erweiterung durch ein Schilddrüsenambulatorium. 1972 übernahm Hans-Ludwig Krüskemper aus Hannover das Amt des emeritierten Oberdisse. Angeschlossen an die 2. Medizinische Klinik und Poliklinik wurde das Institut für Ernährungsberatung und Diätetik. Besondere Forschungsschwerpunkte waren die Steroidforschung zur Funktionsdiagnostik der Nebennierenrinde und Arbeiten über den männlichen Hypogonadismus, die aber erst ab der Einführung radioimmunologischer Bestimmungen von Hormonen möglich wurden.

Etwa 1972/73 wurden in der 2. Medizinischen Klinik zwei weitere Kliniken eingerichtet: Die Klinik für Stoffwechsel und Ernährung unter Professor H. Zimmermann und die Klinik für Innere Medizin mit Schwerpunkt für Gastroenterologie, Hepatologie und Infektionskrankheiten unter Professor Georg Strohmeyer. Die Forschungsschwerpunkte waren die genetischen Stoffwechselerkrankungen der Leber, Akute und chronische Hepatitis, chronisch entzündliche Darmkrankheiten, maligne Darmkrankheiten, irritabler Darm, Motilitätsstörungen und AIDS. Der Nachfolger von Professor Zimmermann wurde sein Schüler Professor Michael Berger, der am 18. August 2002 verstarb. Nach der Emeritierung von Professor Strohmeyer wurde Professor Dieter Häussinger, international ausgewiesener Hepatologe, 1994 sein Nachfolger. Die Klinik für Hämatologie, Onkologie und klinische Immunologie wurde von Professor Wolfgang Schneider bis 1999 geleitet. Sein Nachfolger wurde Professor Rainer Haas. Nach dem Umzug in den Neubau der MNR-Klinik (Medizin, Neurologie, Radiologie) im Sommersemester 1985 übernahm Professor Bernd Grabensee die Klinik für Nephrologie und Rheumatologie, letztere in Kooperation mit Professor Matthias Schneider.

Weit über die Grenzen Düsseldorfs hinaus geht der Ruf des 1965 auf Initiative von Karl Oberdisse gegründeten Diabetes-Forschungsinstitutes, dem ein Behandlungs- und Schulungszentrum angeschlossen wurde, und das 1974 in einem eigens errichteten Neubau untergebracht wurde. Klinikchef wurde Professor F.A. Gries und Chef der klinischen Biochemie Professor Hans Reinauer. Die Nachfolger sind Professor W.A. Scherbaum und Professor D. Müller-Wieland.

Zu Beginn der 1960er Jahre ging für Düsseldorf ein alter Traum in Erfüllung: Die Stadt sollte eine Universität erhalten. Die Krankenanstalten verblieben in der Trägerschaft der Stadt Düsseldorf, wurden jedoch dem Land für Zwecke der Forschung und Lehre zur Verfügung gestellt. Als Gegenleistung übernahm das Land die Personalkosten für den wissenschaftlichen Dienst. Am 16. November 1965 fand

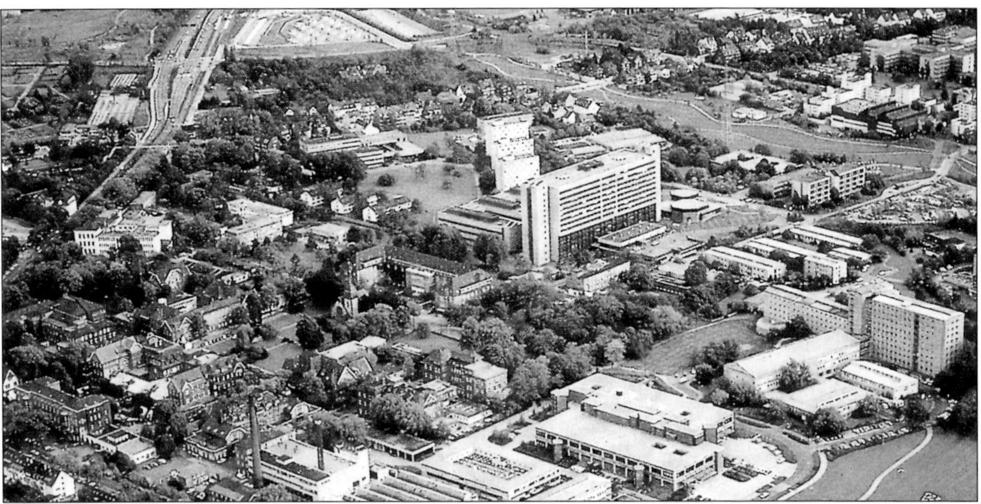

Abb. 66: Die MNR-Universitätsklinik Düsseldorf

schließlich – nach tatkräftiger Hilfe des Kultusministers Professor Dr. Dr. h.c. Paul Mikat – die Umwandlung („schleichende Gründung") der Medizinischen Akademie in die neugegründete „Universität Düsseldorf" statt. Am 1. Januar 1966 konstituierten sich neben der medizinischen zwei weitere Fakultäten: eine natur- und eine geisteswissenschaftliche Fakultät. Am 1. Januar 1973 wurden die städtischen Krankenanstalten mit etwa 2.060 Betten schließlich durch das Land NRW als Klinische Anstalten der Universität übernommen. Ein Jahr später bildeten die medizinisch-theoretischen Institute zusammen mit den human- und zahnmedizinischen Kliniken die Medizinischen Einrichtungen der Universität Düsseldorf. Am 1. Januar 1976 wurde die Klinische Abteilung der Kernforschungsanlage Jülich mit 24 Betten in die Medizinischen Einrichtungen der Uniklinik Düsseldorf eingegliedert. 1985 konnte die Medizinisch-Neurologisch-Radiologische Klinik (MNR) in einem modernen Neubau ihre Pforten eröffnen. Drei Jahre später erfolgte die Umbenennung der Universität nach dem berühmten Sohn der Stadt Heinrich Heine. Ihr waren jahrelange Diskussionen vorausgegangen, die zunehmend kritisch von der Öffentlichkeit im In- und Ausland beobachtet wurden. Durch Senatsbeschluß vom 20. Dezember 1988 unter Leitung des Rektors Professor Dr. Dr. h.c. Gert Kaiser erhielt die Universität den Namen „Heinrich-Heine-Universität".

b) Die rheinisch-westfälischen Medizinischen Fakultäten im Dritten Reich

Die bereits skizzierte Einflussnahme der nationalsozialistischen Machthaber auf die deutsche Medizin führte auch an den Medizinischen Fakultäten der rheinisch-westfälischen Universitäten zu einschneidenden Veränderungen mit existenziellen Konsequenzen für jüdische und politisch unliebsame Fakultätsmitglieder. So nahm das zuständige Reichserziehungsministerium auf der Grundlage des Gesetzes zur „Wiederherstellung des Berufsbeamtentums" vom 7. April 1933 über die Köpfe der Fakultäten hinweg Entlassungen aus rassischen Gründen vor. Über 40 Hochschul-

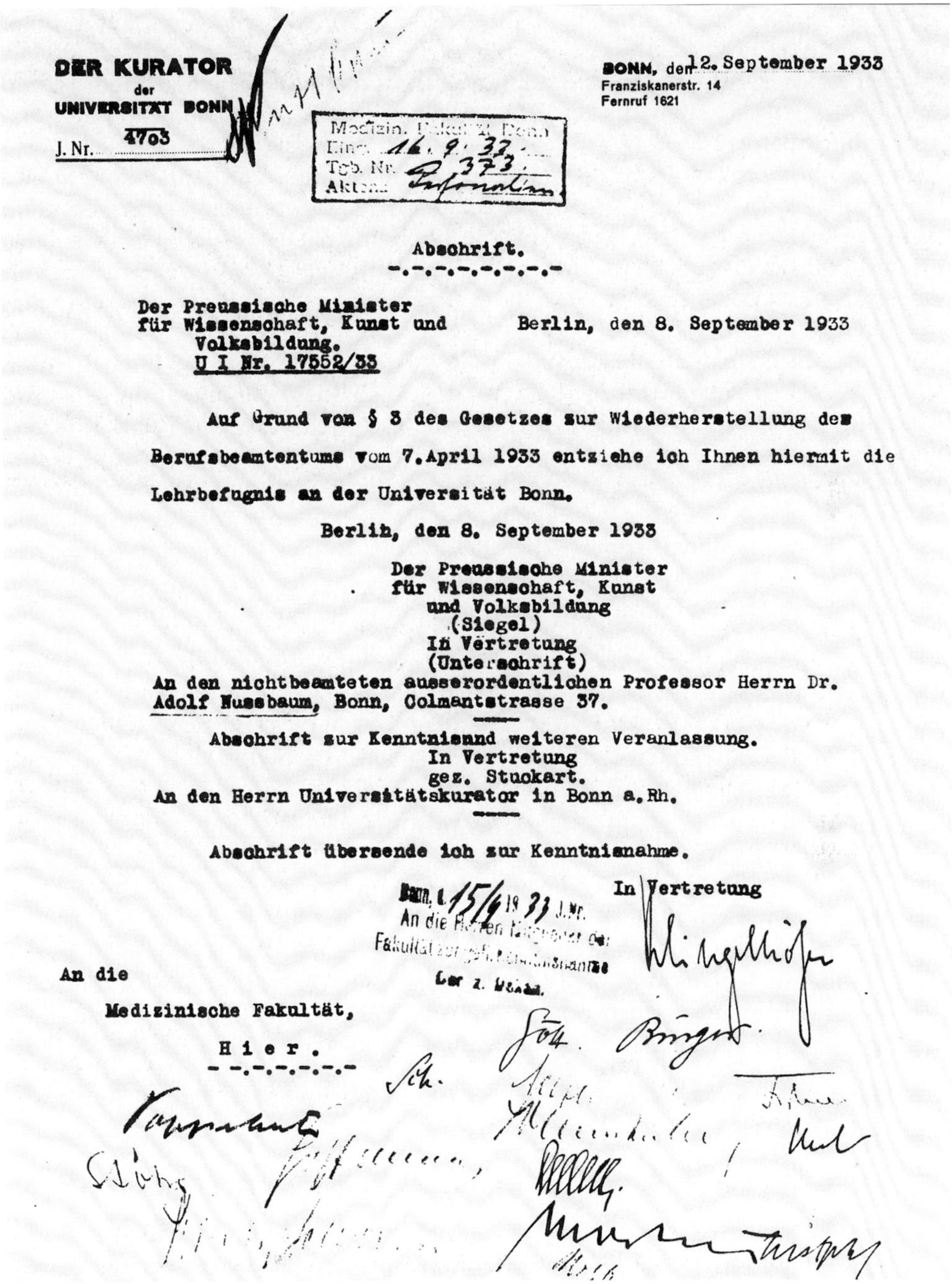

DER KURATOR
der
UNIVERSITÄT BONN

J. Nr. 4703

BONN, den 12. September 1933
Franziskanerstr. 14
Fernruf 1621

Medizin. Fakultät Bonn
Eing. 16. 9. 33.
Tgb. Nr. 373.
Akten: Personalien

Abschrift.
-.-.-.-.-.-.-.-

Der Preussische Minister
für Wissenschaft, Kunst und
Volksbildung.
U I Nr. 17552/33

Berlin, den 8. September 1933

Auf Grund von § 3 des Gesetzes zur Wiederherstellung des Berufsbeamtentums vom 7. April 1933 entziehe ich Ihnen hiermit die Lehrbefugnis an der Universität Bonn.

Berlin, den 8. September 1933

Der Preussische Minister
für Wissenschaft, Kunst
und Volksbildung
(Siegel)
In Vertretung
(Unterschrift)

An den nichtbeamteten ausserordentlichen Professor Herrn Dr. Adolf Nussbaum, Bonn, Colmantstrasse 37.

Abschrift zur Kenntnis und weiteren Veranlassung.
In Vertretung
gez. Stuckart.

An den Herrn Universitätskurator in Bonn a. Rh.

Abschrift übersende ich zur Kenntnisnahme.

In Vertretung

Bonn, d. 15/9 1933 J. Nr.
An die Herren Mitglieder der Fakultät zur gefl. Kenntnisnahme
Der z. Dekan

An die
Medizinische Fakultät,
Hier.
--.-.-.-.-.-

Abb. 67: Entzug der Lehrbefugnis an der Medizinischen Fakultät der Universität Bonn für Prof. Adolf Nussbaum vom 8.9.1933

lehrer hatten auf dieser Grundlage die Universität Bonn zu verlassen, unter ihnen an der Medizinischen Fakultät allein sieben von insgesamt 17 Professoren, die Ordinarien Erich Hoffmann, Alfred Kantorowicz, Otto Löwenstein, Alfred Meyer, Hans König, Adolf Nussbaum und Hans Walter Gruhle, von denen zwei ins Ausland emigrierten: Kantorowicz nach Istanbul und Löwenstein nach New York. Gruhle war ein bekennender Gegner der Sterilisierungsgesetze und konnte erst 1946 berufen werden. Hinzu kamen insgesamt acht Assistentinnen und Assistenten: Gertrud Harth, Luise Stern, Werner Jacobson, Samuel Last, Reinhold Waldsachs, Gerhard Wolf-Heidegger, Paul Glees und Robert Brühl. Die übrigen Mediziner, von denen rund 45 Prozent NSDAP-Mitglieder waren, widersprachen den Entlassungen ihrer Kollegen nicht.

Köln führte als erste deutsche Universität die Gleichschaltung durch. Ein nationaler Aufruf an alle Universitäten, die Regierung Adolf Hitlers zu unterstützen, wurde bis auf zwei Dozenten von allen Angehörigen der Medizinischen Fakultät unterschrieben – ganz im Unterschied zu anderen Kölner Fakultäten, wo die Dekane den Aufruf ihren Dozenten gar nicht erst vorlegten oder wo dieser kaum Zustimmung erhielt. So war die Medizinische Fakultät die einzige, die den Machtwechsel offen begrüßte. Erster nationalsozialistischer Rektor der Kölner Universität wurde der Mediziner Ernst Leupold, der rasch die akademische Selbstverwaltung abschaffte, das Führer-Prinzip einführte und mit der reibungslosen Umstrukturierung der Hochschule zum Vorbild für das ganze Reich wurde. Zum prominentesten Opfer des „Gesetzes zur Wiederherstellung des Berufsbeamtentums" an der Universität Köln war im September 1933 ihr Gründungsrektor Christian Eckert geworden, der maßgeblich für den 1934 in Betrieb genommenen Universitätsneubau verantwortlich war. Doch die Verfolgungen trafen Gelehrte aller Fakultäten, darunter auch die Medizinische Fakultät: Hier waren Gustav Aschaffenburg, Bruno Kisch, Walter Brandt, Emil Meirowsky, Walther Jahrreiß und Otto Veit betroffen. Auch in Münster wurden zwei jüdische Ordinarien innerhalb der medizinischen Fakultäten Opfer der „rassischen Auslese": Hermann Freund und Aurel von Szily verloren zuerst ihre Lehrstühle und dann im Konzentrationslager ihr Leben.

Ähnlich wie in Bonn, Köln und Münster sah die Situation auch an der Medizinischen Akademie Düsseldorf aus. So erhielt schon im Vorgriff auf das „Gesetz zur Wiederherstellung des Berufsbeamtentums" die Personalabteilung der Städtischen Krankenanstalten am 30. März 1933 die Mitteilung, dass der Düsseldorfer Oberbürgermeister „mit der Kündigung der jüdischen Ärzte in den städtischen Krankenanstalten einverstanden sei." Betroffen waren immerhin drei Oberärzte, vier Assistenzärzte, sechs Volontärärzte, fünf Medizinalpraktikanten, eine technische Angestellte und eine Chemikerin. Bis zum Herbst wurden insgesamt 29 jüdische Beschäftigte entlassen. Aufgrund des sogenannten „Frontkämpferparagraphen", der Teilnehmer am Ersten Weltkrieg von den Entlassungen zunächst ausnahm, blieb der international renommierte Pädiater und Schwiegersohn Schloßmanns, Albert Eckstein, bis 1935 zunächst unbehelligt. Doch infolge einer Beschwerde bei Reichspropagandaminister Joseph Goebbels wurde 1936 das Rektorat, das bis dahin seine schützende Hand über Eckstein gehalten hatte, abgelöst, und Eckstein wurde auf der Grundlage der Nürnberger Rassegesetze von der Stadt zum Rücktritt gezwungen. Nach seiner Suspendierung erschien in allen NS-Zeitungen sein Bild mit der

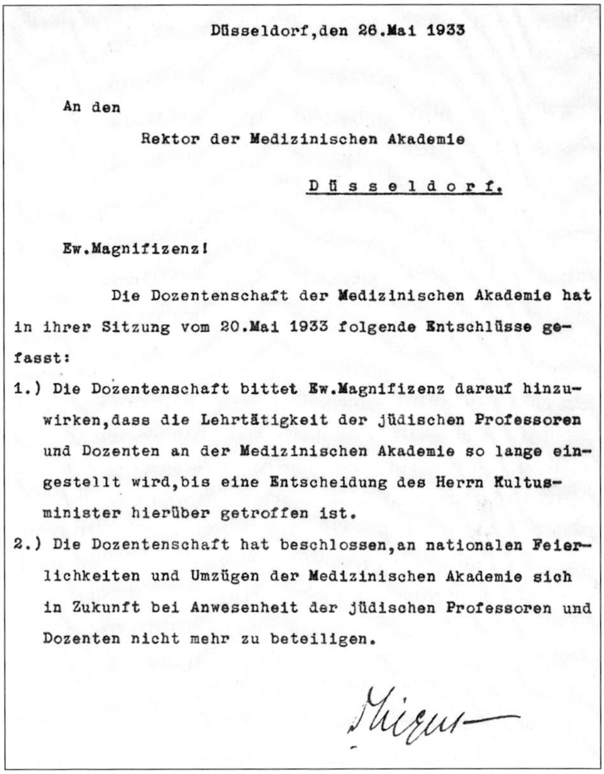

Abb. 68: Aufforderung der Dozentenschaft der Medizinischen Akademie Düsseldorf an den Rektor zum Ausschluss jüdischer Dozenten von der Lehrtätigkeit vom 26.5.1933

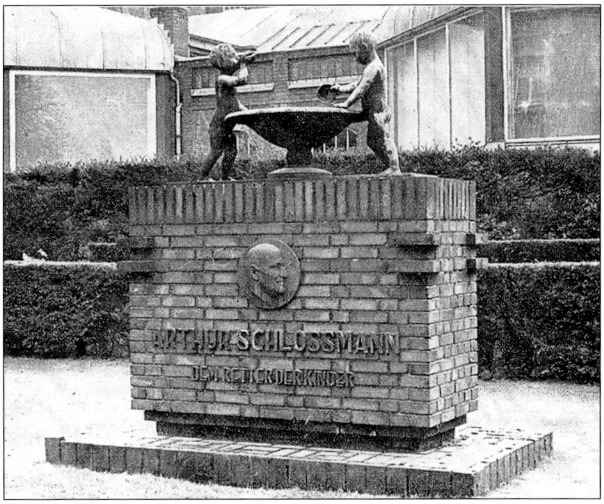

Düsseldorf,den 26.Mai 1933

An den

Rektor der Medizinischen Akademie

D ü s s e l d o r f.

Ew.Magnifizenz!

Die Dozentenschaft der Medizinischen Akademie hat in ihrer Sitzung vom 20.Mai 1933 folgende Entschlüsse gefasst:

1.) Die Dozentenschaft bittet Ew.Magnifizenz darauf hinzuwirken,dass die Lehrtätigkeit der jüdischen Professoren und Dozenten an der Medizinischen Akademie so lange eingestellt wird,bis eine Entscheidung des Herrn Kultusminister hierüber getroffen ist.

2.) Die Dozentenschaft hat beschlossen,an nationalen Feierlichkeiten und Umzügen der Medizinischen Akademie sich in Zukunft bei Anwesenheit der jüdischen Professoren und Dozenten nicht mehr zu beteiligen.

Abb. 69: Das 1933 im Fundament fertiggestellte, aber erst 1948 eingeweihte Schlossmann-Denkmal vor der alten Chirurgie-Klinik

Unterschrift: „Die medizinische Akademie in Düsseldorf ist judenfrei." In einer Abschiedsfeierstunde überreichten die an den medizinischen Einrichtungen der Stadt Düsseldorf den Pflegedienst verrichtenden DRK-Schwestern Eckstein ein Geschenk aus Dankbarkeit für jahrelange Zusammenarbeit, was auf starke Missbilligung der Klinikleitung und der NSDAP-Ortsgruppe stieß. Auch ein für den verstorbenen, zum protestantischen Glauben konvertierten Arthur Schloßmann geplantes Denkmal wurde nun nicht mehr eingeweiht. Die Besetzung der freigewordenen medizinischen Dozenturen erfolgte gemäß der Reichshabilitationsordnung von 1934 an allen Universitäten mit „arischen" Nachwuchskräften.

Die ideologischen Einflüsse der Eugenik auf die Medizin hatten sich bereits in den 1920er Jahre angekündigt. Im Rahmen der „neuen deutschen Heilkunde" fand man seit 1933 immer häufiger die Fächer Erbbiologie und Rassenkunde auf den Lehrplänen der Medizinischen Fakultäten, bis 1939 die „Rassehygiene" zum obligatorischen Pflichtfach wurde. An der Medizinischen Akademie in Düsseldorf wurde Rassehygiene bereits Mitte der 1920er Jahre in einstündigen Sondervorlesungen vom Direktor des Hygienischen Instituts Bürger und seinem Assistenten Bachmann unterrichtet. Paul Manteufel, 1926 zum Nachfolger Bürgers berufen, behandelte die Sozialhygiene lediglich im Rahmen seiner allgemeinen Hygienevorlesung und bot keine Sonderveranstaltungen an. Doch 1930 wurde der Assistenzarzt Friedrich Erhard Haag berufen, und er war auf Fragen der Sozial- und Rassenhygiene spezialisiert. Haag hielt nicht nur Vorlesungen, er publizierte 1931 auch sein Buch „Die geistige Gesundheit des Volkes und ihre Pflege", und in einer Reihe von Aufsätzen präsentierte er der Düsseldorfer Öffentlichkeit die Grundsätze der Rassenhygiene. Naturgemäß war auch er ein Befürworter von Zwangssterilisierungen. Nach der Machtergreifung der Nationalsozialisten weitete er sein rassenpolitisches Vorlesungsprogramm bedeutend aus. Bereits im Juli 1933 beantragte Manteufel als Leiter des Instituts beim Preußischen Minister für Wissenschaft, Kunst und Volksbildung die Erteilung eines eigenen Lehrauftrags für „Erbgesundheits- und Rassenpflege". Haag wurde daraufhin 1934 zum außerordentlichen Professor ernannt und der gewünschte Lehrauftrag erteilt.

Diese ideologische Einflussnahme im Rahmen von Eugenik und Rassenhygiene bereitete den Boden für das „Gesetz zur Verhütung erbkranken Nachwuchses" vom 25. Juli 1933. Nach jahrelanger Beschäftigung mit sozialdarwinistischen Ideen widersetzten sich die Mediziner nur in Ausnahmefällen der Umsetzung des Gesetzes. Eine dieser Ausnahmen war der bereits erwähnte Hans-Walter Gruhle in Bonn, doch der weitaus größte Teil des medizinischen Personals der Krankenhäuser im Rheinland und in Westfalen beteiligte sich an Zwangssterilisationen, neben biologischen zunehmend auch auf der Grundlage sozialer Kriterien. Die Gesundheitsämter als Aufsichtsbehörden waren bei der Umsetzung dieses Gesetzes aus institutionellen Gründen ebenso beteiligt wie Krankenhausmediziner, da die ärztliche Schweigepflicht aufgehoben und Ärzte nun anzeigepflichtig geworden waren. Niedergelassene Mediziner konnten sich dieser Situation leichter entziehen, während dies an Krankenhäusern nur unter offenem Protest möglich war. Katholische Geistliche versuchten teilweise eine Befreiung katholischer Ärzte von der Pflicht zur Umsetzung des Gesetzes zu erreichen, doch die beispielsweise in Mülheim vertretenen evangelischen Ärzte der „Deutschen Christen" äußerten keine Bedenken. So war das Evangelische Krankenhauses Mühlheim wie viele andere Häuser der Region auch – beispielsweise

das bereits vorgestellte Diakonie-Krankenhaus in Kaiserswerth – an der Umsetzung des Gesetzes beteiligt. In Düsseldorf arbeitete der Dozent des Hygieneinstituts Haag als Vorsitzender der Ortsgruppe der Deutschen Gesellschaft für Rassenhygiene mit dem Gesundheitsamt Düsseldorf bei „erbbiologischen Musterungen und Beratungen" zusammen. Er entwickelte Rasse-Fragebögen und meldete gewissenhaft die Personen, die zu sterilisieren seien. Im Sinne einer aggressiven sozialen Auslese bezog er dabei nachweislich auch Personen ein, die nicht unter die Nürnberger Rassegesetze fielen. Die katholischen Düsseldorfer Krankenhäuser Marien- und Theresienhospital weigerten sich, Sterilisierungen vorzunehmen.
Die Entscheidung über die Sterilisation oblag Erbgesundheitsgerichten, die aus Richtern des Landgerichtes und Ärzten des Gesundheitsamtes sowie einem niedergelassenen Arzt bestanden. Beim Regierungsbezirk Düsseldorf liegen Statistiken über die in den Krankenhäusern vorgenommenen Sterilisierungen vor: In den Jahren 1934 bis 1944 waren 1.018 Männer und 1.089 Frauen betroffen. Eine besondere Stellung unter den Kliniken der Medizinischen Akademie Düsseldorf nahm die Provinzial-Heil- und Pflegeanstalt Grafenberg ein. Seit 1923 war Franz Sioli ihr Leiter. Als überzeugter Vertreter der Eugenik war er Mitglied im Düsseldorfer Erbgesundheitsgericht und betrieb aktiv die Umsetzung des „Gesetzes zur Verhinderung erbkranken Nachwuchses" in der Psychiatrischen Klinik Grafenberg. Von April bis September 1934 wurden 158 Grafenberger Patienten zwangssterilisert. Mit Beginn des Zweiten Weltkrieges begann eine Radikalisierung der Sterilisierungspraxis mit der „Vernichtung unwerten Lebens", der Euthanasie, deren Organisation einer zentralen Dienststelle in der Berliner Tiergartenstraße 4 oblag, und die daher den Tarnnamen „T 4" trug. An diesen Euthanasie-Aktionen, die reichsweit circa 70.000 Patienten das Leben kostete, war auch Sioli mit der Heilanstalt in Grafenberg beteiligt.
In Bonn stellte sich die Situation bei der Ausführung der Euthanasie nicht wesentlich anders dar. Auch hier waren Kliniker als Gutachter zur Selektion der zu „desinfizierenden" Patienten, wie es verschleiernd hieß, tätig. An den Bonner Universitätskliniken ist die Sterilisationspraxis sogar über die Erfordernisse des „Gesetzes zur Verhütung erbkranken Nachwuchses" hinaus belegt: So wurde ein fünfzehnjähriges Mädchen dunkler Hautfarbe, Tochter eines französischen oder amerikanischen Soldaten der Besatzungszeit nach dem Ersten Weltkrieg, sterilisiert, obwohl sie ansonsten völlig gesund war. Sie galt als sogenannter „Rheinlandbastard". Ärzte, die den hippokratischen Eid auf die Heilung und die Bewahrung von Leben geschworen hatten, waren von Sozialdarwinismus und Eugenik so stark beeinflusst, dass sie sich im Zwangssystem des Nationalsozialismus mehr oder weniger freiwillig an Sterilisation und Euthanasie beteiligten. Bonn und Düsseldorf stehen beispielhaft für viele ähnliche, wenn auch im Einzelfall von einander sich unterscheidende Kliniksituationen im Dritten Reich.

c) Die nach 1945 gegründeten medizinischen Fakultäten

Universitätsklinik Bochum

Das 1890 von der Knappschaft-Berufsgenossenschaft in Bochum gegründete Krankenhaus „Bergmannsheil" wurde zur Keimzelle des späteren Universitätsklini-

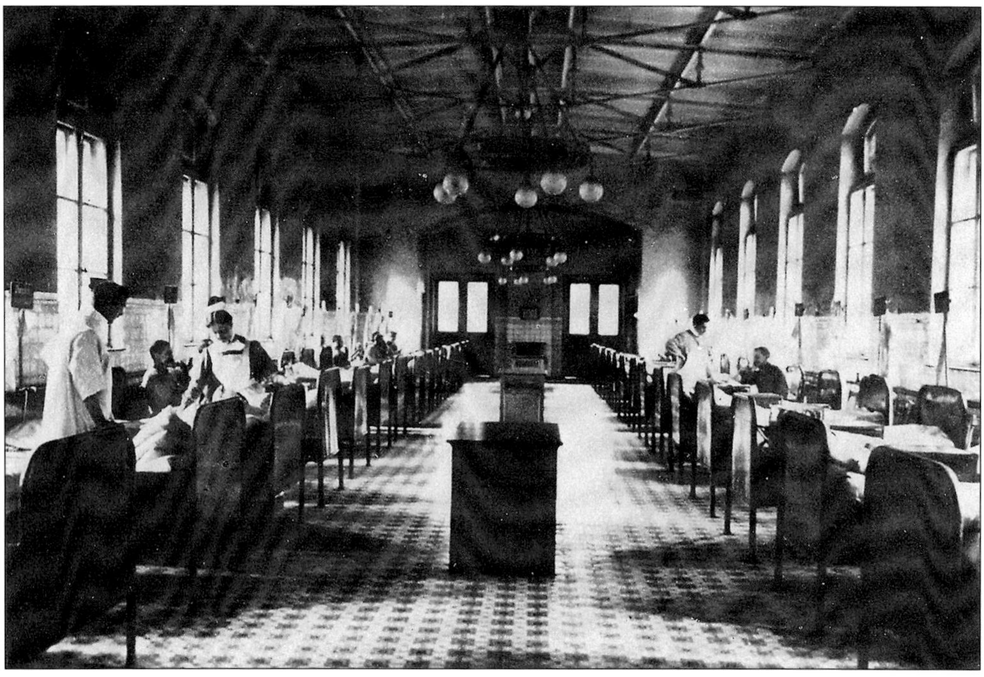

Abb. 70: Krankensaal im Bergmannsheil um die Jahrhundertwende

kums. Es gilt allgemein als das erste Unfallkrankenhaus der Welt. Schon 1892 konnte ein wegweisendes „medico-mechanisches" Institut für Rehabilitation in Betrieb genommen werden. 1896 erfolgte die Einrichtung eines Röntgen-Cabinets, das eine Schlüsselstellung bei der Erforschung und Diagnostik der bergbautypischen Lungenkrankheiten einnehmen sollte. Hier waren vor allem die Professoren Löbker und Wullstein tätig. 1920 richtete man erstmals eine Innere und eine Nervenabteilung unter Professor Reichmann ein. Unter seiner Ägide spezialisierte sich die neue Abteilung auf die typische Bergbau-Krankheit Silikose. Bei der Neudefinition von Berufskrankheiten 1925 wurden auch die Internisten Reichmann und Böhme vom Bochumer Augusta-Krankenhaus als fachärztliche Gutachter zu den ministeriellen Beratungen hinzugezogen. Böhme hatte sich besondere Verdienste erworben, als er 1920 die Silikose als eigenständige und von der Tuberkulose abgrenzbare Erkrankung erkannte.

1929 verbesserte ein bedeutender Umbau die räumlichen Bedingungen der Arbeit im Bergmannsheil. Vor allem die Innere und die Nervenabteilung konnten entscheidend vergrößert werden. 1944 fiel das Krankenhauses einem Luftangriff zum Opfer, und die Innere Abteilung wurde in die Landesfrauenklinik ausgelagert. Erst 1952 konnte die Innere Abteilung in einen Neubau umziehen: Ab 18. August 1952 hieß das Haus III offiziell Medizinische und Neurologische Klinik. Erst 1955 erhielt das Silikose-Forschungsinstitut einen eigenen Klinikbau. Die starke Forschungstätigkeit zur Silikose war vor allem Reichmann zu verdanken, der zur „Traumatischen Neurose" sowie zur Siliko-Tuberkulose arbeitete. Fragen der Lungenkrankheiten,

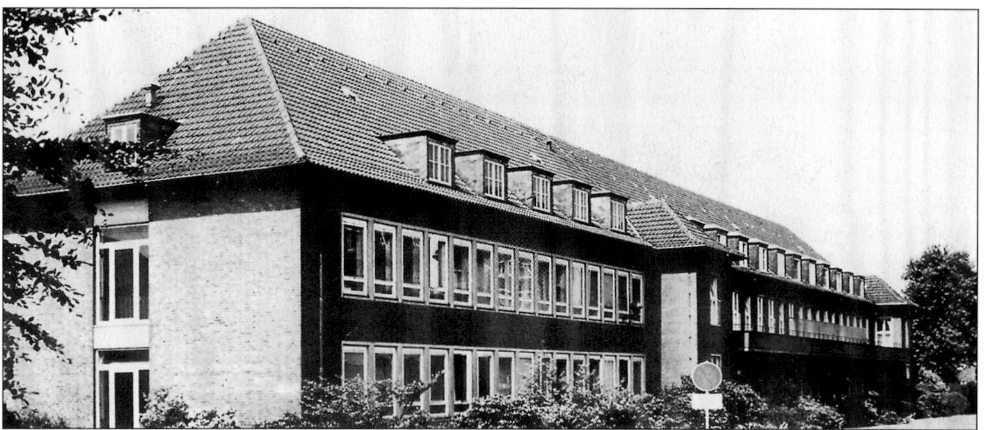

Abb. 71: Klinik des Silikose-Forschungsinstituts um 1960

neben der Silikose auch des Lungenemphysems, widmete sich die Medizinische Klinik des Bergmannsheil auch in den 1960er Jahren unter Professor Fritze, dessen weitere Tätigkeitsschwerpunkte u.a. Hämato-Onkologie und die medizinische Begutachtung waren.

Am 18. Juli 1961 beschloss der nordrhein-westfälische Landtag die Gründung einer neuen Ruhr-Universität mit Standort im westfälischen Bochum. Eine eigenständige Medizinische Fakultät nahm ihren Lehrbetrieb 1969/70 auf, zunächst nur für die vorklinischen Fächer und die theoretische Medizin. Nachdem der ursprünglich ge-

Abb. 72: Das Bergmannsheil heute

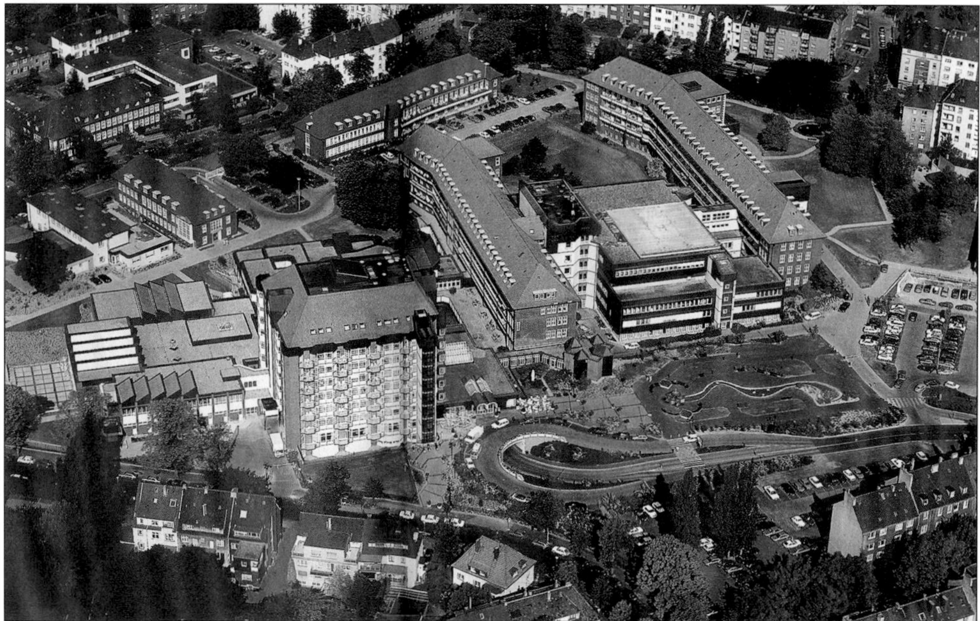

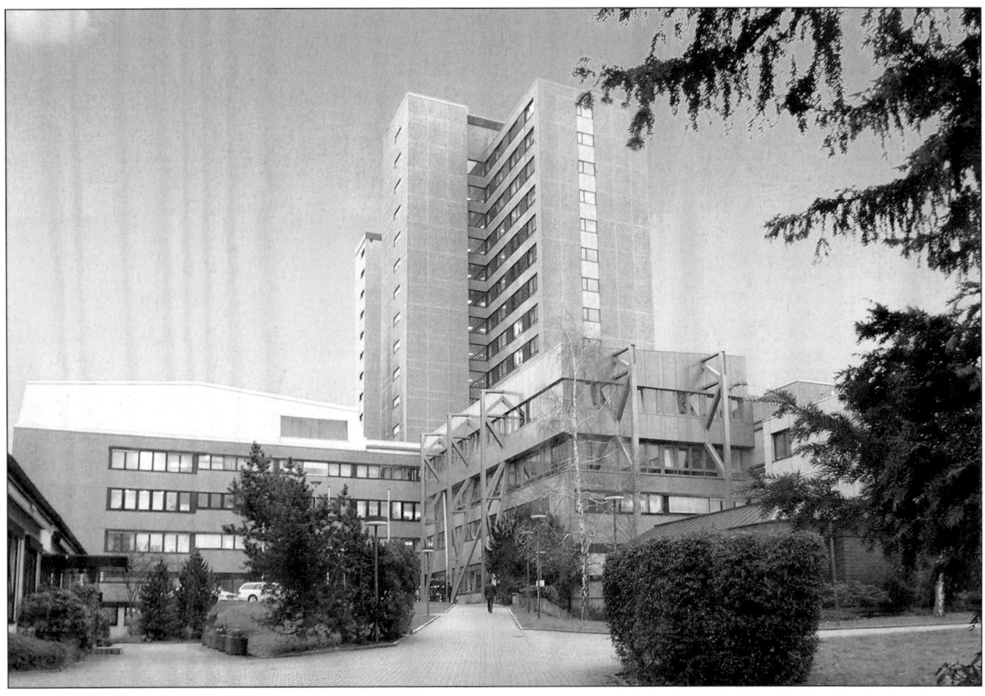

Abb. 73: Das Knappschafts-Krankenhaus Bochum-Langendreer

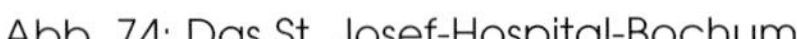

Abb. 74: Das St. Josef-Hospital-Bochum

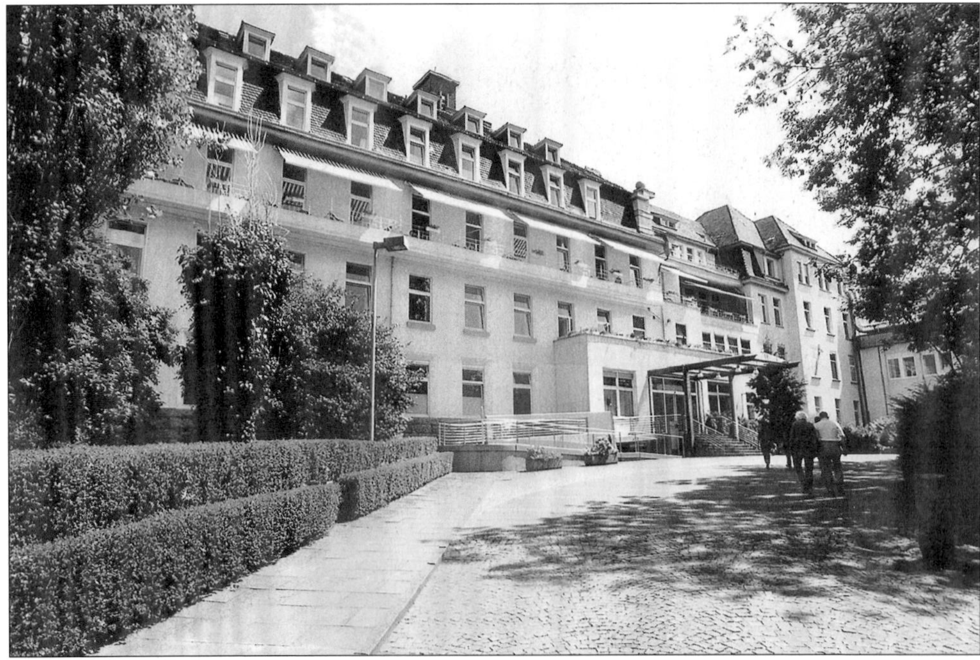

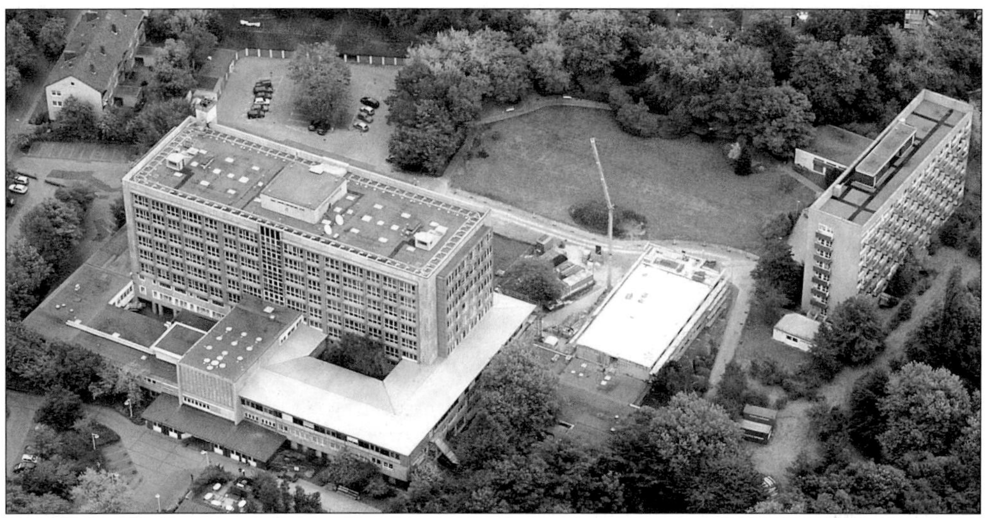

Abb. 75: Das Marien-Krankenhaus in Herne

Abb. 76: Das Herz- und Diabeteszentrum Bad Oeynhausen

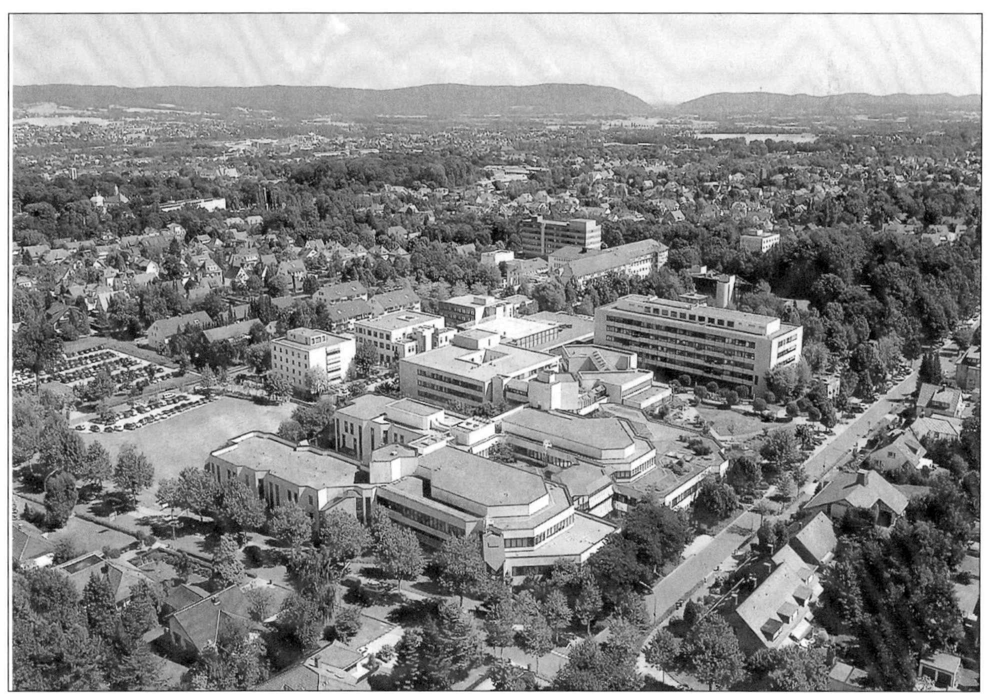

plante Bau eines Campus-Klinikums 1976 endgültig gescheitert war, konnte nach entsprechenden Verhandlungen mit dem Land endlich auch die klinische Ausbildung begonnen werden: Sie sollte im Rahmen des sogenannten „Bochumer Modells" an bereits bestehenden Krankenhäusern vorgenommen werden. Zum neuen Universitätsklinikum wurden sukzessive zusammengefasst das Bergmannsheil, das St. Josef-Hospital aus dem Jahr 1911, das 1909 gegründete Knappschafts-Krankenhaus in Bochum-Langendreer und das seit 1883 bestehende Marien-Hospital in Herne. Seit 1985 ergänzt das nordrhein-westfälische Herz- und Diabeteszentrum in Bad Oeynhausen das internistische Spektrum des seit 2001 so bezeichneten „Klinikums der Ruhr-Universität Bochum".
Das Bergmannsheil war die größte Einrichtung des neuen Universitätsklinikums, und sein Aufgabenfeld wurde beträchtlich erweitert: Unter der Leitung von Professor Fritze kamen ab 1969 selbständige Abteilungen für Kardiologie, Radiologie und Nuklearmedizin hinzu. Professor W.T. Ulmer, der bereits seit 1957 die Leitung der klinischen Abteilung des Silikose-Forschungsinstituts innehatte, wurde Fritzes Nachfolger und stand der Klinik bis 1989 vor. Sein Nachfolger Helmut Schatz etablierte eine selbständige Abteilung für Endokrinologie und Stoffwechselerkrankungen. Damit verbunden war die Konzeption einer verstärkten ganzheitlichen Betrachtung, um den Trend zur Spezialisierung im internistischen Bereich wieder entgegenzuwirken. 1978 wurde unter Leitung von Professor Burkard May eine eigene Abteilung für Gastroenterologie und Hepatologie eingerichtet. Sein Forschungsschwerpunkt war die Pharmakokinetik von Arzneimitteln bei Lebererkrankungen, sowie Toxische Hepatosen und chronisch entzündliche Darmkrankheiten. Sein Nachfolger ist seit 2003 Professor W. Schmiegel. Leiter der Kardiologie und Angiologie wurde 1978 als Nachfolger von PD Dr. Rosenkranz Professor J. Barmeyer, der bis 2001 die Schwerpunkte koronare Herzkrankheiten, Herzinsuffizienz sowie Herzrhythmusstörungen betreute. Sein Nachfolger ist seit 2001 Professor A. Mügge. Seit 1978 obliegt ferner die Leitung der Abteilung Pneumologie, Allergologie und Schlafmedizin Professor Schultze-Werninghaus. 1980 beschloss man einen Neubau, und schon 1984 konnte ein neuer Untersuchungs- und Behandlungstrakt in Betrieb genommen werden. Auch ein eigenes Institut für Klinische Chemie und Laboratoriumsmedizin unter Professor Krieg wurde nun eröffnet. 1986 konnte unter Professor M. Zenz eine selbständige Klinik für Anästhesiologie, Intensiv- und Schmerztherapie eröffnet werden. 1989 war eine zehnjährige Modernisierungsphase erfolgreich zu Ende gegangen. Im gleichen Jahr wurde die medizinische Abteilung des Silikose-Forschungsinstituts in das Klinikum integriert und das Institut in das Berufsgenossenschaftliche Forschungsinstitut für Arbeitsmedizin umgewandelt.
Das 1909 als kommunales Hospital gegründete Knappschaftskrankenhaus in Bochum-Langendreer wurde 1918 von der Bundes-Knappschaft erworben, die seither Träger dieser Institution ist. 1909 leitete G. Rüdiger die „Innere Station". Ihm folgte 1920 R. Patschowski als Leiter des „Hauses für Innere Kranke" mit einer zentralen Lungenstation der Ruhrknappschaft. 1929 wurde er Chefarzt der Inneren Abteilung bis 1946. Sein Nachfolger bis 1954 wurde Professor Oberdisse, der später einen Ruf auf den Lehrstuhl für Innere Medizin an der 2. Medizinischen Klinik der Universität Düsseldorf annehmen sollte. Ab 1954 wurde Dr. Pieper Leiter der Inneren Abtei-

lung. Er richtete eine Spezialambulanz für Diabetiker ein, die schon rasch zu den größten außeruniversitären Einrichtungen dieser Art gehörte. Ein moderner Neubau des Knappschaftskrankenhauses in Bochum-Langendreer wurde 1972 seiner Bestimmung übergeben. Professor H. Daweke stand der Inneren Klinik von 1972 bis 1992 als Chefarzt vor. Seit 1993 ist Professor W. Schmiegel sein Nachfolger.
Das 1911 gegründete St. Josef-Hospital steht in der Trägerschaft der katholischen St. Elisabeth-Stiftung. Anfangs verfügte das Haus über eine Hauptabteilung für Innere Krankheiten und zwei Belegabteilungen für Geburtshilfe/ Gynäkologie und Dermatologie/Venerologie. 1922 wurden die Chirurgische und eine HNO-Abteilung eingerichtet. Nach dem Zweiten Weltkrieg kamen in den 1960er Jahren eine neurologische Klinik sowie eine für Radiologie und Strahlentherapie hinzu. 1970 folgte eine zentrale Anaesthesie-Abteilung und 1980 die orthopädische Klinik. Chefärzte der Medizinischen Klinik waren von 1911 bis 1946 Dr. J. Lossen und von 1946 bis 1973 Dr. H. Reiners. Letzterem folgte 1972 Professor D. Ricken, der die Klinik bis zu seinem Ausscheiden 1997 leitete. 1998 wurde die Medizinische Klinik dann geteilt: Heute besteht die Klinik I mit den Schwerpunkten Kardiologie und Angiologie unter Professor Mügge sowie die Klinik II mit den Schwerpunkten Gastroenterologie/Hepatologie, Stoffwechselerkrankungen, Endokrinologie und Infektiologie unter Professor W.E. Schmidt.

Universitätsklinik Essen

Ähnlich wie in Düsseldorf wurden in der größten Stadt des Ruhrgebiets Essen die städtischen Krankenanstalten zum Ausgangspunkt für die Entstehung einer medizinischen Fakultät. Am 29. Juli 1909 nahmen sie auf dem Gelände des ehemaligen

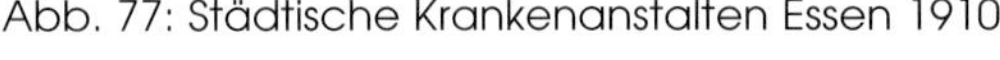
Abb. 77: Städtische Krankenanstalten Essen 1910

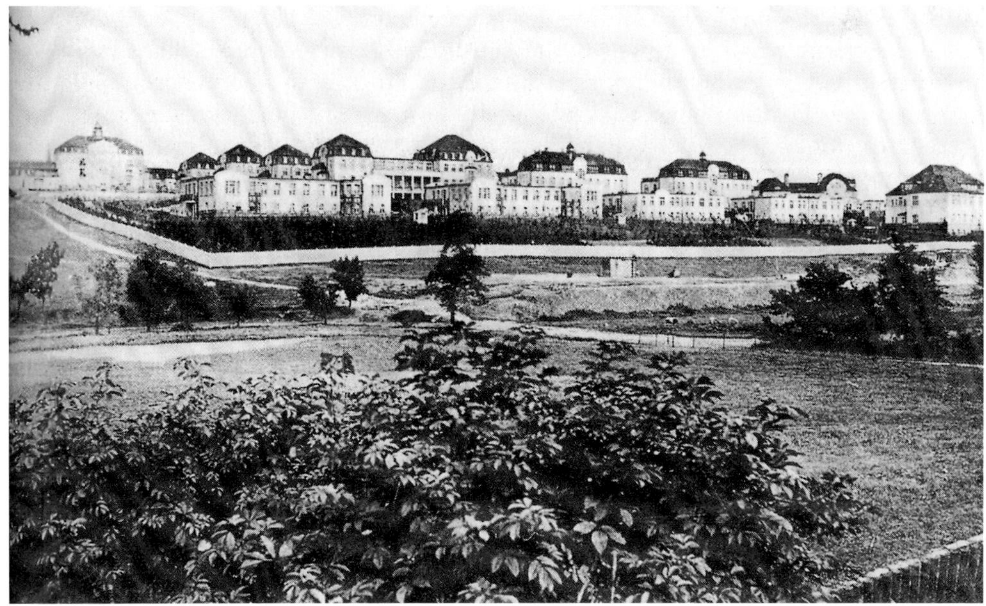

„Frohnhauser Holzes“ ihren Betrieb auf, nachdem die Stadtväter die Kapazitäten der seit den 1860er Jahren genutzten Cholera- und Scharlachbaracken und des städtischen Wöchnerinnenasyls als völlig unzureichend erkannt und den Bau eines modernen, den Erfordernissen einer Industrieregion entsprechenden Krankenhauses beschlossen hatten. Bereits 1907 war als Chefarzt der Internist Julius Grober aus Jena gewonnen worden, zu dessen Spezialgebieten die physikalische Therapie und Klimatologie gehörten. Grober wurde aufgrund seiner Publikation „Deutsches Krankenhaus“ später weit über die Grenzen Essens hinaus bekannt. Ferner wurde Heinrich Schulze-Steinen zum Chefarzt der Hautklinik, und Leopold Hessberg, der auch Sonntagssprechstunden für die Arbeiter der Stahlwerke abhielt, leitete die Augenklinik. Erst während der folgenden Jahre kamen schrittweise eine HNO-Klinik und eine psychiatrische Abteilung hinzu. Eine Frauenklinik und eine Chirurgie gab es zunächst nicht.

Anders als in Köln und Düsseldorf kam es in Essen jedoch wegen der engen finanziellen Spielräume der Kommune nicht zur Gründung einer Akademie für praktische Medizin, was Grober bereits 1912 dazu veranlasste, einer Berufung nach Jena zu folgen. Sein Nachfolger als ärztlicher Direktor wurde Wilhelm Pfeiffer aus Kiel. Ein Jahr später konnten die städtischen Krankenanstalten Essen endlich auch um eine Frauenklinik, die von Ludwig Gummert geleitet wurde, und um eine Chirurgische Klinik, geleitet von Professor Haecker aus Königsberg, erweitert werden. Unmittelbar nach Ende des Ersten Weltkrieges kam eine Kinder- und Säuglingsstation hinzu, zunächst von Eduard Freise, ab 1921 dann von Rudolf Hess und ab 1922 von Otto Bossert betreut. Ein Jahr später wurde eine eigene Röntgenabteilung installiert. Insgesamt verfügte die Klinik damit über 1.540 Betten. Essen war nach den Worten von Bürgermeister Schäfer aus dem Jahr 1923 „zum Mittelpunkt fachärztlicher Tätigkeit im Rheinisch-Westfälischen Industriegebiet“ geworden. Starken Einschränkungen sah sich die Klinik während der französischen Besatzungszeit von 1923 bis 1925 ausgesetzt. Erst danach konnte der langgehegte Plan einer eigenen Pathologie mit der Berufung Arthur Wilkes in die Tat umgesetzt werden. Als Nachfolger des 1941 verstorbenen Wilhelm Pfeiffer wurde Adolf Heymer aus Bonn berufen, der bis 1959 in dieser Position blieb. Im Oktober 1944 wurde die gerade neu gebaute und erst seit zwei Jahren genutzte Medizinische Klinik durch Luftangriffe völlig zerstört. Die provisorische Auslagerung in das evangelische Krankenhaus Werden konnte nach Kriegsende erst mit dem Neubau der Medizinischen Klinik 1952 beendet werden.

Neuer Leiter der Inneren Medizin wurde 1959 Otto-Heinrich Arnold. In jener Zeit reifte erstmals der Gedanke des Aufbaus einer medizinischen Ausbildungsstätte in Essen, basierend auf den Vorschlägen des neugegründeten Deutschen Wissenschaftsrates. Doch bei den ministeriellen Überlegungen über den optimalen Hochschulstandort des Ruhrgebiets hatte Essen in Bochum und Dortmund starke Konkurrenz. Das – formal zum Rheinland gehörende – Essener Klinikum sollte daher als Einheit einer noch zu gründenden Ruhruniversität, die in Westfalen liegen sollte, zugeordnet werden. Übergangsweise sollte das Essener Klinikum an die Medizinische Fakultät der Westfälischen Wilhelms-Universität Münster angebunden werden. Am 4. November 1963 wurde diese Regelung offiziell, und der Übergang von den städtischen Krankenanstalten zum Universitätsklinikum war vollzogen. Nach-

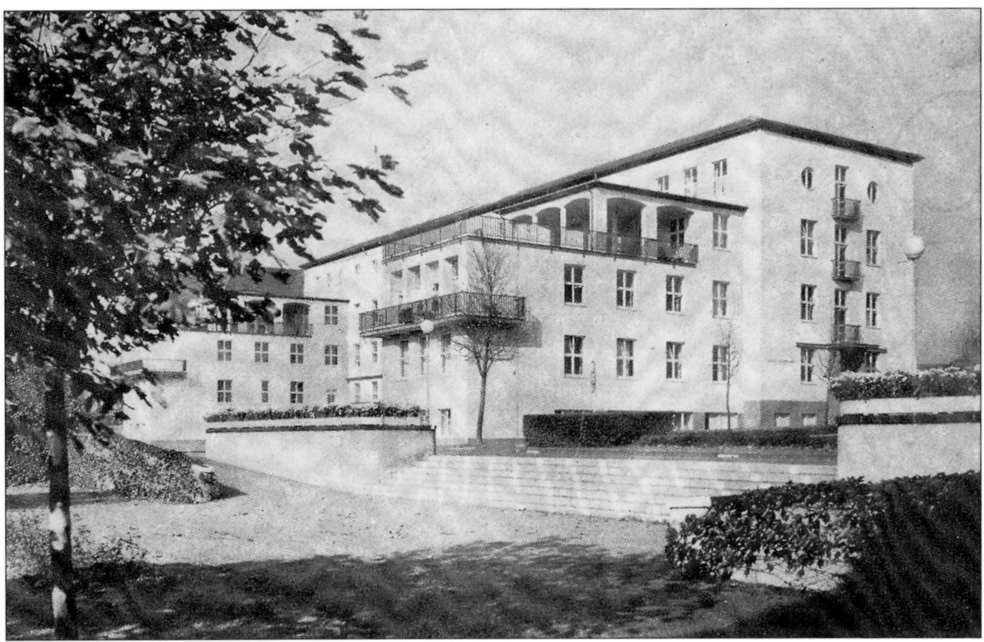

Abb. 78: Die neue Medizinische Klinik Essen 1940

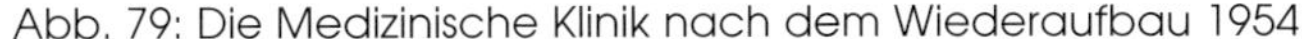

Abb. 79: Die Medizinische Klinik nach dem Wiederaufbau 1954

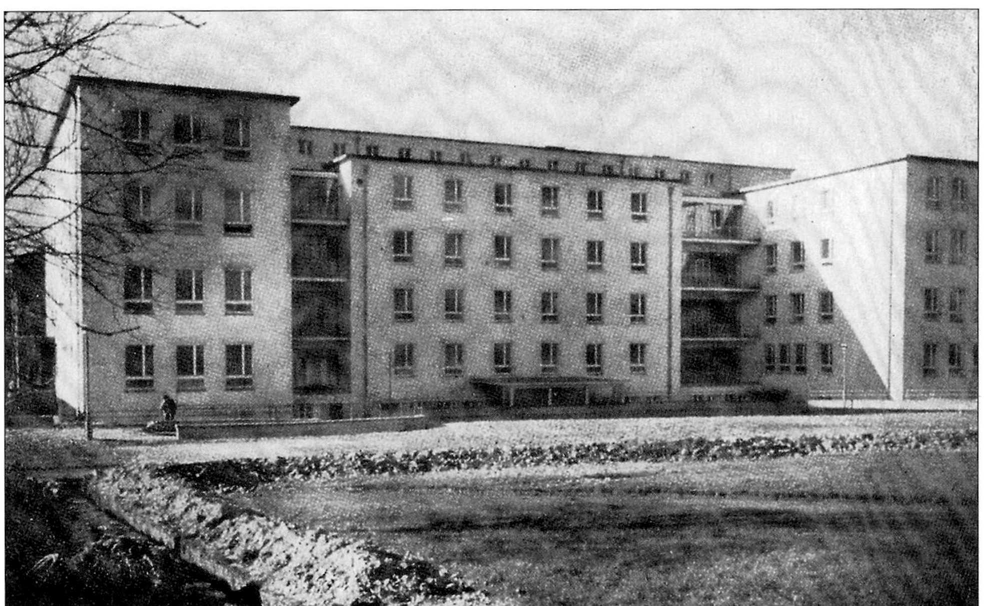

dem im Sommer 1965 die Ruhr-Universität in Bochum ihre Arbeit aufgenommen hatte, erfolgte der Übergang des Klinikums Essen an die neue Hochschule des Ruhrgebiets. Doch schon sieben Jahre später entstand 1972 mit der Gründung einer Gesamthochschule in Essen eine bundesweit einmalige Situation: Das Essener Universitäts-Klinikum wurde als einzige primäre akademische Institution in die neue Gesamthochschule integriert.

Mit der Statusänderung zur Universitätsklinik wurde unter dem maßgeblichen Einfluss ihres damaligen Direktors Walter Müller die Innere Medizin in Fachrichtungen „departementiert". Im Zuge der raschen Entwicklung der Onkologie war während der „Bochumer Zeit" als erste kooperative Institution des Landes im Oktober 1967 eine bis dahin bundesweit einzigartige Strahlen- und Tumorklinik, die ausschließlich der Diagnostik und Therapie von Tumorkranken gewidmet war, in einem modernen Neubau eröffnet worden. Die wissenschaftliche Leitung dieser auf eine Initiative der Gesellschaft zur Bekämpfung der Krebskrankheiten in Nordrhein-Westfalen zurückgehenden Tumorklinik übernahm C.G. Schmidt. Aus ihr entwickelte sich Mitte der 1970er Jahre das „Westdeutsche Tumorzentrum" an der Gesamthochschule Essen, bestehend aus einer Inneren und einer Poliklinik sowie der Strahlenklinik. 1976 wurde das Zentrum durch neugegründete Institute für Zell- und Molekularbiologie ergänzt. Die Essener Tumorklinik hat sich nach einer Aufbauphase mit unterschiedlichsten Schwerpunkten der Krebstherapie auseinandergesetzt, u.a. mit Untersuchungen zur Behandlung von Leukämien, malignen Lymphomen, Hodentumoren, Bronchialkarzinomen, Mammakarzinomen, Ovarialkarzinomen und verschiedenen Bindegewebstumoren, sogenannten Sarkomen. Bereits um 1975 konnten erste positive Ergebnisse bei vorher unheilbaren Tumoren erzielt werden. Die primären klinischen Schwerpunkte wurden zunehmend erweitert: Parallel hierzu wurden experimentelle Studien zur Chemo- und Immuntherapie maligner Erkrankungen, Studien an menschlichen Chromosomen bei der Tumorerkrankung und biochemische Untersuchungen bei menschlichen Tumor- und Leukämiezellen durchgeführt. Auch heute noch gilt die Essener Tumorklinik unter Leitung von Professor S. Seeber als die größte medizinisch-onkologische Einrichtung im Bundesgebiet. Entscheidende Impulse gingen später für die Innere Medizin insbesondere von Professor Erbel aus, der als einer der ersten in Deutschland „verstopfte" Herzkranzgefässe mit „Stents" öffnete. Die Gastroenterologie wurde vertreten von Professor Harald Goebell mit den Forschungsschwerpunkten bei Pankreas-Erkrankungen sowie den chronisch entzündlichen Darmkrankheiten. Für diese wurde in Essen ein nationales Referenzzentrum eingerichtet. Die Nephrologie und Dialyse liegt in den Händen von Professor Jürgen Philipp, der insbesondere durch seine Arbeiten über den Bluthochdruck und über Nierenkrankheiten bekannt wurde.

Universitätsklinik Aachen

Obwohl Aachen eine bis weit in das Mittelalter zurückreichende Tradition als Heilbad hat und über eine große Zahl eigener Ärzte verfügte, gab es lange Zeit keine geregelte Medizinerausbildung. Zwar wollten 1803 einige Aachener Ärzte eine „gemeinnützige medizinische Zeitschrift" zur Förderung des medizinischen Nachwuchses herausgeben, doch scheint das Heft nur in einmaliger Auflage erschienen zu sein. Immerhin konnte mit der Gründung des „Ärztlichen Lesevereins" 1840/41 eine für Mediziner nützliche Bibliothek zu Fortbildungszwecken aufgebaut werden. Allerdings war der Leseverein kein Äquivalent zu Institutionen der regulären Medizinerausbildung, die für lange Zeit ein unerfüllter Traum bleiben sollte. Auch in Aachen gab es seit Mitte des 19. Jahrhunderts einige Hospitäler in konfessioneller Trägerschaft, doch erst mit dem Bau städtischer Krankenanstalten an der Goethestraße von 1900 bis 1914 wurde der entscheidende Schritt zu Professionalisierung der medizinischen Versorgung getan. Unter ihrem ärztlichen Direktor, dem Internisten Felix Wesener, nahm die 1923 in Städtisches Elisabeth-Krankenhaus umbenannte Klinik eine positive Entwicklung. Neben der Inneren Medizin gab es bereits eine chirurgische, eine dermatologische und eine HNO-Abteilung. 1924 folgte Ludwig Beltz als Chefarzt auf Wesener. In der „Ära Beltz" kam 1935 eine eigene Abteilung Augenheilkunde hinzu und die Kinderheilkunde wurde bedeutend ausgebaut. Der Zweite Weltkrieg brachte auch für Aachen verheerende Zerstörungen. Nach einem kompletten Neubau Ende der 1950er Jahre brachen für die Krankenanstalten bald neue Zeiten an, denn gemäß den Empfehlungen des Wissenschaftsrates sollte endlich eine medizinische Ausbildung nicht nur durch eine Universität in Essen, sondern auch durch eine eigene Universität in Aachen ermöglicht werden. An der 1966 gegründeten RWTH, der Rheinisch-Westfälischen Technischen Hochschule, sollte die Medizinische Fakultät eng mit den schwerpunktmäßig gelehrten Ingenieurwissenschaften kooperieren. Die Krankenanstalten der Stadt Aachen wurden nun als „Klinische Anstalten der Technischen Hochschule" in die Obhut des Landes übernommen. Weil nun völlig neue Anforderungen an Klinikalltag, Lehre und auch Forschung gestellt wurden, wagte man in Aachen einen richtungweisenden Klinik-Neubau, der 1985 eröffnet wurde und seitdem als medizinischer „High-Tech-Hochleistungsbau" größte Anerkennung erhalten hat.

Der zum Direktor der Medizinischen Klinik I des Universitätsklinikums Aachen berufene Kardiologe Sven Effert hat einen der ersten Herzschrittmacher in Deutschland implantiert, in Aachen die elektrische Defibrillation vorangetrieben und erstmals eine moderne kardiologische Intensivstation eingerichtet. Er gab Aachen gemeinsam mit dem in den 1980er Jahren berufenen Herzchirurgen Bernd Messmer sein Profil als Herzzentrum – Aachen wurde schon bald in einem Atemzug mit Berlin, Düsseldorf, München und Bad Oeynhausen genannt. Weiterer Schwerpunkt wurde die von Johann Dietrich Meyer-Erkelenz betreute Pneumologie. Mit der Übernahme der Medizinischen Klinik I durch Peter Hanrath wurden vermehrt nicht-chirurgische Gefäßprothesen-Implantationen mittels Katheter durchgeführt. Die von ihm Anfang der 1990er Jahre entwickelte multiplane Oesophagus-Echokardiographie gelangt heute in allen internistischen Kliniken zum Einsatz. Die 1967 gegründete Medizinische Klinik II unter Robert Heintz widmete sich der Nephrologie und betreute eine Infektions- und Tuberkulose-Station. 1981 wurde Heintz von Günter Sieberth abgelöst. 1982 wurde die Abteilung für Stoffwechsel-Krankheiten und Gastroenterologie in eine eigene Medizinische Klinik III umgewandelt, geleitet von Siegfried Matern. Seit 1989 widmet sich die Medizinische Klinik IV unter Rainhardt Osieka mit einem eigenen Tumorzentrum der Hämatologie und Onkologie.

Privatuniversität Witten/Herdecke

Erwähnung finden soll abschließend auch die 1980 gegründete Privatuniversität Witten/Herdecke, die bereits zwei Jahre später vom Land Nordrhein-Westfalen anerkannt wurde. 1983 konnte der Studiengang Humanmedizin aufgenommen werden. Der ursprüngliche Auftrag bestand darin, durch innovative Ansätze in der Ausbildung von Nachwuchsmedizinern Veränderungsimpulse im Gesundheitswesen zu setzen. So gehört zu den Besonderheiten der medizinischen Fakultät das Angebot zur Fortbildung in Medizinethik, pharmazeutischer, traditioneller chinesischer sowie anthroposophischer Medizin und Homöopathie. Die medizinische Fakultät in Witten-Herdecke ist die einzige, die Reformstudiengänge wie Humanmedizin, Pflegewissenschaften und Musiktherapie anbietet. Charakteristisch ist das Studium in kleinen Gruppen ausgewählter Studierender, eine intensive Lehre mit neuen Lernformen sowie ein sehr niedriger Lehrenden-/Studierenden-Quotient. Das sogenannte Hausarzt-Adoptionsprogramm bringt die Medizin-Studenten bereits im zweiten Semester in direkten Patientenkontakt. Im Unterschied zu den übrigen Universitäten, die dem Land unterstehen, hat die Privatuniversität keine eigene Universitätsklinik gebaut, sondern ging für den klinischen Unterricht regional breitgestreute Kooperationen ein, zunächst mit dem Gemeinschaftskrankenhaus Herdecke, später mit Kliniken in Wuppertal, Hagen, Schwerte, Witten, Ennepetal, Hattingen, Wetter, Iserlohn, Datteln und Gütersloh.

3. Auswahl überregionaler Krankenhäuser und Spezialkliniken

Nachdem zu Anfang des 20. Jahrhunderts die Ableistung eines Praktischen Jahres in der Arztausbildung zwingend vorgeschrieben worden war, wurden im Umfeld einer Universität oder Medizinischen Akademie zahlreiche Krankenhäuser zu sogenannten Akademischen Lehrkrankenhäusern bestimmt. Im Folgenden sollen einige der Bedeutendsten unter ihnen sowie Allgemeinkrankenhäuser der Flächenversorgung für die einzelnen Regionen exemplarisch vorgestellt werden.

a) Das Rheinland: Bonn – Köln – Aachen

Malteser-Krankenhaus Bonn

Für die Universität Bonn ist als Akademisches Lehrkrankenhaus beispielsweise das Malteser-Krankenhaus in Bonn-Hardtberg zu nennen. Es wurde 1920 ursprünglich in Endenich vom Roten Kreuz gegründet, dann von den Maltesern übernommen, erlebte seine Blütezeit jedoch erst nach dem Zweiten Weltkrieg. 1970 konnte ein modernen Anforderungen genügender Neubau in Hardtberg in Trägergemeinschaft des Malteser-Ordens mit dem Landkreis Bonn eröffnet werden. Dank einer Erweiterung 1976 verfügte das Haus als eines der ersten Akutkrankenhäuser in Deutschland über eine Geriatrie. Die Internistische Abteilung wurde Mitte der 1990er Jahre bedeutend erweitert, um die Betreuung der Schwerpunkte Gastroenterologie, Kardiologie, Stoffwechselerkrankungen und der Intensivmedizin mit modernster Ausstattung zu ermöglichen. Eine Besonderheit des Malteser-Krankenhauses ist das Zentrum für Palliativmedizin, das als schmerztherapeutische Fort- und Weiterbildungsstätte des derzeit einzigen Lehrstuhls für Palliativmedizin dient.

Klinikum Rhein-Sieg Siegburg

Schon im frühen Mittelalter besaß Siegburg Pflegestätten für hilfsbedürftige Einwohner: das St. Paulihospital und das St. Katharinenhospital. Im 15. Jahrhundert kam das Hospital zum heiligen Geist hinzu. Doch erst im 19. Jahrhundert konnte dank einer Stiftung der Schwestern Hagen ein städtisches Krankenhaus errichtet werden. Lange Zeit wurde das Krankenhaus von den Siegburger Ärzten als reines Belegkrankenhaus genutzt. Erst 1883 übernahm der Kreisphysikus Peter Brühl die ärztliche Leitung. Zum langjährigen Leiter der Inneren Abteilung wurde nach der Jahrhundertwende Walther Schoppe berufen. Sein Nachfolger wurde 1935 Robert Bruch, der bis 1968 die Innere Medizin in Siegburg leitete. Ihn löste Hans Schlüssel als Chefarzt der Inneren Abteilung ab. Wie viele andere Häuser, erhielt das Siegburger Krankenhaus erst nach dem Zweiten Weltkrieg einen modernen Neubau, weiterhin in der Siegburger Innenstadt gelegen, da sich in einer Randlage der Lärm des nahegelegenen Köln/Bonner Flughafens stärker bemerkbar gemacht hätte. Anfang der 1980er Jahre wurde das städtische Krankenhaus in die Krankenhaus Siegburg GmbH überführt. Nach wie vor leitete Hans Schlüssel die Medizinische Klinik. Seit Mitte der 1990er Jahre hat sich das Krankenhaus Siegburg mit einem funktionalen Neubau einen Namen als Herzzentrum gemacht. Der Kardiologie steht seitdem Eberhard Grube vor, die Medizinische Klinik mit dem Schwerpunkt Gastroenterologie des seit 2002 in die Trägerschaft des Fresenius-Konzerns überführten „Klinikums Rhein-Sieg“ leitet heute Rainer Müller.

St. Elisabeth-Hohenlind Köln

In der Universitätsstadt Köln fungiert neben zahlreichen traditionsreichen Häusern in konfessioneller Trägerschaft auch St. Elisabeth-Hohenlind im Stadtteil Lindental als Akademisches Lehrkrankenhaus der Universität Köln. 1932 gegründet, entwickelte es sich unter seinem ersten Chefarzt Paul Uhlenbruck rasch zu einer der größten und leistungsfähigsten Kliniken Westdeutschlands. Unter der Leitung von Albert Schürmeyer von 1945 bis 1975 erhielt die Klinik eine funktionelle Gliederung in sieben internistische Stationen und eine 1969 neu eingerichtete interdisziplinäre Intensivstation. Bei der Übernahme der Medizinischen Klinik durch Julius Schoenemann 1976 wurde der Name der Inneren Abteilung in Medizinische Abteilung und später in Medizinische Klinik geändert, was dem erweiterten Tätigkeitsspektrum entsprach. 1977 wurde eine eigene Endoskopie-Funktionsabteilung eingerichtet und 1983 ein Herz-Kreislauflabor aufgebaut. 1997 konnte dann sogar eine komplett neu eingerichtete kompakte medizinische Funktionsabteilung mit vier Videoendoskopieplätzen, Endosonographie, Farbdoppler-Sonographie, Herz-Kreislauflabor und Lungenfunktionslabor in Betrieb genommen werden. 1998 kam ein Schlaflabor hinzu. Neben dem zentralen gastroenterologischen Schwerpunkt der Klinik wurde die nichtinvasive Kardiologie mit dem besonderen Akzent der differenzierten Schrittmachertherapie ausgebaut. Zusammen mit der Medizinischen Klinik I und der Strahlentherapeutischen Klinik der Universität zu Köln wurde 1983 ein interdisziplinärer onkologischer Arbeitskreis etabliert. Die im Lauf der Jahre aufgebauten klinischen Schwerpunkte sind in erster Linie die Gastroenterologie, die nicht-invasive Kardiologie und Pneumologie einschließlich Herzschrittmachertherapie, die

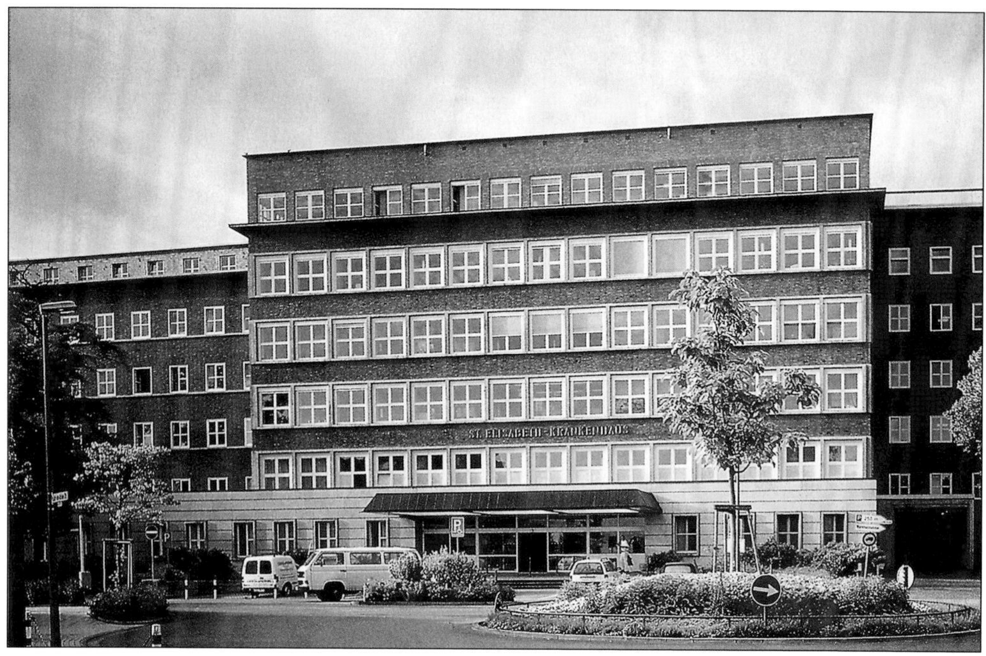

Abb. 80: St. Elisabeth-Hohenlind in Köln heute

internistische Intensivmedizin, Onkologie und Palliativmedizin. Seit dem 1. Mai 2000 leitet Professor Christoph Pohl die Medizinische Klinik.

Klinikum Leverkusen

Erst 1930 hatte der Geburtsort des Schmerzmittels Aspirin die Stadtrechte erworben, und daher ist auch das 1956 eröffnete Klinikum Leverkusen ein relativ junges Krankenhaus. Es beerbte die Traditionen zweier katholischer Häuser sowie zweier, während der 1940er Jahre eingerichteten Behelfskrankenhäuser, die in ehemaligen Schulgebäuden auf engstem Raum die stetig wachsende Bevölkerung der Industriestadt Leverkusen versorgten. Gemäß Ratsbeschluss vom 2. Februar 1950 sollte das moderne Krankenhausgebäude rund 400 Patienten beherbergen und im Bedarfsfall auf 700 Betten erweitert werden. Sowohl die baulichen Gegebenheiten als auch die Ausstattung hatten den modernsten Erkenntnissen von Medizin und Krankenpflege zu genügen. Aufgrund der Zusammenarbeit mit der „Deutschen Hospitalia Arbeitsgemeinschaft" erhielt Leverkusen ein „Musterkrankenhaus", das künftig zum vielbesuchten „Mekka in der Krankenhauslandschaft der Bundesrepublik" wurde. Fünf Fachabteilungen wurden eingerichtet: die Chirurgie, eine Frauenklinik, Innere Medizin, eine Kinderklinik und die Radiologie. Schon 1965 erfolgte die Erweiterung des Krankenhauses auf 775 Betten. Seit 1978 fungiert die Leverkusener Klinik als Akademisches Lehrkrankenhaus der Universität Köln, und seit 1993 wird das Haus als gemeinnützige GmbH geführt. 1984 wurde die Innere Medizin in die Bereiche Allgemeine Innere Medizin/Kardiologie und in Gastroenterologie/Onkologie/ Hämatologie gegliedert und bildete zusammen mit der Geriatrie das Zentrum für Innere Medizin. Heute wird die Medizinische Klinik 1 mit den Schwerpunkten Herz-Kreislauf-Diagnostik, Lungen- und Bronchialdiagnostik, Herzschrittmachertherapie, stationäre und Intensivtherapie von Michael Tauchert geleitet. Helmut Malchow war zuständig für die in der Medizinischen Klinik 2 angesiedelte Gastroenterologie mit einem endoskopischen sowie einem Diabetes-Schwerpunkt. Sein Nachfolger ist H.E. Adamek. Norbert Niederle leitet die Onkologie/Hämatologie in der Medizinischen Klinik 3 und Johann Diederich Ringe die Medizinische Klinik 4 mit dem Fachbereich Geriatrie.

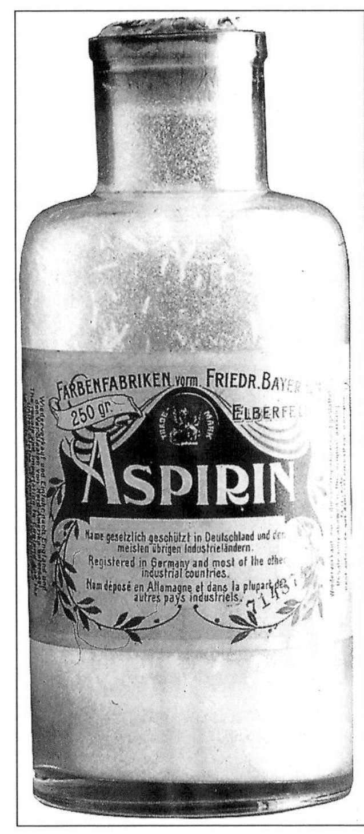

Abb. 81: Die erste Aspirin-Pulverflasche

Marien-Krankenhaus Bergisch Gladbach

Auch das 1896 im „Klösterchen" gegründete Marien-Krankenhaus in Bergisch Gladbach bildet als Akademisches Lehrkrankenhaus der Universität Köln den medizinischen Nachwuchs aus. Die ärztliche Leitung lag bei dem als praktischen Arzt in Bergisch Gladbach niedergelassenen Carl Rhode, dem 1939 Ignaz Tenckhoff nachfolgte. Einen ersten Erweiterungsbau erhielt das Krankenhaus bereits 1911. Die Stadt Bergisch Gladbach wurde 1932 Kreisstadt des neu gegründeten

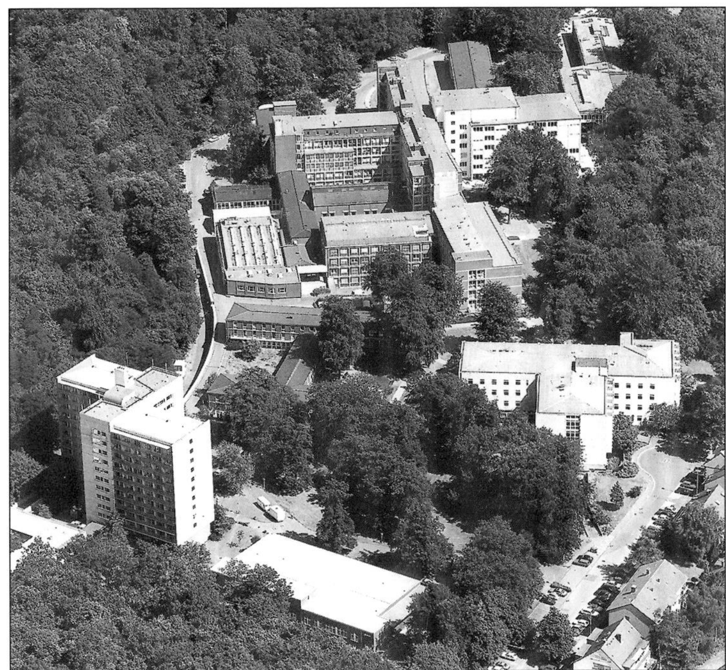

Abb. 82: Das Klinikum Leverkusen (Luftbild)

Rheinisch-Bergischen Kreises und hatte nun ungleich mehr Einwohner zu versorgen. Pläne für den Neubau eines Bettentraktes konnten jedoch zunächst nicht verwirklicht werden. Erst 1958 wurde ein Erweiterungsbau realisiert. 1977 konnte überdies ein dringend benötigter moderner Neubau eingeweiht werden. Die Innere Abteilung leitete ab 1956 Hans Ruppert, der bis 1977 zugleich als Ärztlicher Direktor tätig war. Ihm folgte 1978 Heribert Frotz als Chefarzt der Inneren Abteilung. Seit 1988 war er gleichzeitig Ärztlicher Direktor. Sein Hauptarbeitsgebiet ist die Gastroenterologie. Seit 1989 widmete sich das Marien-Krankenhaus der medizinischen Betreuung und Pflege älterer Menschen, 1996 wurde eine geriatrische Rehabilitationseinrichtung eingeweiht. Überregional bekannt ist die Abteilung für Diagnostik und Therapie der Krankheiten von Magen und Darm sowie von Leber und Galle. Besonderer Wert wird auf die Versorgung von Herz-Kreislauf-Erkrankungen und auf die Diabetikerschule gelegt.

Krankenhaus Düren

Im historischen Franziskanerkloster Dürens, das bis 1861 dem Staat als Bergamt gedient hatte, wurde ein Jahr später von der Stadt das Maria-Hilf-Hospital eröffnet, dessen pflegerische Versorgung die Elisabethinnen aus dem Aachener Mutterhaus übernahmen. 1881 erfuhr das Krankenhaus eine erste Erweiterung. Nach einem Großbrand kam es jedoch relativ rasch schon zu einem Neubau: 1909 konnte das neue Krankenhaus an der Roonstraße eingeweiht werden. 1914 wurde dem Haus ein Infektionshaus beigefügt. Ein Wöchnerinnenheim erhielt das Krankenhaus 1936. Auch das Dürener Krankenhaus wurde wie so viele andere während des Zweiten Weltkrieges völlig zerstört und konnte erst 1948 wiedereröffnet werden. Einen modernen Krankenhaus-Neubau konnte die Stadt 1976 realisieren. Die Innere Medizin in Düren ist in 3 Fachabteilungen unterteilt: Die Klinik für Innere Medizin I mit den Schwerpunkten Kardiologie, Angiologie sowie Pneumologie und den therapeutischen Zusatzeinrichtungen eines Herzkatheterlabors, einer kardiologischen Funktionsabteilung sowie einem Schlaflabor leitet Professor Dietrich Gulba, die Klinik für Innere Medizin II mit den Schwerpunkten Gastroenterologie, Hepatologie, Diabetologie, Stoffwechselkrankheiten, gastroenterologische Onkologie sowie operative Endoskopie leitet Privatdozent Dr. Jürgen Pauletzki, und die Klinik für Innere Medizin III mit den Schwerpunkten Hämatologie und internistische Onkologie leitet Dr. Jochen Karow. Der Chefarzt der Pathologie, Professor Jörg-Dietrich Hoppe, fungiert aktuell auch als Präsident der Bundesärztekammer sowie der Ärztekammer Nordrhein.

Luisenhospital Aachen

In Aachen steht das 1867 gegründete Luisenhospital – auf Anregung ihres Sohnes, des späteren Kaisers Wilhelm I., benannt nach der Preußischen Königin Luise – als Akademisches Lehrkrankenhaus der RWTH zur Verfügung. Der erste Internist des Luisenhospitals war 28 Jahre lang bis 1896 der Geheime Sanitätsrat Georg Mayer, der die häufig tödlich verlaufende Hakenwurmerkrankung in den Bergwerken analysierte und erfolgreich behandelte (s. Seite 94). Ihm folgte Max Dinkler, der bis 1929 amtierte. Nach ihm kam bis 1944 Erwin Eduard Moos, der die Psychotherapie in die Innere Medizin einführte. Der ab 1948 amtierende Hermann Schroeder wiederum

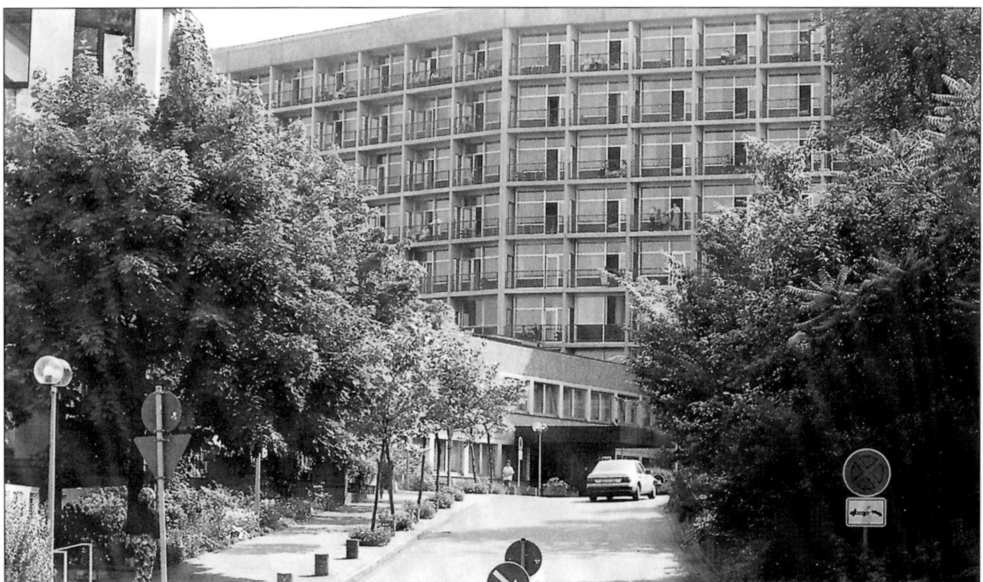

Abb. 83: Das Luisenhospital Aachen

machte sich um die neuartige klinische Anwendung der Vitamine verdient. Nachdem er Untersuchungen in Baltimore sowie in Montreal und Breslau durchgeführt hatte, widmete er sich vorwiegend dem Vitamin-Stoffwechsel. Sein Hauptwerk zu diesem Thema erschien in zahlreichen Auflagen und wurde in viele Sprachen übersetzt. Das Luisenhospital gilt nach einem Wort des Bonner Nuklearmediziners Cuno Winkler wegen der 1949 erzielten Erfolge mit der Radiojod-Therapie bei der Behandlung bösartiger Schilddrüsentumoren als „Wiege der Nuklearmedizin". 1963 konnte ein Neubau bezogen werden. Von 1970 bis 1989 leitete Klaus Krentz die Innere Abteilung. Er führte die ersten Untersuchungen mit flexiblen Endoskopen in Aachen durch und bildete in der Medizinischen Klinik einen gastroenterologischen Schwerpunkt. Mit dem Lehrbuch und Atlas „Gastroskopie" schrieb er eines der ersten endoskopischen Standardwerke im deutschen Sprachraum. Ihm folgte Wilhelm Berges als Spezialist für die Erkrankungen des Magen- und Darmtraktes; 1989 wurde er Chefarzt. Unter seiner Leitung wurde der gastroenterologische Schwerpunkt weiter ausgebaut. Ferner ist das Luisenhospital derzeit als einzige Aachener Klinik Therapie- und Schulungszentrum für Typ I- und Typ II-Diabetiker. In der Medizinischen Klinik haben sich, vertreten durch verschiedene Oberärzte, weitere Schwerpunkte wie Pneumologie, Onkologie und Kardiologie herausgebildet.

b) Düsseldorf und der Niederrhein

Das Evangelische Krankenhaus Düsseldorf

Unter den Krankenhäusern Düsseldorfs hat das Evangelische Krankenhaus, begründet in den ausklingenden Revolutionswirren 1849, die älteste medizinische Tradition. Unter Leitung des bekannten Düsseldorfer Arztes Karl Ebermaier und des Pfarrers Carl Krafft gründete die lediglich 5.000 Gläubige starke Evangelische Gemeinde an der Bergerstraße das erste große Krankenhaus der Stadt. In der inzwischen über 150jährigen Geschichte waren Lazarettaufgaben in insgesamt vier Kriegen notwendig. Fast 100 Jahre lang betreuten die Kaiserwerther Diakonissen das Haus. Erst 1948 erfolgte ein Wechsel zur Schwesternschaft des Evangelischen Diakonievereins in Berlin-Zehlendorf. Berühmtheit erlangte das EVK Düsseldorf auch mit der Einrichtung des deutschlandweit ersten Hospizes. Neben der medizinischen Versorgung ist das Evangelische Krankenhaus vor allem für seine 1969 gegründete Evangelische Krankenhaushilfe, die „Grünen Damen", berühmt geworden. Ihre Aufgabe besteht primär in der Betreuung von Patienten bei der Bewältigung alltäglicher Probleme. Die Evangelische Krankenhaus-Hilfe breitete sich rasch bundesweit in über 600 Krankenhäusern aus; heute sind die Grünen Damen als Beistand der Patienten aus dem Klinikalltag nicht mehr wegzudenken. Heute verfügt das Haus über 10 Fachabteilungen. Es ist Lehrkrankenhaus der Universität Düsseldorf. Die Medizinische Klinik wurde nach dem Zweiten Weltkrieg zunächst von Professor F. Bühler und von 1972 bis 1995 von Professor W. Herms geleitet. Durch seinen Einsatz erfolgte eine wesentliche Modernisierung mit eigenständiger Intensivstation und einer nephrologischen Abteilung mit Dialysestation in enger Kooperation mit dem Kuratorium für Heimdialyse. Seit 1995 steht der Medizinischen Klinik Professor H. Neuhaus vor. Unter der Fortführung der Schwerpunkte Allgemeine Innere Medizin, Nephrologie und Onkologie wurde der Bereich Gastroenterologie und Hepatologie maßgeblich erweitert. Diese Abteilung gilt überregional als Referenzzentrum, insbesondere für Krankheitsbilder, die komplexe diagnostische und therapeutische endoskopische Maßnahmen erfordern. Dabei besteht eine enge Kooperation mit den Bereichen Onkologie sowie Viszeralchirurgie. 1999 übernahm Professor E. Vester die Leitung der in die Medizinische Klinik integrierten Kardiologie. Auch diese Abteilung hat rasch eine überregionale Bedeutung gewonnen.

Die katholischen Krankenhäuser Düsseldorfs

Als Reaktion auf das Evangelische Krankenhaus entstand schon 1852 mit dem Theresienhospital, betreut von den Töchtern vom Heiligen Kreuz, ein katholisches Haus für Düsseldorf. 1864 schlossen sich zudem sieben katholische Pfarreien zum Marien-Hospital-Verein zusammen, der 1871 ein neues Haus eröffnete, das von den Kölner Franziskanerinnen pflegerisch betreut wurde. Während der Weltkriege diente das Haus als Lazarett, und wurde 1945 stark zerstört. Nach dem Wiederaufbau erfolgte 1966 die Grundsteinlegung für einen Neubau, der 1970 eingeweiht wurde. Seit 1982 fungiert das Hospital als Akademisches Lehrkrankenhaus der Universität Düsseldorf. Erstmals 1907 wurde die Behandlung internistischer Krankheitsbilder eigenständig einem Chefarzt der Inneren Medizin anvertraut. Dr. Paul Engelen leitete die Abteilung bis 1934. Es folgte Dr. Pfeffer, der nach den Zerstörungen des Zweiten Weltkrieges als ärztlicher Direktor den Wiederaufbau der Klinik maßgeblich organisierte. Stets war und ist auch heute noch die Klinik für Innere Medizin eine Säule des Marien-Hospitals. Unter Chefarzt Dr. Wirtz, der von 1966 bis 1979 amtierte, erfuhr die Abteilung einen Ausbau im Gebiet der Nephrologie und erhielt – allgemeinen Entwicklungen vorauseilend – bereits 1970 eine eigene Dialyse-Station. Auch in anderen Bereichen gab es durch den Aufbau der Bodyplethysmographie, des Rechtsherz-Katheters und der limited-care-Einheit wesentliche Fortschritte in der Patientenversorgung. In der Ära von Professor K. Hayduk von 1979 bis 2002 wurde die Dialyse-Abteilung zielstrebig für ambulante und stationäre Patienten modernisiert und auch die intensivmedizinische Versorgung verbessert. Darüber hinaus hat sich das Marien-Hospital einen hervorragenden Ruf auf dem Gebiet der arteriellen Hypertensionsbehandlung erworben. Seit 2002 steht die Klinik für Innere Medizin unter der Leitung von Privatdozent R. Lüthen. Unter Wahrung der Einheit der Klinik konnten die bisherigen Stärken im Bereich der nicht-invasiven Kardiologie und Nephrologie mit Dialyse erhalten werden. Zusätzlich wird die Gastroenterologie und Hepatologie stark gefördert. Weitere Schwerpunkte sind der Ausbau der Pneumologie und der Intensivmedizin. Dahingegen wurde die Therapie hämatologisch-onkologischer Erkrankungen im Sinne einer effektiven Arbeitsteilung von der Klinik für Onkologie und Strahlentherapie übernommen. Neben dem Marien-Hospital gibt es in Düsseldorf an katholischen Häusern noch das 1895 eingeweihte St. Vincenz-Krankenhaus, das Theresienhospital (seit 1979 Altenkrankenhaus), das Martinuskrankenhaus in Bilk, das 1902 im Stadtteil Heerdt eingerichtete Dominikus-Krankenhaus und das 1904 in Rath eröffnete Augusta-Krankenhaus, das sich in der Folge unter den Chefärzten Axel Mittelstaedt und Manfred Schwick einen besonderen Ruf bei der Behandlung von Magen- und Herzkrankheiten erarbeitete. In Benrath entstand 1961 der erste nach dem Krieg in Düsseldorf in Betrieb genommene Klinikneubau. Auch im Stadtteil Gerresheim wurde später ein weiteres modernes Krankenhaus errichtet. Leiter der medizinischen Kliniken sind hier Prof. Wolf-Dieter Schoppe und Prof. Theodor Königshausen.

Das Florence-Nightingale-Krankenhaus Düsseldorf-Kaiserswerth

Eine eigenständige, von der Abteilung für Chirurgie getrennte und durch einen Chefarzt geführte Klinik für Innere Medizin besteht am Diakonie-Krankenhaus in Düsseldorf-Kaiserswerth seit 1908. Damals wurde R. Bredt als leitender Arzt der Inneren Abteilung der Krankenanstalten berufen. Er leitete die ärztliche Behandlung sämtlicher Kranker der Inneren Abteilung in den Krankenanstalten auf dem Fronberg in Kaiserswerth einschließlich der Abteilung für geschlechtskranke Fürsorgezöglinge sowie das Infektionshaus. Bredt amtierte bis 1939, sein Nachfolger wurde Dr. Ufer. 1946 wurde schließlich Dr. B. Buchholz Chefarzt der Medizinischen Klinik in Kaiserswerth. Auf seine Initiative wurde eine internistische Intensivstation eingerichtet, die Krankengymnastik wurde differenziert und das Fach Pneumologie als eigenständige Klinik etabliert. Erster Chefarzt dieser neu gegründeten Abteilung war seit 1958 Dr. Nell, dem 1965 Dr. W. Kluth folgte. Schwerpunkt der Abteilung waren zunächst neben der Lungentuberkulose die chronisch obstruktiven und emphymatösen Lungenerkrankungen. Die Nachfolge von Buchholz als Chefarzt der Medizinischen Klinik trat 1969 Professor Koch, der seine internistische Ausbildung an der I. Medizinischen Klinik der Universität Düsseldorf unter Grosse-Brockhoff erhalten hatte, an. Unter seiner Leitung wurde der Neubau des Krankenhauses auf dem Fronberggelände geplant und vollendet, so dass 1975 das neue Krankenhaus bezogen werden konnte. Es trägt seitdem den Namen Florence Nightingales, der be-

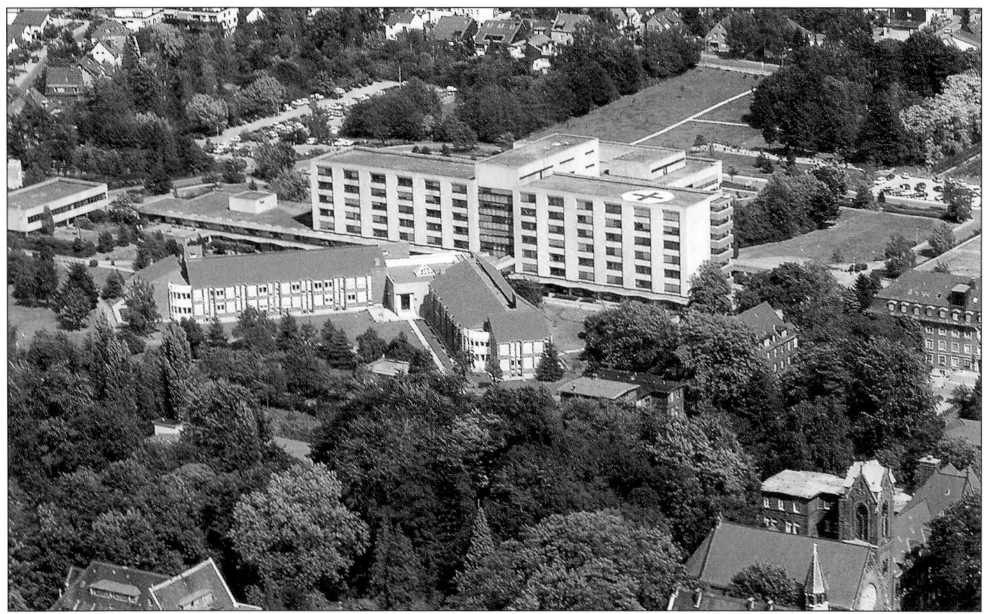

Abb. 84: Das Florence-Nightingale-Krankenhaus heute

reits erwähnten prominentesten Schülerin der Kaiserswerther Krankenpflege. Die Eröffnung des Neubaus erfolgte dementsprechend auch durch die Tochter der britischen Königin, Prinzessin Anne. Mit dem Bezug des Neubaus kam es zu einer raschen Differenzierung im Leistungsspektrum: Besonders hervorzuheben ist die Schaffung einer eigenen Dialysestation sowie die Angliederung eines ambulanten Dialyse-Zentrums durch das Kuratorium für Heimdialyse und Nierentransplantation. Seit 1990 wird die Innere Klinik durch Professor J.F. Erckenbrecht geführt. Er erhielt seine Ausbildung an den Düsseldorfer Universitätskliniken bei Professor Georg Strohmeyer. Zum zusätzlichen nephrologischen Schwerpunkt wurden unter seiner Leitung die Schwerpunkte Gastroenterologie und Onkologie ausgebaut und im Krankenhausbedarfsplan des Landes Nordrhein-Westfalen etabliert. Etwa zur gleichen Zeit wurde für die Pneumologie ein neuer Anbau an das Klinikum geplant und 1990 unter der Leitung von Dr. R. Kappes, der 1987 Kluth als Chefarzt gefolgt war, in Betrieb genommen. Einer der wichtigsten Schwerpunkte der pneumologischen Abteilung liegt seither in der Onkologie.

Die Städtischen Kliniken Neuss - „Lukaskrankenhaus"

Bereits 1844 erging der königlich-preußische Auftrag, in Neuss ein Hospital einzurichten. Geleitet wurde es von den Ordensfrauen der Augustinerinnen. 1909 begann man dann an der Preußenstraße mit dem Bau der städtischen Kliniken, die 1911 eingeweiht wurden. Leitender Arzt wurde der Internist Sanitätsrat Dr. Kehren. In den 1920er Jahren erfuhr das Haus einige Erweiterungen durch die Einrichtung diverser Spezialabteilungen. 1940 als Reservelazarett beschlagnahmt, wurde es schon zwei Jahre später zur pflegerischen Betreuung wieder an den Augustinerinnen-Orden übergeben. Nach den Zerstörungen des Zweiten Weltkrieges wurde in den 1950er Jahren ein Neubau errichtet. 1966 erfolgte die Umbenennung der städtischen Kliniken in „Krankenanstalten Neuss-Lukaskrankenhaus". Als Akademisches Lehrkrankenhaus der Universität Düsseldorf dient das Haus seit Beginn der 1970er Jahre. Ab 1948 hatte Chefarzt Dr. Mühlenbrock die Innere Klinik geleitet. Sein Nachfolger wurde 1983 Professor Wolfgang Merx mit den Schwerpunkten Kardiologie, Nephrologie und Pneumologie – geführt als Medizinische Klinik I. Zu den Haupttätigkeiten gehören dabei Dilatationen und die Implantation koronarer Stents. 1984 übernahm Professor Peter Czygan die Medizinische Klinik II mit den Bereichen Gastroenterologie und Onkologie. Ein Tumorzentrum gewährleistet fachübergreifende Kompetenz. Ergänzt wird das Angebot in Neuss durch eine Diabetikerschulung.

Städtische Krankenanstalten Krefeld

Als Zentrum der Textilindustrie und Bezugspunkt für die Städte Geldern, Kleve, Moers, Neuss, Viersen und Wesel war die Gründung städtischer Krankenanstalten in Krefeld bereits im ersten Drittel des 19. Jahrhunderts als Notwendigkeit erkannt worden. Schon 1845 konnte der Grundstein gelegt und 1850 das Haus eröffnet werden. Ernst Rudolf Heilmann und Johann Heinrich Meller übernahmen die medizinische Leitung. Von 1886 bis 1924 erlebte das Haus unter Chefarzt Carl Erasmus seine erste Expansionsphase und gehörte mit 300 Betten in den 1880er Jahren zu den größten im Rheinland. 1898 übernahm Gottfried Reinhold die nun eigenständig geführte Innere Abteilung, 1912 gefolgt von Paul Sterzing. Insbesondere zur Erweiterung der Inneren Abteilung wurde 1929 ein Neubau angeschlossen. Doch erst in der Nachkriegszeit wurde das Haus zu einem modernen Großkrankenhaus der Zentralversorgung; die Innere Abteilung erhielt – seit 1950 unter Leitung von Heinrich Sack – ein Zentrallabor und eine Röntgenabteilung. 1966 wurde in Krefeld die erste Entgiftungsstation in ganz Nordrhein-Westfalen eingerichtet, 1970 wurde eine Dialysestation in Betrieb genommen, und 1977 die Medizinische Klinik zweigeteilt:

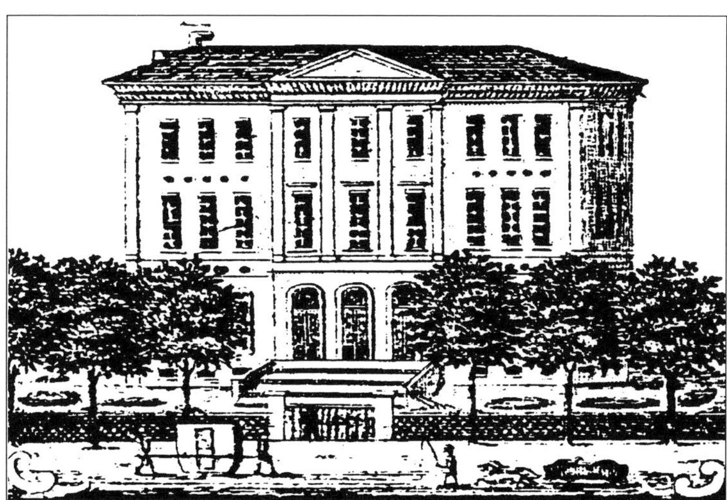

Abb. 85: Das städtische Krankenhaus Krefeld 1850

Professor Klaus-Dieter Grosser widmete sich der Kardiologie und Nephrologie, Professor Klaus Becker übernahm die Klinik für Gastroenterologie, Hepatologie und Hämato-Onkologie, die inzwischen von PD Dr. Th. Frieling geleitet wird. Seit 1989 betreut eine Onkologische Tagesklinik Krebspatienten. Als Akademisches Lehrkrankenhaus der Universität Düsseldorf werden in Krefeld seit 1977 Studenten ausgebildet. Auch für den Kreis Kempen-Krefeld entstanden im 19. Jahrhundert eine ganze Reihe, vor allem in katholischer Trägerschaft stehende Häuser, so das in seinen Anfängen in das Jahr 1390 zurückreichende Hospital zum Heiligen Geist in Kempen sowie zahlreiche Häuser in der Umgebung.

Kliniken Maria-Hilf Mönchengladbach

Als Waisenhaus nahmen die Kliniken Maria-Hilf 1854 ihren Anfang. Unter Betreuung der Franziskanerinnen von Nonnenwerth wurde im Waisenhaus „Zu den heiligen Schutzengeln" schon bald eine Schule eingerichtet, zunächst als Strick- und Nähschule, 1855 dann eine Höhere Töchterschule. Im sogenannten Studentenhaus im Schatten des Münsters wurden die Franziskanerinnen 1856 auch als Krankenpflegerinnen tätig. 1859 wurde an der Sandradstraße unter dem Namen Maria Hilf ein Haus zur Krankenpflege gebaut. Im Rahmen des Kulturkampfes wurde den Franziskanerinnen das Recht zum praktischen Unterricht entzogen, so dass die Krankenpflege als einziges Betätigungsfeld übrigblieb. Erst 1892 wurden zwei Krankenhausärzte für die Innere Medizin und die Chirurgie eingestellt. Eine eigenes Tuberkulose-Pflegeheim – die „Franziskus-Heilstätte" kam 1905 hinzu. Nach dem Tod von Dr. Blum 1924 folgte ihm Engelbert Sons als Chef der Inneren Abteilung. 1934 erhielt das Maria Hilf eine Röntgenabteilung. 1943 und 1944 von Luftangriffen schwer beschädigt, konnte es bis 1955 wiederaufgebaut und vergrößert werden. 1957 übernahm Professor Welte die Innere Abteilung. Mit Beginn der 1960er Jahre wurden sechs Fachabteilungen geführt: neben der Inneren die Chirurgie, Urologie, Gynäkologie, Röntgenologie und eine HNO-Abteilung. Anfang der 1970er Jahre kam eine Abteilung für Anästhesie und Intensivpflege sowie eine Dialyse-Station hinzu. Seit 1973 fungiert zudem die Stadt Mönchengladbach als Träger. Außerdem wurde 1974 das St. Katharinen-Krankenhaus Rheindalen angegliedert. 1978 wurde eine Neurologische Klinik unter Professor Maxion eingerichtet. Mit dem Abschied von Welte 1978 wurde die Medizinische Klinik zweigeteilt: Professor Reis übernahm als Chefarzt die Gastroenterologie und Hämatologie-Onkologie; Professor Larbig die Kardiologie und Nephrologie, gefolgt von Professor vom Dahl.

Evangelisches Krankenhaus Mülheim

Auch das evangelische Krankenhaus Mülheim ist ein Akademisches Lehrkrankenhaus der Universität Düsseldorf. Schon von Beginn an bestanden enge Verbindungen zu den von Theodor Fliedner gegründeten Diakonissenanstalten in Kaiserswerth. Getragen von der evangelischen Erweckungsbewegung Johann Heinrich Wicherns und Gerhard Tersteegens fanden sich auch in Mülheim 1847 evangelisch-pietistische Christen zusammen, um einen weiblichen Hilfsverein und einen Jünglingsverein zu gründen. Der Impuls für eine Krankenanstalt ging 1849 vom Mülheimer Jünglingsverein aus. 1850 wurde der Krankenhausbetrieb mit Diakonissen aus Kaiserwerth aufgenommen. Bis 1865 fungierte das Krankenhaus als Notfall-Krankenhaus für die umliegenden Zechen und Hütten. 1884 wurde die ärztliche Zuständigkeit in eine Innere und eine Chirurgische Abteilung geteilt, 1903 die Röntgendiagnostik eingeführt und 1905 eine Kinderabteilung eröffnet, die vom Chefarzt der Inneren Abteilung Schultz mitversorgt wurde. In den Jahren nach dem Ersten Weltkrieg konnte eine eigene Entbindungsstation eingerichtet werden. Nach dem Krieg leitete Chefarzt Johannes Schürer die Innere Abteilung. Während der fünfziger Jahre wurde das Krankenhaus wieder instandgesetzt und modernisiert. Auch nach dem Krieg blieb die Kontinuität in der inneren Medizin gewahrt; Schürer blieb bis 1953 Chefarzt. Ihm folgte Heinrich Böttner, der bis 1969 amtierte. Sein Nachfolger wurde von 1969 bis 1988 Hans Wilhelm Reinecke. 1977 konnte ein Neubau bezogen werden, in dem eine eigene kardiologische Klinik unter Chefarzt Volker Kötter eingerichtet wurde. Eine Herzchirurgie konnte aus Kostengründen lediglich in Zusammenarbeit mit den Kliniken Essen und Düsseldorf (Lehrkrankenhaus) realisiert werden. 1988 übernahm Professor Jürgen Freise als Chefarzt die Medizinische Klinik. 1989 wurde unter der Leitung von Rainer Seibel das Mülheimer Krankenhausinstitut MKI gegründet.

c) Das Ruhrgebiet und Westfalen

Städtisches Klinikum Solingen

1836 wurde in Solingen erstmals eine Krankenanstalt für Handwerksgesellen gegründet. Erst 27 Jahre später kam es 1863 zum Aufbau der städtischen Krankenanstalten – damals noch ohne Unterscheidung zwischen chirurgischen und medizinischen Patienten, deren Differenzierung erst Ende des 19. Jahrhunderts erfolgte. Zum Aufgabenbereich der Inneren Station zählte auch die Behandlung von Haut- und Geschlechtskrankheiten. Ende der 1920er Jahre wurden die Fachabteilungen erweitert um Frauenheilkunde, HNO und Pädiatrie. Ärztlicher Leiter wurde 1927 Professor Schott, der sich nach einem Studium in Heidelberg und Straßburg 1921 bei Professor Moritz in Köln habilitierte. Seine wissenschaftliche Tätigkeit zeigte Schwerpunkte in der Elektrokardiographie und der Insulin-Therapie des Diabetes. In der Zeit des Nationalsozialismus wurde Professor Schott wegen seiner jüdischen Herkunft seines Amtes enthoben, er emigrierte und verstarb elf Jahre später in den Vereinigten Staaten. Ab 1936 übernahm Professor Kurt Voigt die Leitung der Inneren Medizin am Städtischen Krankenhaus Solingen. Er wurde 1942 auf einen Lehrstuhl nach Giessen berufen. Seine Nachfolge trat Professor Wendt aus München an. In die Zeit seines Nachfolgers J. Bredt fallen erste Spezialisierungen und später auch koloskopische Untersuchungen. Mitte der 1980er Jahre entstanden drei Medizinische Kliniken – Gastroenterologie unter Dr. Bredt, Kardiologie unter Professor Kanzow, später unter Professor Behrenbeck, Nephrologie unter Dr. Bauditz. Somit wurde eine Spezialisierung auf den einzelnen Gebieten der Inneren Medizin ermöglicht. Die Leitung der Medizinischen Klinik I – Allgemeine Innere Medizin und Gastroenterologie – wurde 1987 von Professor Gerd Lux übernommen, der seine Ausbildung an der Medizinischen Klinik Erlangen unter Professor Demling erhalten und sich über die interdigestive gastroenterologische Motilität habilitiert hatte. Mit der Klinik für Allgemein- und Viszeralchirurgie unter Professor H.J. Meyer bildet die Klinik für Gastroenterologie das Abdominalzentrum am Städtischen Klinikum Solingen.

St. Elisabeth-Hospital Bochum

Bochum war in der Mitte des 19. Jahrhunderts mit 4.000 Einwohnern eine kleine, ländlich geprägte Gemeinde – woran noch heute das Kuh-Hirten-Denkmal in der Stadtmitte erinnert. Infolge der Industrialisierung verdreifachte sich bis 1873 die Einwohnerzahl. Wegen mangelhafter hygienischer Zustände und einer lebhaften Migration der Industriearbeiterschaft kam es zu mehreren Seuchen-Endemien wie Cholera und Pocken mit einer Mortalitätsrate von 50 Prozent. Um dieser Entwicklung entgegenzuwirken, wurde als eines der ersten Bochumer Häuser bereits 1848 das St. Elisabeth-Hospital gegründet und durch den Orden der Vincentinerinnen aus Paderborn betreut. Die ärztlichen Aufgaben übernahmen zunächst niedergelassene Ärzte. Als erster Chefarzt wurde 1852 Dr. H. Schulte berufen, der dieses Amt bis 1866 innehatte. Die moderne Medizinische Klinik am St. Elisabeth-Hospital leitete von 1967 bis 1991 Dr. K. Schürholz, der die Forschungsgebiete Paraproteine, Stoffwechselkrankheiten und Steroidhormone betreute. Seit 1991 fungiert Professor H.A. Neumann als sein Nachfolger.

Augusta-Krankenanstalt Bochum

Dieses 1864 von evangelischen Bürgern gegründete und später in die Trägerschaft der evangelischen Kirche übernommene Krankenhaus wurde in starkem Maße vom Leiter der Inneren Abteilung Professor Böhme geprägt. Von 1918 bis 1952 war das nach der preußischen Königin und Kaiserin benannte Augusta-Krankenhaus seine Wirkungsstätte. Besondere Verdienste erwarb er sich – wie bereits erwähnt – um die Erkennung der Silikose als eigenständiger, und von der Tuberkulose abzugrenzender Erkrankung von Bergleuten. Auf ihn folgten als Chefärzte der Medizinischen Klinik Professor Brauch und Professor Böhle, der von 1971 bis 1991 die Forschungsgebiete Fettstoffwechsel, Nierenkrankheiten und Immunologie betreute. Professor H.D. Kuntz, der für Arbeiten zur Pharmakokinetik bei Leberkrankheiten bekannt wurde, stand der Medizinischen Klinik von 1991 bis 1997 vor. Seither leitet Professor Petrides die Klinik mit dem Schwerpunkt Hepatologie, Gastroenterologie und Stoffwechselkrankheiten. Im Lauf der Zeit erhielt die Medizinische Klinik weitere Spezialabteilungen, so unter Professor Nakosteen (1979 bis 2002) die Pneumologie. Sein Schwerpunkt war die Frühdiagnose des Bronchialkarzinoms. Seit 2002 betreut Professor Ewig diese Fachabteilung. Die Hämatologie-Onkologie leitete von 1980 bis 2003 Professor Bremer, sein Nachfolger ist Professor Behringer. Die Leitung der Fachabteilung Nephrologie hatte von 1980 bis 2002 Professor Hecking inne, für die Kardiologie ist seit 1993 Professor Wehr zuständig, der vor allem durch seine Arbeiten zu Herzrhythmusstörungen bekannt ist. Das Augusta-Krankenhaus arbeitet im Verbundsystem mit dem Evangelischen Krankenhaus Hattingen und dem eigenen „Tochterkrankenhaus" in Bochum-Linden und versorgt auch die Bereiche Gerontopsychiatrie, Psychosomatik, Nephrologie und Psychiatrie.

Alfried Krupp-Krankenhaus Essen

Im ehemaligen Landkreis Essen war vor allem das 1870 zunächst als Lazarett vom Industrieunternehmen Friedrich Krupp eingerichtete Krankenhaus von Bedeutung. 1908 wurde ein großes Operationshaus eingerichtet, 1912 kam ein Wöchnerinnenhaus hinzu. 1920 erfolgte eine organisatorische Zusammenfassung des Krankenhauses nahe der Gussstahlfabrik mit den 1897 gegründeten Kaiser-Auguste-Viktoria Erholungshäusern zu den „Kruppschen Krankenanstalten", die bis 1967 Bestand haben sollten. Ihre anstehende Schließung konnte dank der neuen Alfried Krupp von Bohlen und Halbach-Stiftung unter großem persönlichen Einsatz von Professor Berthold Beitz verhindert werden. Seit Beginn der achtziger Jahre ist das Alfried Krupp Krankenhaus als Akademisches Lehrkrankenhaus der Universität Duisburg-Essen zugelassen. 1992 wurde das Haus Gründungsmitglied des Onkologischen Schwerpunktes Ruhr e.V. Gegenwärtiger Chefarzt der Inneren Klinik mit dem Schwerpunkt Kardiologie und Gastroenterologie sowie Onkologie ist Professor Thomas Budde. Sein Vorgänger war Professor Pöttgen. Neben der Kardiologie und Gastroenterologie gibt es noch die Nephrologie, die seit 2002 von Professor Wolfgang Grotz geleitet wird. Das Krupp-Krankenhaus ist derzeit sicherlich eine der modernsten und qualitativ hoch anerkannten Kliniken in Nordrhein-Westfalen mit großer Ausstrahlung. Das Krankenhaus verfügt über 560 Betten für die Kliniken der Inneren Medizin (Schwerpunkt Kardiologie, Gastroenterologie-Endoskopie und Onkologie, Nephrologie und Dialyse), Chirurgie (Schwerpunkte Abdominalchirurgie, Gefäßchirurgie und Unfallchirurgie), Orthopädie und Sportmedizin, HNO und plastische Chirurgie, Neurochirurgie, Neurologie, Frauenklinik, Internistische und Chirurgische Intensivmedizin sowie über eine ambulante Rehabilitations-Station.

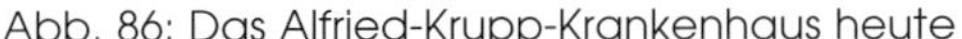
Abb. 86: Das Alfried-Krupp-Krankenhaus heute

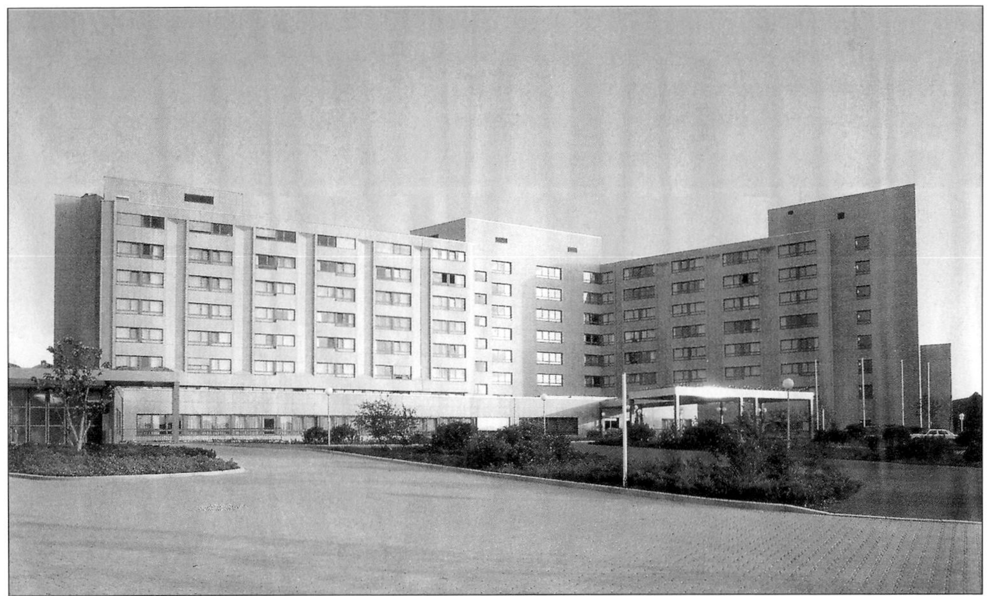

Elisabeth-Krankenhaus Essen

1843 erhielt der Orden der barmherzigen Schwestern von der heiligen Elisabeth vom damaligen Kabinett den Auftrag zur Gründung einer Krankenpflegeanstalt in Essen. Sie nahm 1844 ihren Betrieb in den Räumen des ehemaligen Kapuzinerklosters in der Stadtmitte auf. 1876 wurde die Stiftung der Elisabeth-Schwestern zu Essen gegründet, die dann auch Träger des Krankenhauses wurde. In einem dreistöckigen Anbau des Jahres 1849 wurde erstmals ein eigener Saal für Bergleute, ein eigenes Verbandszimmer und ein Operationssaal eingerichtet. 1893 entstand ein weiterer Neubau an der Lindenstraße – am heutigen Essener Bankenviertel. Mit der Erweiterung der Kapazitäten des Hauses wurde 1913 ein Umzug in einen Neubau an der Moltkestraße vorgenommen und zwei Fachabteilungen eingeweiht: die Innere Medizin und die Chirurgische Klinik. Seither hat sich das älteste Krankenhaus der Stadt zu einer modernen Einrichtung mit 13 Fachabteilungen entwickelt. Die Innere Medizin wurde zunächst von Professor Norpoth und Herrn Dr. Surmann geprägt. Diese beiden haben die Entwicklung des Fachs mit den Schwerpunkten Gastroenterologie, Diabetologie und Nephrologie vorangetrieben. Parallel hierzu entstand das Geriatriezentrum Haus Berge in Bergeborbeck mit seinen Abteilungen Akutklinik, Tagesklinik und Memoryklinik, die als eine der ersten Einrichtungen für die Untersuchung der Hirnleistungsschwäche in der Bundesrepublik gilt. Sie wird aktuell durch Professor Hans-Georg Nehen geleitet. Unter dem Dach des Geriatriezentrums findet man als weiteres Serviceangebot auch die Alzheimer-Gesellschaft Essen. Die Leitung der Inneren Medizin mit dem Schwerpunkt Gastroenterologie untersteht Gereon Börsch. Die Nephrologie mit eigener Dialyse-Station betreut Anton Daul. Seit 1984 besteht die Diabetesbehandlung und –schulung, 2001 wurde ein eigenes Diabetes-Zentrum eingeweiht. Seit 1984 gibt es eine Klinik für Kardiologie und Angiologie, die von Georg Sabin geleitet wird. Sie hat sich zu einer der größten Einrichtungen ihrer Art entwickelt. Als Schwerpunkt gelten alle nichtinvasiven kardiologischen Techniken mit der Einrichtung der Multidetektorcomputertomographie (MDCT) und der Magnetresonanztomographie (MRT), die invasive Kardiologie mit Herzkatheteruntersuchungen und der Elektrophysiologie. Die Klinik für kardiologische Angiologie wird von Volkmar Bongers geleitet. Das Elisabeth-Krankenhaus dient als Studienstätte im Rahmen der medizinischen Ausbildung an der Universität Duisburg-Essen.

St. Barbara-Hospital Gladbeck

Die Entwicklung der Inneren Medizin am St. Barbara-Hospital in Gladbeck spiegelt die Zeitgeschichte in eindrucksvoller Weise wider. Als erster approbierter Arzt ließ sich 1886 (13 Jahre nach Beginn der Kohleförderung auf der Zeche Graf Moltke) Dr. Georg Diedrich aus Göttingen im 4500 Einwohner zählenden Amt Gladbeck nieder. 1887 wurde er als „Knappschafts- und Armenarzt" eingetragen. Als zweiter „Armenarzt" kam 1893 Dr. med. August Beckmann nach Gladbeck; schließlich ließ sich 1900 Dr. Theodor Enbergs nach Approbation in Erlangen in seiner Heimatstadt nieder. In diese Zeit fiel die Planung und Gründung des St. Barbara-Hospitals, deren Spiritus rector der Pfarrer der St. Lambert-Gemeinde, Franz Nonn, war. Der Rohbau des „Katholischen Krankenhauses zum ‚Göttlichen Herzen

Jesu' in Gladbeck" wurde 1893 fertiggestellt; die Einweihung des Krankenhauses erfolgte mit der Benennung nach der heiligen St. Barbara, Schutzpatronin der Bergleute, am 24. März 1894. Leitender Arzt wurde Dr. Diedrich, der erste niedergelassene Arzt in Gladbeck, der sich als Internist spezialisiert hatte. Bereits 1895/96 wurde eine Erweiterung des Baus erforderlich; die Separation einer chirurgischen und einer inneren Abteilung erfolgte 1900. Leitender Arzt der Chirurgie wurde Dr. Enbergs.
Die explosionsartige Entwicklung der Bevölkerung in den Boom-Jahren des Bergbaus machte rasch (1902/03) weitere Baumaßnahmen, u.a. mit einem Isolierhaus, erforderlich. 1934 wurde ein modernes dreistöckiges Isolierhaus fertiggestellt. Tief verwurzelt im Bewusstsein der Bevölkerung ist dieser Bau im Zusammenhang mit dem 28. Mai 1943, als eine englische Luftmine das Gebäude völlig zerstörte und insgesamt 120 Menschen, darunter 44 Kinder, acht Ordens-schwestern und 14 Angestellte in den Tod riss. Nach 15 Monaten Wiederaufbau fielen am 27. September 1944 erneut einer Fliegerbombe Teile des Hauptgebäudes und 30 Menschen zum Opfer. In dieser desaströsen Lage beschlossen der Verwaltungschef des Krankenhauses, H. Wenning, und der mit ihm befreundete Bergwerksdirektor Ernst Schennen ein Novum: die bombensichere Krankenhaus-Unterbringung im Stollen der Steinhalde Graf Moltke I/II. Nach dreimonatigen Bauarbeiten konnte das Notkrankenhaus mit Licht, Wasser, Wärme, Be- und Entlüftung, OP-Saal, Röntgen, Ambulanzräumen und Personalunterkünften sowie einer Kapelle im Krankenhausstollen mit 200 (!) Betten belegt werden. Chefarzt der Inneren Abteilung und leitender Chefarzt des Hospitals war zu dieser Zeit Dr. Alexander Koepchen. Das Stollenkrankenhaus blieb bis zum 1. Juni 1946 in Betrieb, danach konnte das Stammkrankenhaus in der Barbarastraße wieder genügend Patienten aufnehmen.
Dr. Koepchen wurde 1955 von Professor. Dr. Friedrich Blittersdorf abgelöst, der die inzwischen 240 Betten umfassende Innere Abteilung bis 1976 leitete. Blittersdorf hatte sich 1950 an der Medizinischen Universitätsklinik in Bonn habilitiert; seine Arbeitsschwerpunkte waren Lungen- Infektions- und Herzkrankheiten. Nachfolger Professor Blittersdorfs als Chefarzt der im Folgenden verkleinerten Inneren Abteilung wurde 1976 Professor Dr. Linus Geisler, der nach Stationen in Heidelberg und Gießen ebenfalls aus Bonn nach Gladbeck kam. Arbeitsschwerpunkt Professor Geislers war die Pneumologie als Teil der Inneren Medizin, daneben die Hypertonie sowie ethische, speziell gentechnische Fragen und Grenzen der Hirntodfeststellung in der Medizin. Der derzeitige Chefarzt der 120 Betten umfassenden Medizinischen Klinik des St. Barbara-Hospitals ist Professor Dr. Bernhard Lembcke. Seine wissenschaftlichen Schwerpunkte sind Erkrankungen des Darmes, des Pankreas, Funktionsdiagnostik in der Gastroenterologie sowie die Sonographie und gastrointestinale Aspekte der Diabetologie.

HELIOS Klinikum Wuppertal

Im Tal der Wupper begann man 1859 am Arrenberger Weg in Elberfeld mit dem Bau Städtischer Krankenanstalten. Bereits 1863 nahmen sie ihre Arbeit auf. Aus- und Erneuerungsbauten wurden schon 1883 nötig: Ein Infektionshaus und ein eigenes Haus für Geisteskranke konnten bezogen werden. 1897 kam zudem ein Haus

II für eine chirurgische Klinik hinzu. Ärztlicher Direktor jener frühen Jahre war Karl Pagenstecher, der gute Kontakte zu Rudolf Virchow in Berlin unterhielt. Zur adäquaten Krankenschwesterausbildung wurde 1894 in Elberfeld der evangelische Diakonieverein gegründet. Die Benennung des Krankenhauses zu Ehren des bedeutenden Mediziners und Sohnes der Stadt Wuppertal Ferdinand Sauerbruch erfolgte im Juli 1940. Erst in den 1950/1960er Jahren konnte das im Krieg zerstörte Krankenhaus wiederaufgebaut werden. 1954 übernahm Karl Oberdisse als Chefarzt die Innere Abteilung mit den Spezialarbeitsgebieten Endokrinologie und Diabetologie. Obwohl er nur zwei Jahre in Elberfeld wirkte, bevor er 1956 einem Ruf nach Düsseldorf folgte, hinterließ er in Wuppertal deutliche Spuren. Er machte sich insbesondere um die Einrichtung einer Diabetiker-Ambulanz verdient. Sein Nachfolger Hermann Mellinghoff führte die Bemühungen um die Diabetologie und Ernährungsberatung fort. Der neue Direktor Karl Jahnke richtete 1968 eine erste Dialyse-Station ein, die 1987 modernisiert wurde. Jahnkes Nachfolger einer nun geteilten Inneren Abteilung wurden 1986 Johannes Köbberling als Leiter der Endokrinologie und Lucas Greiner als Leiter der Gastroenterologie. Mit diesen ärztlichen Persönlichkeiten vollzog sich ein Wandel von einer stadtteilbezogenen Versorgung mit gesamtinternistischem Anspruch zu einer stark spezialisierten Teilgebietsversorgung für das gesamte Tal der Wupper – beispielhaft hierfür steht die Bündelung der Kardiologie im Herzzentrum am Standort Elberfeld unter der internistisch-kardiologischen Leitung von H. Gülker. Ein Wechsel in der Trägerschaft bedeutete jüngst für die städtischen Krankenanstalten den Namenswechsel in HELIOS Klinikum. Es bestehen enge klinische Kooperationen mit der Universität Witten-Herdecke. Das Klinikum ist Lehrkrankenhaus der Heinrich-Heine-Universität Düsseldorf. Neben diesem Haus unterhalten in Wuppertal auch die Kliniken St. Antonius, Bethesda und St. Josef eigene Innere Abteilungen. Bedeutsam für die Innere Medizin war in Wuppertal die stets fruchtbare klinisch-industrielle Kooperation – in erster Linie mit der Bayer AG – so etwa bei der Entwicklung und Erprobung von Aspirin und Nifidepin oder der Weiterentwicklung der Dialyse-Membrantechnologien.

Städtische Kliniken Dortmund

Erneut waren es Kaiserswerther Diakonissen, die in Dortmund maßgeblichen Anteil an der Entwicklung des Krankenhauswesens hatten. 1850 übernahmen sie im „Gasthaus" genannten Hospital die Krankenpflege. Medizinisch betreut wurde das Krankenhaus von Gustav Klemp. Dortmund als industrielles Zentrum benötigte jedoch schon rasch einen modernen Krankenhausbau, der 1876 eröffnet werden konnte. Benannt nach der beliebten preußischen Königin erhielt das Luisen-Hospital ähnlich wie in Bochum aufgrund der vielen Unfälle im Bergbau und in der Stahlindustrie eine große Bedeutung im Bereich der Chirurgie. Friedrich Brölemann betreute von 1876 bis 1902 die Innere Medizin. 1889 erhielt Dortmund die erste Hautklinik Westfalens. 1906 kam eine eigene „Nervenstation" und eine Frauenklinik hinzu. Von 1908 bis 1928 leitete Walter Rindfleisch die Medizinische Klinik. Prägend wirkten ferner Ernst Woenckhaus von 1935 bis 1956 und Heinz Wenderoth von 1956 bis 1976. Danach teilte sich die Medizinische Klinik in zwei Schwerpunkte: Gastro-

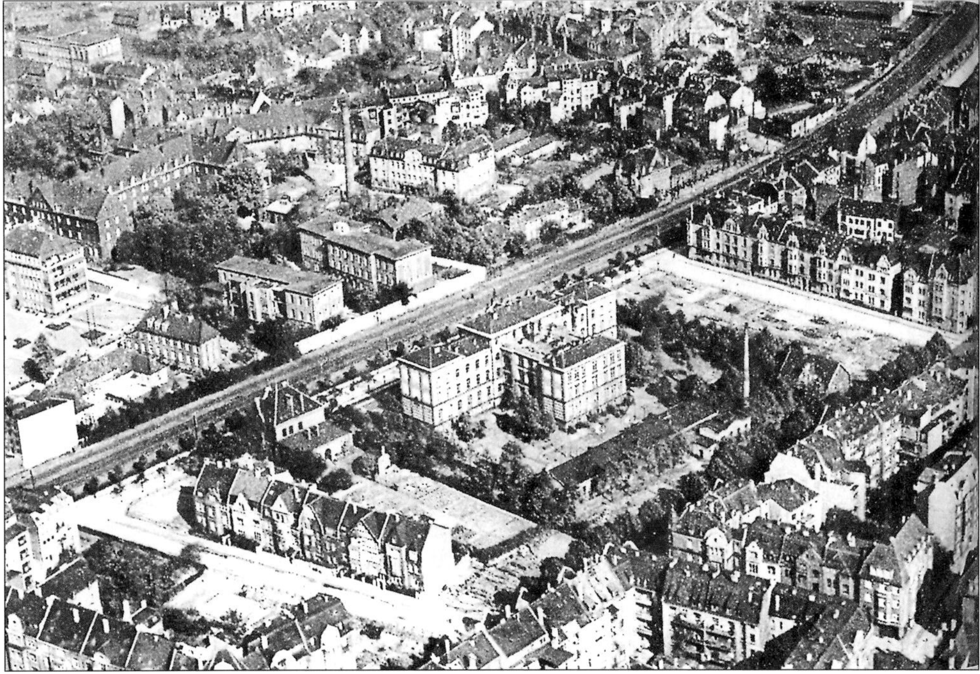

Abb. 87: Die städtischen Kliniken Dortmund um 1910

enterologie, Endokrinologie, Hämatologie sowie eine Internistische Onkologie wurden seit 1976 von Professor Torsten-Udo Hausamen geleitet; Kardiologie, Nephrologie und Internistische Intensivmedizin übernahmen zunächst die Professoren Dieter Klaus und seit 1990 Benno Lösse.

Prosper-Hospital Recklinghausen

Im März 1848 forderte der Mediziner Dr. Franz Schneider im Namen des Magistrats von Recklinghausen vom Herzog Prosper Ludwig von Arenberg die Einrichtung eines Krankenhauses in Recklinghausen, und tatsächlich stiftete der Fürst am 23. Juni 1848 das nach ihm benannte Hospital. Es war zunächst ein kleines Krankenhaus in der Kemnastraße mit Platz für 44 Patienten. Die Clemens-Schwestern aus Münster übernahmen die Pflege. In der Phase der Hochindustrialisierung stieg die Bevölkerung von 5.000 im Jahr 1881 auf 55.000 im Jahr 1914 derart rasch an, dass schon bald eine Erweiterung des Krankenhauses erforderlich war. Hinzu kamen die berufsspezifischen Krankheitsrisiken der Bergleute: Notbetten wurden in Scheunen und Badezimmern aufgestellt. Es war dem Engagement des Sanitätsrates und Kreisphysikus Dr. Rudolf Drecker zu verdanken, dass es um die Jahrhundertwende zu einer Erweiterung des Krankenhauses kam. Im Neubau wurde 1898 erstmals eine reguläre Innere Abteilung eingerichtet, deren erster leitender Chefarzt bis 1915 Dr. Adolf Schultz wurde. Als sein Nachfolger arbeitete bis 1922 Dr. Misgeld. Ein weiterer Neubau erfolgte 1928 – in Etappen bis 1944. Kriegsbedingt erfolgte eine Fertigstellung der geplanten Modernisierung erst 1960. Bis 1959 hatte Dr. Deupmann die Innere Medizin geleitet, sein Nachfolger wurde bis 1982 Dr. Wieneke. Eine neuerliche Modernisierung des Krankenhauses erfolgte bereits 1979. 1980 wurde das heutige Prosper-Hospital in Betrieb genommen. Seit 1982 leitet Professor Carl-Peter Sodomann die Medizinische Klinik. Zu ihr gehören die Isolierstation, eine Intensivstation, teilstationäre und stationäre Behandlung mit der künstlichen Niere sowie Spezialambulanzen, die Funktionsdiagnostik und Endoskopie. Der Medizinischen Klinik ebenfalls zuzurechnen ist das Zentrallabor. Ein kollegiales Ärzteteam betreut die Spezialgebiete Kardiologie, Gastroenterologie, Nephrologie, Pneumologie und Hämatologie/Onkologie.

Städtisches Klinikum Duisburg

Erstmals 1842 wurde in Duisburg ein kleineres Städtisches Krankenhaus eingerichtet. Zu Ehren der beiden letzten Medizin-Professoren an der alten Duisburger Universität, die 1818 ähnlich wie Münster und Köln zugunsten der neuen Bonner Rheinischen-Friedrich-Wilhelms Universität geschlossen worden war, wurde das Haus nach D.E. Günther und C.J. Carstanjen „Nosocomium Gunteriano Carstanianum" – Günther-Carstanjensches Krankenhaus genannt. Wegen der unzulänglichen Gegebenheiten wurde es allerdings 1890 wieder aufgelöst. Da neben den konfessionellen Krankenhäusern ein städtisches Krankenhaus dringend erforderlich war, übernahm die Stadt 1922 das einer privaten Initiative entstammende Haniel-Stift in Ruhrort – ein kleines Krankenhaus der Grundversorgung. Hiervon getrennt wurde 1927 in Neudorf eine eigene Städtische Frauen- und Kinderklinik errichtet. Erst ein halbes Jahrhundert später erfolgte endlich in Wedau/Wanheimerort der Neubau eines einheitlichen Städtischen Klinikums größeren Zuschnitts. Bei Inbetriebnahme 1977 umfasste das Haus zunächst elf, inzwischen sechzehn Fachkliniken mit einem für überregionale Aufgaben ausgestatteten Institut für Labormedizin sowie einem Institut für Pathologie. In einer zweiten Betriebsstelle, dem Bertha-Krankenhaus in Rheinhausen, wurde die Klinik für Psychiatrie, Psychotherapie und Psychosomatik untergebracht. Das Klinikum verfügt als Haus der Maximalversorgung über einen onkologischen Schwerpunkt sowie über ein Perinatal- und Neurozentrum. Außerdem fungiert das städtische Klinikum Duisburg als Akademisches Lehrkrankenhaus der Universität Essen. Der Fachbereich Innere Medizin ist zweigeteilt: Eine Medizinische Klinik mit den Schwerpunkten Gastroenterologie/Hepatologie, Hämatologie/Onkologie sowie Kardiologie/Pneumologie wurde von 1977 bis 1995 von Professor Rudolf Phlippen geleitet. Eine Geriatrische Klinik mit dem Schwerpunkt Angiologie leitete bis 1997 Professor Michael Martin. Dem gastroenterologischen Schwerpunkt steht das gesamte Spektrum endoskopischer, laborchemischer und bioptischer Verfahren – in die bis 1995 auch Knochen-, Lungen- und Nierenbiopsien sowie Kinder-Laparo- und Gastroskopie für die Pädiatrische Klinik im Hause einbezogen war – inklusive der therapeutischen Laseranwendung zur Verfügung. Unter der Ägide von Professor Phlippen wurde im Bereich Kardiologie unter Einsatz der Spiroergometrie und Laufbandergometrie zusätzlich eine sportmedizinische Untersuchungsstelle eingerichtet, die seit 1987 in Zusammenarbeit mit Professor Hierholzer von der Unfallklinik der Berufsgenossenschaft sowie mit der Universität Duisburg bis

1995 in ein Sportmedizinisches Institut umgewandelt wurde. Die pneumologische Abteilung – von Anfang an mit allen modernen Möglichkeiten der Funktionsdiagnostik ausgestattet – erhielt einige Jahre später ein Allergielabor, eine Bronchoskopieeinrichtung sowie schließlich 1993 ein eigenes Schlaflabor. Bei der Ausbreitung der AIDS-Erkrankung Mitte der 1980er Jahre war es die Medizinische Klinik, die als erste in Duisburg die internistische Behandlung übernahm und dann 1987 auch die KV-Ermächtigung zur Einrichtung einer AIDS-Ambulanz für den Duisburger Raum erhielt. 1986 wurde überdies eine eigene Klinik für Rheumatologie gegründet, die von Dr. Maria Stoyanova-Scholz geleitet wird. Nach zwischenzeitlichem Chefarztwechsel führt seit 1999 Professor Petrasch die Medizinische Klinik unter Beibehaltung des bisherigen Schwerpunktkonzeptes. Die Geriatrische Klinik untersteht aktuell Dr. Wolfrid Schröer.

Evangelisches Krankenhaus Bethesda Duisburg

Der Grundstein für das Bethesda Krankenhaus in Duisburg wurde dank der Erfolge von Pfarrer und Superintendent Wilhelm Hess bei der Spendensammlung 1902 gelegt, schon zwei Jahre später konnte es eröffnet werden. Seit seiner Gründung wurde das von Kaiserswerther Diakonissen betreute Haus ständig erneuert und erweitert. So wurden etwa in den Jahren 1914 bis 1919 eine Privatstation, eine Kinderstation und ein Betsaal gebaut, 1925 folgte eine Aufstockung des Altbaus, und 1929 wurde ein Neubau eingeweiht. Chefarzt der Medizinischen Abteilung war von 1956 bis 1978 Pofessor Dr. Platon Petrides. Er ist am 17. Mai 2001 verstorben. 1966 wurde eine Nuklearmedizinische Klinik und Poliklinik eingerichtet, 1978 die Pathologie erweitert. Das Krankenhaus ist akademisches Lehrkrankenhaus der Universität Düsseldorf. Heute leitet als Chefarzt der Privatdozent Dr. Martin Pfohl die Medizinische Klinik I mit den Tätigkeitsfeldern der Diagnostik und Behandlung von Herz- und Kreislauferkrankungen, von Tumorleiden, der Zuckerkrankheit sowie sonstiger Hormon- und Stoffwechselstörungen. Auch eine Geriatrie sowie ein Zentrum für Diabetikerschulung und Adipositas ist der Medizinischen Klinik I angeschlossen. Die Medizinische Klinik II unter Dr. Stier betreut die Gastroenterologie und Dr. Maurer die Medizinische Klinik III mit den Fachbereichen Pneumologie, Allergologie und Schlafmedizin.

St. Johannes-Hospital Duisburg-Hamborn

In der zweiten Hälfte des 19. Jahrhunderts war aus dem Dorf Hamborn nördlich von Duisburg ein großstädtischer Industriestandort mit dem Stahlwerk August Thyssen geworden.1847 begannen Klemensschwestern aus Münster erstmals mit einer stationären Krankenpflege in einem Raum mit zwei Betten. Bis zum Ende des Jahrhunderts wurde aus diesen bescheidenen Anfängen ein großes Krankenhaus in der Trägerschaft der katholischen Kirchengemeinde St. Johann. In den 1880er Jahren wurde erstmals ein Arzt hauptamtlich eingestellt, der Chirurg Dr. A. Richter. Die internistischen Erkrankungen wurden von den niedergelassenen Ärzten Dr. Schweppe und Dr. Scharlau betreut. Bereits 1908 wurde eine Röntgenabteilung eingerichtet. Die laufenden Erweiterungs- und Neubauten fanden 1928 mit der Fertigstellung des für das St. Johannes-Hospital charakteristischen Rundbaus ihren vorläufigen Abschluss. 1960 wurde Dr. W. Kuhn als Chefarzt der Inneren Klinik Nachfolger von Dr. Schweppe. Die Fortschritte und Spezialisierungen in der Inneren Medizin führten seit 1977 zu einer Ausdifferenzierung in drei Kliniken: Die Medizinische Klinik I unter Chefarzt Professor G. Neumann betreut die Schwerpunkte Kardiologie und Pneumologie, die Medizinische Klinik II unter der Leitung von Professor M. Westerhausen, den 1999 Professor C. Aul abgelöst hat. Den Schwerpunkt Onkologie sowie die Medizinische Klinik III leitete Professor B. Miller, dem 2002 Privatdozent Dr. M. von der Ohe folgte, mit den Schwerpunkten Gastroenterologie, Hepatologie und Diabetologie. Seit 1983 fungiert das St. Johannes-Hospital als Akademisches Lehrkrankenhaus der Universität Düsseldorf. Ökonomische Notwendigkeiten führten Ende des 20. Jahrhunderts dazu, dass die Trägerschaft einer einzelnen Kirchengemeinde durch den Verbund „Katholisches Klinikum Duisburg" abgelöst wurde. Ihm gehören insgesamt sechs Krankenhäuser an.

St. Josefs-Hospital Oberhausen

Am 17. August 1884 erhielt das „kleine Krankenhaus in der Heide" an der Annaberg-Straße in Oberhausen durch Pastor Schmittmann – den Initiator und Gründer – die kirchliche Weihe. An der Gründung waren die Ordensschwestern der „Armen Dienstmägde Jesu Christi" aus Dernbach im Westerwald maßgeblich beteiligt, die bis 1982 die Krankenpflege leisteten. In den Jahren 1912 und 1927 erfolgten wesentliche Aus- und Anbauten. Seit 1919 lag die ärztliche Leitung der Inneren Abteilung für 31 Jahre lang in Händen von Matthias Klütsch. Die Chirurgie betreute 36 Jahre lang Ludwig Roden. Beide haben den hervorragenden Ruf des Hauses mit begründet. Kriegsbedingte Schäden waren 1952 wieder beseitigt. Seit 1980 werden permanent klinisch-technische Modernisierungen am Krankenhaus durchgeführt. 1998 übernahm Professor Claus Niederau, ein Schüler Strohmeyers, die Internistische Abteilung, in der er einen gastroenterologischen Schwerpunkt errichtete. Dort werden Patienten mit gut- und bösartigen Magen- und Darm- sowie Pankreaserkrankungen und darüber hinaus akute und chronische Lebererkrankungen, genetische Stoffwechselkrankheiten einschließlich des Diabetes mellitus behandelt. Für lebensbedrohende akute Herz- und Kreislauf- sowie Atemwegserkrankungen, Vergiftungen und andere Notfälle steht eine interdisziplinäre Intensivstation zur Verfügung.

Evangelisches Krankenhaus Oberhausen

Der Grundstock zum jetzigen Fachbereich Innere Medizin am Evangelischen Krankenhaus Oberhausen wurde 1886 durch Teilung des 1883 gegründeten Evangelischen Krankenhauses in eine Innere und eine Chirurgische Abteilung gelegt. Die Innere leitete damals Dr. Beekmann. Die auf die allgemeine Versorgung ausgerichtete Abteilung übernahm von 1908 bis 1917 Dr. Winkler. Für 37 Jahre leitete sie daraufhin Dr. Theodor Schmidt. Es wurden Patienten vom Kleinkindalter an behandelt – das Spektrum der Krankheitsbilder bewegte sich auf dem gesamten Gebiet der Inneren Medizin einschließlich der Infektionskrankheiten mit Schwerpunkten bei der Tuberkulose, den Lungen-, Nieren- und Harnwegserkrankungen. Für die weitere Entwicklung setzte Professor Hans Wild als Bodechtel-Schüler von 1954 bis 1978 bedeutende Akzente. Seine speziellen Kenntnisse bei intern-neurologischen Krankheitsbildern hatte die Einführung neuro-physiologischer Untersuchungsmethoden zur Folge. 1958 wurde die Kinderklinik aus der Inneren Klinik ausgegliedert. Der Grundstock für Geriatrie, Kardiologie und Gastroenterologie entwickelte sich mit Gründung einer Abteilung für klinische Geriatrie 1965, einer eigenständigen Röntgenabteilung 1962 und einer nuklearmedizinischen Abteilung 1975. 1978 wurde Professor Kindler, ein Schüler Große-Brockhoffs, die Leitung der Inneren Klinik übergeben. Er führte 1983 die Abteilung für klinische Geriatrie und die Abteilung für Kardiologie wieder zu einem Fachbereich für Innere Medizin zusammen. Die Innere Klinik entwickelte Schwerpunkte in der Intensivmedizin, der Gastroenterologie, der Hämato-Onkologie und Immunologie, der Pneumologie einschließlich Schlaflaborplätzen und einer strukturierten Diabetikerschulung. 1994 wurde das Laboratorium einschließlich der klinischen Mikrobiologie als eigenständige Abteilung unter Leitung von Dr. T. Rieger aus der Inneren ausgegliedert. Seit August 2003 führt Privatdozent Dr. Dinko Berkovic die Innere Medizin am Evangelischen Krankenhaus in Oberhausen.

St. Clemens-Hospitale Sterkrade in Oberhausen

Obgleich noch ein Dorf, hatte die industrielle Entwicklung des 19. Jahrhunderts Sterkrade bereits erfaßt: Schon 1782 war die Gute Hoffnungshütte gegründet worden, seit 1855 war ihr erster Koks-Hochofen in Betrieb. Im Jahre 1866 war Sterkrade von einer schweren Cholera-Epidemie (mit)betroffen, an der viele Einwohner erkrankten. In dieser Notlage wandte sich der damalige Dechant Bernhard Anton Witte um Hilfe an das Mutterhaus der Barmherzigen Schwestern in Münster. So kamen am 12. September des Jahres die ersten beiden Schwestern Josephine und Laurentia nach Sterkrade. Während der Epidemie waren die beiden Clemens-Schwestern in Cholera-Baracken tätig, die als Ursprung des früheren St. Josef- und jetzigen St. Clemens-Hospitals in Oberhausen-Sterkrade anzusehen sind.

Anfang 1868 wurde ein erstes kleines Häuschen zur stationären Krankenpflege in der Josefstraße, der jetzigen Robert-Koch-Straße, errichtet. Im Jahre 1871 wurde ein Anbau angegliedert, sodaß ein regelrechtes Krankenhaus entstand. 1892 wurde mit Dr. Stappert ein erster (chirurgischer) leitender Arzt eingestellt.

In den folgenden Jahrzehnten wurden zahlreiche kleinere Anbauten angefügt. Vor allem im letzten Jahrzehnt des 20.Jahrhunderts setzte sich diese Entwicklung in mehreren größeren Neu- und Erweiterungsbauten fort. Da es immer wieder zu Verwechslungen mit dem namensgleichen St. Josef-Hospital an der Mülheimer Straße gekommen war, entschloss sich die Kirchengemeinde der Propstei St. Clemens unter ihrem Propst Michael Ludwig schließlich, mit der Gründung einer gemeinnützigen GmbH am 1. Januar 1997 dem Krankenhaus den heutigen Namen zu geben.

Die Entwicklung der Inneren Medizin vollzog sich am St. Josef- bzw. St. Clemens-Hospital im 20. Jahrhundert kontinuierlich: Erster Leitender Arzt der Inneren Abteilung war von 1901-1937 Dr. Hans Küppers. Nach den Kriegswirren wurde am 1. Januar 1949 Dr. Franz Sprafke Chefarzt der Inneren Abteilung. Er wurde am 1. September 1975 von Dr. Hermann Müting abgelöst. Im Jahre 1989 erfolgte auf Anregung der Bezirksregierung die Abtrennung einer Geriatrischen Fachabteilung. Seit Januar 2003 steht die Klinik für Innere Medizin unter Leitung von Dr. Klaus Becker. Mit seinem Dienstantritt war die Einrichtung eines Schwerpunktes in den Bereichen Gastroenterologie und Stoffwechselerkrankungen verbunden.

Allgemeines Krankenhaus Hagen und Marien-Hospital Lünen

1853 wurde dank einer Initiative von 18 Hagener Bürgern zum Gründungsjahr für das Allgemeine Krankenhaus. Die ersten Patienten konnten ab 1860 in einem umgebauten Privathaus aufgenommen werden. Bedeutend wurde für Hagen auch die Einrichtung einer Augenheilanstalt 1895. Wegen des starken Bevölkerungszuwachses infolge von Eingemeindungen kam es 1907 zu einem Krankenhaus-Neubau und gleichzeitiger Einrichtung eines sogenannten Krüppelheims. Zu den prägenden Internisten gehörten zu Beginn der niedergelassene Hagener Arzt Heinrich Schaberg, bis 1936 Oswald Baumgarten, bis 1970 Karl Hartl und als sein Nachfolger Wulf Eickenbusch. Wie in so vielen Häusern des Ruhrgebietes versorgten auch in Hagen Diakonissen die Kranken. Die Innere Medizin wurde unter Professor Eickenbusch im sogenannten „Hagener Modell" in die Schwerpunkte Endokrinologie, Gastroenterologie, Kardiologie und Nephrologie differenziert. Hinzu kam die Einführung der Diabetesschulung mit Zertifizierung sowie die Kooperation mit den Universitäten Essen von 1980 bis 1990 und Bochum seit 1990 als Akademisches Lehrkrankenhaus. Das Lehr- und Ausbildungskonzept wurde 1983 durch eine Kooperation mit der neu gegründeten Privatuniversität Witten/Herdecke ergänzt. Der derzeitige Leiter der Medizinischen Klinik, Professor Theo Scholten, vertritt seit 1992 den Lehrstuhl Innere Medizin I an der Universität Witten/Herdecke und ist intensiv an der Entwicklung des Reformstudienganges Medizin beteiligt. Für Lünen und Umgebung wurde die Gründung des 1865 gegründeten St. Marien-Hospitals maßgeblich. Es war Johannes Wortmann, der als Knappschaftsarzt als erster Ärztlicher Direktor von 1884 bis 1932 prägend wirkte. 1928 wurde ein umfangreicher Erweiterungsbau realisiert. Erstmals wurden nun Chefärzte berufen: Für die Innere Abteilung war dies von 1926 bis 1963 Fritz Heißen, der als Internist und Pädiater von den Städtischen Krankenanstalten Dortmund gekommen war. 1973 wurde eine Nuklearmedizinische Abteilung eingeweiht, 1975 die Medizinische Klinik II mit Schwerpunkt Gastroenterologie, Stoffwechsel- und Infektionskrankheiten eröffnet – die Medizinische Klinik I behielt die Allgemeine Innere Medizin und die Kardiologie. 1988 wurde eine geriatrische Abteilung und 1990 die Strahlentherapie eingeführt. Dem langjährigen ärztlichen Direktor Fritz Heißen und seinem Nachfolger Heinrich Dickmanns lag vor allem an der Behandlung silikosekranker Bergleute. Unter Bernd Niehues wurde die Medizinische Klinik I ab 1984 zu einem regionalen Zentrum für Kardiologie ausgebaut. Der Chefarzt der Medizinischen Klinik II Hermann Gottesbüren brachte die gastroenterologische Diagnostik in Lünen auf einen hohen Standard. Die Medizinische Klinik II wurde im Rahmen der Krebsbekämpfung Mitglied des Onkologischen Schwerpunktes Dortmund.

Kreiskrankenhaus Detmold

Schon seit 1817 gab es in Detmold eine Krankenstube. Doch in Ermangelung einer adäquaten und bedürfnisgerechten Armen- und Krankenversorgung beschloss der Lippische Landtag 1843 die Stiftung eines Landkrankenhauses, das 1849 die ersten Patienten aufnahm und schon 1869 erweitert werden musste. Stark frequentiert, erhielt das Haus erst Entlastung durch die 1877 neueröffnete Wolff'sche Stiftung in Lemgo. 1879 wurde ein Vertrag mit der Köln-Mindener Eisenbahngesellschaft zur

Betreuung kranker Eisenbahnarbeiter geschlossen, die beim Bau der Strecke Detmold-Herford tätig waren. Vor der Jahrhundertwende war es Justus Petri, der die medizinische Versorgung übernommen hatte, und auf dessen Initiative hin 1891 ein Frauenheim gegründet wurde. Auch in Detmold hatten Kaiserswerther Diakonissen die Pflege übernommen, sie wurden 1899 von Detmolder Schwestern abgelöst. Unter Petris Nachfolger Schemmel wurde 1909 eine HNO-Abteilung eingerichtet. Da weder in Lippe noch in der weiteren Umgebung eine Tuberkulose-Anstalt bestand, baute man noch 1928 unter der Leitung von Dr. Kretschmer ein Tuberkulose-Haus. Nach dem Zweiten Weltkrieg wurde der Landesverband Lippe für die Kreise Detmold und Lemgo Träger des Hauses. Wie in allen Häusern erfolgte die Spezialisierung in Fachabteilungen und eine Teilung der Medizinischen Klinik in zwei Abteilungen, geführt von den Professoren Böhle und Lampe. Nachfolger Böhles war Professor Peter Körtge von 1970 – 1988 mit den klinischen Schwerpunkten Gastroenterologie und Stoffwechsel. Ihm folgte Professor E.-H. Egberts, ein Schüler von Professor Dölle, Tübingen. Im Kreiskrankenhaus Detmold absolvieren Mediziner der Universität Münster ihr Praktisches Jahr.

St. Franziskus-Hospital Münster

Es waren Ordensschwestern des katholischen Pflegeordens der Mauritzer Franziskanerinnen, die 1857 das St. Franziskus-Hospital gründeten. Dieses Krankenhaus umfaßte damals lediglich 60 Betten und hatte den gültigen hygienischen Vorgaben durch den Bischof von Münster zu genügen. Vorwiegend wurden die Krankheitsbilder Pocken – schwarze Blattern –, Syphilis, Schwindsucht, Krätze, Wassersucht, Krebs, Gicht und Knochenfraß von Belegärzten behandelt. Von 1892 bis 1934 betreute zunächst der Chirurg Dr. Kortmann, als sein Nachfolger dann ab 1934 Dr. Birrenbach die Patienten. 1939 wurde Dr. Strauß von der Medizinischen Universitätsklinik Köln als Chefarzt der Inneren Abteilung berufen; bis 1973 hatte er dieses Amt inne. Ihm folgte Professor Gerlach, der jedoch schon ein Jahr später als Klinikdirektor an die Westfälische Wilhelms-Universität zurückkehrte, um dort schwerpunktmäßig die Gastroenterologie zu vertreten. 1974 wurde dann die Innere Medizin in zwei Kliniken mit den Schwerpunkten Kardiologie, Pneumologie und Intensivmedizin unter Professor Overbuschmann und Gastroenterologie, Diabetologie, Onkologie und Infektiologie unter Professor Schmidt-Wilke unterteilt. Zwischen 1995 und 2002 erfolgten weitere Umstrukturierungen, so dass heute vier internistische Kliniken bestehen: I. Nephrologie mit Dialyse, Rheumatologie und Schlaflabor unter Privatdozent Dr. Raidt, II. Verdauungs- und Stoffwechselkrankheiten, Onkologie und Infektiologie unter Professor Glasbrenner, III. Kardiologie und Angiologie unter Dr. Kleine-Katthöfer sowie IV. Internistische Aufnahme und Intensivmedizin unter Dr. Holz. Dem Hospital angeschlossen ist ein Zentrum für ambulante Rehabilitation sowie eine Klinik für geriatrische Rehabilitation unter Privatdozentin Dr. Elkeles. Mit der Medizinischen Fakultät der Westfälischen Wilhelms-Universität Münster besteht eine gut funktionierende Zusammenarbeit durch fachliche Kooperation auf Klinikebene sowie im Rahmen der studentischen Weiterbildung.

Evangelisches Johannes-Krankenhaus Bielefeld

Dies Bielefelder Krankenhaus hat eine sehr junge Vorgeschichte: Erst 1956 gründete die Stadt Bielefeld mit dem Evangelischen Johanneswerk die Krankenhaus GmbH und plante ein modernes Krankenhaus mit etwa 600 Betten. Das Evangelische Johanneswerk setzte sich in der Person von Pastor Karl Pawlowsky stark für diesen Neubau ein. Die Einweihung konnte 1959 stattfinden: Neben Fachabteilungen für Chirurgie, Gynäkologie und Geburtshilfe sowie einer Röntgenabteilung gab es eine Innere Abteilung, die 1987 dreigeteilt wurde. Die Gastroenterologie und Diabetologie übernahm Professor Siegfried Ernst Miederer, der an den Universitäten Erlangen und Bonn ausgebildet worden war und schon in jungen Jahren an der Universitätsklinik Bonn eine gastroenterologische Abteilung geleitet hatte. Die Geriatrie und klinische Rehabilitation betreut Professor Hanfried Mielke, Intensivmedizin und Labor Professor Wolfgang Sielemann. Im Jahr 2000 wurde außerdem eine Klinik für Onkologie und Palliativmedizin hinzugefügt, die Professor Meinolf Karthaus übernahm. 1994 war bereits innerhalb der Klinik für Anästhesiologie auch eine Klinik für Schmerztherapie eingerichtet worden. Seit 2002 kooperiert das Evangelische Johanneswerk Bielefeld mit den Bodelschwinghschen Anstalten.

Städtische Kliniken Bielefeld

Das erste zur Versorgung der Industriearbeiterschaft gegründete Krankenhaus Bielefelds datiert aus dem Jahr 1842. Es ging 1888 in städtische Trägerschaft über. 1899 bezog die Städtische Klinik einen Neubau. Leiter war bis zu seinem Tod im Jahr 1911 Sanitätsrat Dr. Leopold Kranefuß. Erst 1911 wurde eine Innere Abteilung gegründet, zu deren Leiter Dr. Heinrich Wiechern ernannt wurde. Nach seinem Tod übernahm 1941 Professor Hans Julius Wolf die Leitung der Inneren Medizin, der zugleich außerordentlicher Professor an der Universität Göttingen war. Sein 1941 erstmals erschienenes Buch „Einführung in die Innere Medizin" kam bis in die 1960er Jahre in zahlreichen Auflagen heraus. Die Innere Abteilung wurde nach seinem Tod 1965 in zwei Kliniken geteilt: Leiter der I. Medizinischen Klinik wurde Professor Erich Klein, Spezialist für Schilddrüsendiagnostik und -therapie. Bis zu seiner Pensionierung 1985 baute er die I. Medizinische Klinik zu einem überregionalen Zentrum für Schilddrüsenerkrankungen aus. Sein Werk führte bis 2001 Professor Jörg Hermann fort, dessen besonderes Interesse nicht nur der Endokrinologie und insbesondere den Schilddrüsenerkrankungen, sondern auch der Geriatrie galt. Seit 2002 wird die Klinik für Allgemeine Innere Medizin und Endokrinologie von Privatdozent Dr. Joachim Feldkamp geleitet. In der 1965 neu gegründeten Medizinischen Klinik II wurde unter der Leitung von Dr. Helmut Hauptmeier von 1965 bis 1983 die Kardiologie ausgebaut und 1968 eine Dialysestation eingerichtet. Als sein Nachfolger fungiert seit 1983 Professor Horst Kuhn. Er hat das Herzkatheterlabor eingerichtet und sich international einen Namen gemacht durch die in Bielefeld entwickelte Methode, mittels Verödung eines Koronararterienastes (TASH) die obstruktive Kardiomyopathie zu behandeln. Im Zuge der seit 2000 angestrebten Neustrukturierung wurde im Sommer 2003 auch eine Onkologie eingerichtet, deren Chefarzt Dr. Martin Görner gleichzeitig als niedergelassener Onkologe in einer hämatologisch-onkologischen Gemeinschaftspraxis tätig ist. Zu den Städtischen Kliniken gehört auch das ehemalige Kreis-Krankenhaus Rosenhöhe, das seit der Gebietsreform 1969 als Teil der Städtischen Kliniken geführt wird. Von 1960 bis 1984 wurde die Medizinische Klinik Rosenhöhe von Dr. Joachim Sucker geleitet. Unter der Leitung seines Nachfolgers Professor Ulrich Junge wurde der gastroenterologische Schwerpunkt weiter ausgebaut. Im Jahr 2000 wurde im Krankenhaus Rosenhöhe zudem eine internistisch ausgerichtete Geriatrie eingerichtet, die kommissarisch zunächst von Professor Jörg Herrmann und Eckhard Schulz-Haarhaus geleitet wurde.

Klinikum Kreis Herford

Die Stein-Hardenbergsche Verwaltungsreform führte am 1. November 1816 zur Gründung des Kreises Herford. Dieser sah die medizinische Versorgung seiner Bürger als besonders wichtige Aufgabe an. So wurde 1858 das Friedrich-Wilhelms-Hospital, das unter Führung des damaligen Landrates Georg von Borries gegründet worden war, seiner Bestimmung übergeben. Die Kranken wurden vom Kreisphysikus und Praktischen Arzt Dr. Ernst-August Kerstein, dem späteren Ehrenbürger der Stadt Herford, zunächst ehrenamtlich betreut. Sein Nachfolger wurde 1889 Sanitätsrat Dr. Pape, der bis 1919 tätig war. Unter Dr. Fritz Marchand, Chefarzt der Medizinischen Klinik von 1919 bis 1952, wurde 1926 mit der Errichtung eines Gebäudes für die Innere Abteilung begonnen, das 1928 eingeweiht wurde. Die Geschicke des Krankenhauses leitete von 1952 bis 1966 Professor Hans-Georg Rietschel, Chefarzt der Medizinischen Klinik. In die Amtszeit von Professor Ernst-Felix Gersmeyer, Chefarzt der Medizinischen Klinik von 1966 bis 1988, fiel der Umzug des alten Krankenhauses „An der Aa" in der Stadt in einen modernen Neubau „Auf dem Dudel" am 1. Oktober 1973. Die Bettenzahl betrug jetzt 700 statt der ursprünglichen 450 Betten, davon 176 in der Inneren Medizin zuzüglich 10 Betten der Medizinischen Intensivstation. Seit 1978 gehört das Klinikum Kreis Herford zu den Lehrkrankenhäusern der Medizinischen Fakultät der Westfälischen Wilhelms-Universität Münster. 1988 wurden mit dem Ausscheiden von Professor Gersmeyer die Medizinischen Kliniken in die Medizinische Klinik I unter Chefarzt Professor Klaus Balzer und die Medizinische Klinik II unter Chefarzt Professor Ulrich Schmitz-Huebner geteilt. Die beiden Medizinischen Kliniken versorgen 191 stationäre Patienten einschließlich einer modern ausgestatteten, im März 1990 eröffneten Intensivstation. Schwerpunkte der Medizinischen Klinik I sind Gastroenterologie, Pneumologie und Infektiologie, der Medizinischen Klinik II Hämatologie/Onkologie sowie eine eigene kardiologische Abteilung im Aufbau und die Intensivmedizin. 2002 wurde die neue großzügig ausgestattete Endoskopie in einem Neubau bezogen. Schon 1926 war aus dem Friedrich-Wilhelms-Hospital das Kreis- und Stadtkrankenhaus Herford geworden. 1969 wurde der Kreis Herford alleiniger Träger der nun Kreiskrankenhaus genannten Einrichtung. 1996 wurde der Name in Klinikum Kreis Herford geändert. Über hundert Jahre wurden die Patienten des Krankenhauses durch Kaiserswerther und Diakonissen aus Sarepta versorgt, doch seit den 1960er Jahren konnte eine weitere personelle Unterstützung durch das Mutterhaus wie in so vielen anderen Häusern nicht mehr erfolgen.

Klinikum Minden

Eine Vorstufe zum heutigen Haus stellt das 1712 unter dem damaligen Bürgermeister Culemann gestiftete Culemannsche Waisenhaus dar. Nach der Einnahme Mindens durch die Franzosen 1806 wurde ab 1812 in dem Waisenhaus ein französisches Militärlazarett eingerichtet. Nach dem Rückzug der Franzosen infolge der Befreiungskriege 1813, fungierte das Haus als Lazarett der preußischen Garnison, bis das eigentliche Garnisonslazarett von 1829 bis 1832 durch den bereits erwähnten preußischen Baumeister Karl Friedrich Schinkel an der heutigen Portastraße errichtet wurde. Erst von 1902 bis 1903 erbaute die Stadt Minden an der Friedrichstraße ein Stadtkrankenhaus mit 121 Betten, das heute noch einen Teil des Klinikkomplexes beherbergt. Bis 1946 war dieser Bau die einzige kommunale Einrichtung zur Krankenversorgung. Damals wurde mit der Gründung des Zweckverbandes die Basis für eine gemeinsame und wirtschaftliche Krankenversorgung von Stadt und Kreis Minden gelegt. Das Kreiskrankenhaus, das sich im ehemaligen Militärlazarett etabliert hatte, fusionierte nun mit dem Stadtkrankenhaus. In der Folgezeit fand ein kontinuierlicher Ausbau statt. 1976 wurde das Klinikum Minden Akademisches Lehrkrankenhaus der Universität Münster. Anfang 1999 erfolgte zudem eine Erweiterung durch den Beitritt der Kreiskrankenhäuser in Lübbecke und Rahden zum „Zweckverband Kliniken im Mühlenkreis“. Erster Leiter der Inneren Medizin war 1903 Dr. Breidthardt, der 1939 von Dr. Edler abgelöst wurde. Ihm folgte 1947 Professor Nissen, der die Innere Medizin in Minden bis 1961 vertrat. Zu seinem Nachfolger wurde Professor Seckfort, der als Spezialist für Hepato-Gastroenterologie bis 1983 in Minden blieb. Seit 1983 leitet Professor Huchzermeyer die Innere Medizin, die in vier Abteilungen unterteilt ist: I. für Hepato-Gastroenterologie, II. für Kardiologie und internistische Intensivmedizin, III. für Haematologie und Onkologie sowie IV. für Nephrologie.

Schlußbetrachtung

Die vorgestellten Krankenhäuser stehen exemplarisch für zahlreiche weitere Häuser im Rheinland und in Westfalen, die sich um die Krankenversorgung und die Ausbildung des medizinischen Nachwuchses als Lehrkrankenhäuser verdient machen. Dabei sind es meist die städtischen Kliniken, wie in Krefeld, Wuppertal, Dortmund, Remscheid, Solingen oder Minden, die als Akademische Lehrkrankenhäuser anerkannt sind. Nicht selten übernehmen aber auch Häuser in konfessioneller Trägerschaft Ausbildungsfunktionen, zum Beispiel in Bonn, Neuss, Hattingen oder Mönchengladbach. Naturgemäß konnten nicht alle hier vorgestellt werden und die Beschreibung ist kein Wertekatalog. Doch die beispielhaft in ihrer Entwicklung beschriebenen Anstalten vermitteln einen Eindruck von der hohen Qualität und der regionalen Dichte der in Kooperation mit den Universitätskliniken erbrachten internistischen Versorgung im bevölkerungsreichsten Bundesland Nordrhein-Westfalen.

Es ist auch auf die Fort- und Weiterbildung durch die „Rheinisch-Westfälische Gesellschaft für Innere Medizin“ zurückzuführen, dass an den Allgemein-Krankenhäusern der Flächenversorgung die medizinischen Erkenntnisse zeitnah aufgenommen und zum Wohle der Patienten im Klinikalltag schnell wirksam werden. Als Multiplikatoren tragen insbesondere die Mitglieder der Gesellschaft in Vergangenheit wie Gegenwart zu einer steten Weiterentwicklung des Faches bei – ob nun Schultze in Bonn zur Zeit der Gründung, Rindfleisch in Dortmund in den 1920er Jahren, Große-Brockhoff im Düsseldorf der Nachkriegszeit oder heute Reis in Mönchengladbach und Budde in Essen. Sie seien stellvertretend für die vielen Ärzte im Rheinland und in Westfalen genannt, die mit ihren Forschungsergebnissen und klinischen Erfahrungen den Fortschritt der Inneren Medizin in und für diese Region maßgeblich gestalteten.

Ausblick

Nach 100 Jahren Innerer Medizin in Nordrhein-Westfalen, getragen von der hundertjährigen „Rheinisch-Westfälischen Gesellschaft für Innere Medizin", erhebt sich die Frage, ob der Gesellschaft weitere hundert Jahre in Aussicht stehen. Oder werden die wissenschaftlichen Gesellschaften der verschiedenen Fachdisziplinen die alte Internistengesellschaft früher oder später vollständig ablösen? Oder werden vielleicht die Möglichkeiten der modernen Kommunikation Kongresse in Zukunft überflüssig machen? Das wird im Wesentlichen davon abhängen, ob die Fachgesellschaften in der Lage sind, dem Anforderungsprofil des Internisten im 21. Jahrhundert zu entsprechen.

In vielen internistischen Praxen hat sich das Bild des Internisten, also des Facharztes für das Gesamtgebiet der Inneren Medizin gewandelt: Er hat die Funktion des auf vielen Gebieten der Inneren Medizin erfahrenen Arztes – aber nicht des Spezialisten – in der Funktion des Hausarztes übernommen. Dabei stößt er auf den Arzt für Allgemeinmedizin, der sich dadurch bedroht fühlt. Diese Problematik wird zur Zeit intensiv innerhalb und außerhalb unserer Gesellschaft diskutiert. Der Internist wird sich also entweder in einer internistischen Spezialität profilieren müssen oder Aufgaben eines Basisarztes adaptieren, ohne dabei zum Allgemeinmediziner von morgen zu werden. Der künftige Internist oberhalb des Basisarztes könnte seine Tätigkeit in der Praxis innerhalb oder außerhalb eines Krankenhauses in enger Verbindung mit den dort tätigen Spezialisten ausüben.

Das muss unseres Erachtens nicht zwangsläufig zur Aufgabe der internistischen Fachgesellschaften führen. Sie würden in Zukunft bei ihren Tagungen hauptsächlich der Fort- und Weiterbildung gewidmet sein, wie das bereits bei vielen Internistentagungen der Fall ist. Wissenschaftliche Originalergebnisse aus den Fachdisziplinen würden dann vorwiegend bei den Kongressen der wissenschaftlichen Fachgesellschaften präsentiert werden, während die Fortschritte der Inneren Medizin durch Übersichtsreferate hoher Qualität dargestellt und beurteilt würden. Auf den Tagungen der internistischen Gesellschaft wurden und werden natürlich auch die methodischen Fortschritte und das moderne Untersuchungsspektrum der technischen Medizin aus erster Hand vorgestellt. Damit wäre auch der internistische Hausarzt auf dem letzten Stand der medizinischen Forschung und der diagnostischen und therapeutischen Möglichkeiten. Vergessen wir auch nicht, dass die Tagungen auch immer einen sozialen Zweck erfüllen und dem Kennenlernen dienen.

Es wäre sicher vermessen, in Anbetracht der rasanten Fortschritte der medizinischen Grundlagenwissenschaften, aber auch der klinischen Medizin, spekulativ über einen allgemeinen Ausblick hinauszugehen. Man kann mit Sicherheit erwarten, dass neue Erkenntnisse in der Molekularbiologie, Genetik und Stoffwechselforschung, Altersforschung, Organerneuerung, sowie der Tumor- und Infektionsgenese die Medizin und ihre pathophysiologischen Grundlagen und hoffentlich auch die Therapie in noch ungeahnter Weise erneuern werden.

Die Strukturen in den Krankenhäusern werden sich nach unserer Einschätzung erheblich verändern: Die Zahl der Krankenhäuser wird insgesamt abnehmen, u. a.

durch eine Verschiebung von Diagnostik und Therapie in den ambulanten Bereich. Es wird zu Fusionen oder sehr enger Zusammenarbeit mit Schwerpunktbildungen kommen müssen. Dieser Prozess hat schon weithin begonnen, weil die ökonomischen Bedingungen die Krankenhäuser dazu zwingen. Wegen der Zunahme der Alterstrukturen der Bevölkerung werden zunehmend Pflegeeinrichtungen und Krankenhausabteilungen für Gerontologie und Gerontopsychiatrie entstehen.
In den Krankenhäusern muss sich die räumliche Trennung in Teilgebiete der Inneren Medizin auflockern bis aufheben und sich eher nach Krankheiten gliedern. Bei gemeinsamen Visiten der Fachärzte auf den Aufnahmestationen wird über die stationäre Aufnahme unmittelbar entschieden und das diagnostische und therapeutische Vorgehen festgelegt. Übergreifende gemeinsame Einrichtungen, zum Beispiel auf Intensivstationen, werden den organisatorischen Ablauf beschleunigen. Ob sich dadurch auch die ökonomischen Bedingungen verbessern lassen, wird man sehen. Es ist allerdings nicht damit zu rechnen, dass die Krankenkosten abnehmen werden. Eigene Vorsorge für Krankheit und Alter werden stärker gefordert.
Die Anforderungen an die kommende Ärztegeneration werden sich erheblich ändern, so dass eine hohe berufliche Flexibilität erforderlich sein wird. Mehrsprachigkeit, möglichst breite und ständig erneuerbare Kenntnisse der Grundlagenwissenschaften und der klinischen Medizin werden den Alltag im Krankenhaus prägen. Ungelöste Fragen der Gesundheitspolitik werden den Arzt auch weiterhin begleiten und belasten. Aber auch dann sind die Zukunftsprobleme der Medizin nicht unlösbar.
Bei allen Fortschritten darf jedoch das ethisch-geprägte Bemühen um den kranken Menschen nicht verloren gehen. Wenn sich die internistischen Fachgesellschaften, einschließlich der „Rheinisch-Westfälischen Gesellschaft für Innere Medizin", in dieser Rolle verstehen und präsentieren, werden sie noch ein langes Leben vor sich haben. Dafür wünschen wir unserer Gesellschaft ein herzliches Glückauf!

Georg Strohmeyer Burkard May Klaus Becker

Anhang I

Die Vorsitzenden der Rheinisch-westfälischen Gesellschaft für innere Medizin

1903 – 1928

1903 – 1907	Friedrich Schultze (Bonn)
1907 – 1909	Heinrich Hochhaus (Köln)
1909 – 1911	August Hoffmann (Düsseldorf)
1911 – 1913	Richard Lenzmann (Duisburg)
1913 – 1914	Max Dinkler (Aachen)
1920 – 1921	Max Dinkler (Aachen)
1921 – 1925	Friedrich Moritz (Köln)
1925 – 1928	Walter Rindfleisch (Dortmund)
1928 - 1932	Paul Krause (Münster)

1929 – 1947

keine Unterlagen auffindbar

1947 – 2002

1947 – 1948	Paul Martini (Bonn)
1949 – 1950	Philipp Klee (Wuppertal-Elberfeld)
1951 – 1952	Erich Boden (Düsseldorf)
1953 – 1954	Adolf Heymer (Bonn)
1955 – 1956	Hans Schulten (Köln)
1957 – 1958	E. Both (Bonn?/Bad Neuenahr)
1959 – 1960	Franz Grosse-Brockhoff (Bonn, später Düsseldorf)
1961 – 1962	Alexander Sturm (Wuppertal-Barmen)
1963 – 1964	Werner-Heinrich Hauss (Münster)
1965 – 1966	Karl Oberdisse (Düsseldorf)
1967 – 1968	O.H. Arnold (Essen)
1969	H. Brauch (Bochum)
1970	Rudolf Gross (Köln)
1971	Karl Jahnke (Wuppertal-Elberfeld)
1972	Sven Effert (Aachen)
1973	Heinz Losse (Münster)
1974	Günther Gehrmann (Wuppertal-Barmen)
1975	Eugen Fritze (Bochum)
1976	Franz Loogen (Düsseldorf)
1977	H. Sack, Krefeld
1978	Carl Gottfried Schmidt (Hattingen)
1979	Werner Kaufmann, Köln

1980	Dieter Ricken (Bochum)
1981	Jürgen van de Loo (Münster)
1982	B. Reinwein, Essen
1983	Hans-Hermann Hilger, Köln
1984	Rudolf Phlippen (Duisburg)
1985	Peter Körtge, Detmold
1986	Georg Strohmeyer (Düsseldorf)
1987	Wilhelm Wirth, Mülheim
1988	Ulrich Gerlach, Münster
1989	Heinz-Günther Sieberth, Aachen
1990	Linus Geisler (Gladbeck)
1991	Burkard May (Bochum)
1992	Wolfgang Schneider (Düsseldorf)
1993	Berndt Lüderitz (Bonn)
1994	Klaus Dieter Grosser (Krefeld)
1995	Siegfried Matern (Aachen)
1996	Torsten Udo Hausamen (Dortmund)
1997	Karl Heinz Rahn (Münster)
1998	Bernd Grabensee (Düsseldorf)
1999	Hans Edgar Reis (Mönchengladbach)
2000	Tilmann Sauerbruch (Bonn)
2001	Erland Erdmann (Köln)
2002	Helmut Schatz (Bochum)
2003	Norbert Niederle (Leverkusen)
2004	Wilhelm Berges (Aachen)

Anhang II

Die Sitzungen der Rheinisch-westfälischen Gesellschaft für Innere Medizin

11. Oktober 1903
Gründungssitzung im Gürzenich, Köln.
Straßburger (Bonn): Die Bedeutung der normalen Darmbakterien für den Menschen
Hochhaus (Köln): Über einige Fälle von Hirntumoren
Dinkler (Aachen): Über multiple Sklerose
Minkowski (Köln): Über Oxalurie
Demonstrationen: a) Minkowski (Köln) – Herzpräparat mit enormer Dilatation des linken Vorhofs bei Mitralstenose, *b) Sträter* – Knabe, bei dem infolge hochgradiger Atrophie eine erfolgreiche Mastkur durchgeführt wurde.
Schultze, Fr.: Über die Ziele der Rheinisch-westfälischen Gesellschaft für innere Medizin und Nervenheilkunde
Sträter: Zur Behandlung hochgradiger Unterernährung bei chronischer Gastroenteritis

31. Januar 1904
2. Sitzung der RWGIM im Hotel Monopol in Düsseldorf , 104 Teilnehmer.
Burghart: Zur Therapie der Basedowschen Krankheit
Dinkler: Über feinere Hirnveränderungen nach Schädeltrauma
Dinkler: Sieben Zentimeter langer Griffel aus Schiefer im Bereich der rechten vorderen und mittleren Schädelgrube (Demonstration)
Esser: Osteogenesis imperfecta
Hoffmann, A.: Demonstrationen a) Juvenile Muskeldystrophia pseudoparalytica; b) Ein Fall von Myasthenia pseudoparalytica
Lenzmann: Praktische Erfahrungen über Appendizitis
Schultze, Fr.: Zur Anatomie und Ätiologie der akuten Poliomyelitis

3. Juni 1904
3. Sitzung der RWGIM in der Lesegesellschaft in Bonn, 47 Teilnehmer.
Engelhardt: Ein Fall von Akromegalie (Demonstration)
Hoffmann, A.: Über die Beurteilung therapeutischer Einwirkung auf das Herz
Lenzmann: Über Paratyphus
Mendel: Über intravenöse Salizylbehandlung
Schultze, Fr.: Ein Fall von Akromegalie (Demonstr.)
Steinhaus: Präparate von einer gemischt autochthonen und traumatischen Pfortaderthrombose
Zandy: Erythrozythose (Hyperglobulie) und Splenomegalie

6. November 1904
4. Sitzung der RWGIM in der Sozietät in Duisburg, 68 Teilnehmer.
Burghart: Bauchstichtroikar (Demonstration)
Burghart: a) Urrotropin bei Scharlach; b) Zur Serumtherapie des Scharlachs
Esser: Therapeutisches zur Pneumonie
Finkelnburg: Über den therapeutischen Wert der Lumbalpunktion
Hoffmann, A.: a) Zerebrale und spinale Kinderlähmung bei Geschwistern; b) Über therapeutische Beeinflussung der Leukämie durch Röntgenstrahlen
Lenzmann: Über eine vereinfachte Methode der Färbung von Bluttrockenpräparaten

<u>5. Februar 1905</u>
5. Sitzung der RWGIM in Köln
Fischer: Anatomische Untersuchung eines Falles von Akromegalie
Hochhaus: Präparate eines Falles von paroxysmaler Tachykardie
Koll: Ein Fall von Osteoarthropathia hypertrophica
Siegert: Die Ätiologie der Rachitis aufgrund neuer Untersuchungen
Sträter: Röntgenbilder von Arteriosklerose (Demonstr.)
Stursberg: Zur Röntgenbehandlung der Leukämie
Ungar: Zur Lehre vom Hydroperikard
Wesener: Die Resultate der prophylaktischen Serumbehandlung bei Diphtherie im Städtischen Mariahilfspitale in Aachen
Zandy: Blutgefäßveränderungen an der Haut des Rumpfes (Demonstr.)

<u>21. Mai 1905</u>
6. Sitzung der RWGIM in Düsseldorf
Dinkler: Über kongenitale Mißbildungen des Magen- und Darmkanals (septaler Duodenalverschluß – Hirschsprungsche Krankheit)
Hochhaus: Über die Behandlung akuter Halsinfektionen mit *Stauungshyperämie*
Hoffmann, A.: Vorstellung eines Falles myeloider Leukämie, behandelt *mit Röntgenstrahlen*
Huismanns: Präparate von Encephalomyelitis haemorrhagica disseminata acuta (Demonstration)
Lenzmann: Über Lues des Magens
Matthes: Neuere Ansichten über das Zustandekommen der Reaktion im hydrotherapeutischen Sinne
Schüler: Zur Pentosurie
Steiner: Zur Ätiologie der Tetanie
Stursberg: Über Dermographismus
Weber: Röntgenplatte mit einer einseitigen Halsrippe (Demonstr.)

<u>12. November 1905</u>
7. Sitzung der RWGIM in der Stadthalle in Essen, 83 Teilnehmer.
Burghart: Demonstration zweier Präparate von Pulmonalstenose und eines Lungensteines
Finkelnburg: Die Untersuchung des Schwindels bei Unfallkranken
Hoffmann, A.: Demonstration eines 9jährigen Mädchens mit chronischer Bulbärparalyse
Racine: Vorstellung eines Falls von Lichen pilaris
Über die Analgesie der Achillessehne (Abadiesches Symptom)
Schultze, Fr.: Erfahrungen über Unfallneurosen
Tilmann: Zur Appendizitisfrage

<u>11. Februar 1906</u>
8. Sitzung der RWGIM in Köln.
Cossmann: Zur Kasuistik der Mediastinaltumoren
Dinkler: Vorstellung eines Falles von Syringomyelie
Lenzmann: Zur Systematologie und Pathogenese der Peritonitis perforativa
Ribbert: Demonstration eines Präparats einer Pulmonalstenose
Steiner: Demonstrationen: a) Schwund des Muskulus biceps infolge Quetschung; b) Hyperplasie des linken Armes nach Trauma; c) Myelitis nach Verletzung des Vorderarms

<u>17. Juni 1906</u>
9. Sitzung der RWGIM in Düsseldorf.
Esser: Über einen seltenen Rückenmarkstumor
Heusner: Demonstration eines Harnseparators
Hochhaus: Über frustane Herzkontraktionen
Hoffmann, A.: Demonstration zur Ätiologie des chronischen Ikterus im Kindesalter
Hoffmann, A.: Über den Ursprung der Extrasystolen-Irregularität

Huismanns: Familiäre amaurotische Idiotie
Kruse: Über den Stand der Typhus- und Paratyphus-, der Dysenterie- und der Pseudodysenteriefrage.
Lenzmann: Ein Fall von Lyssa humana
Straßburger: Zur Diagnose der Aortenaneurysmen
Weber: Über ein unter dem Bilde eines Tumor verlaufendes intradurales Hämatom des Halsmarks

11. November 1906
10. Sitzung der RWGIM in Köln.
Hochhaus: a) Demonstration des Herzens eines im stenokardischen Anfall verstorbenen Patienten; b) Demonstration der Dura mater eines an myelogener Leukämie gestorbenen Kranken
Matthes: Demonstrationen: a) eines Patienten mit Rückenmarkstumor; b) einer Hysterischen mit klonischen Krämpfen des Muskulus biventer
Siegert: Demonstrationen: a) einige Fälle von Infantilismus, b) hysterischer Aphagie und Polyphagie bei Ösophagusstenose eines 4jährigen Mädchens
Steiner: Demonstration eines Patienten mit Verletzung des Labyrinthes

3. März 1907
11. Sitzung der RWGIM in Düsseldorf.
Blum: a) Fall von Alkaptonurie; b) Fall von Thrombose der Vena subclavia sinistra; c) Fall von supernumerärer Mamma im Bereich des behaarten mons veneris mit 7 sieben Warzen
Dinkler: Fall von Tumorbildung im Bereich des Herzbeutels und des Herzmuskels
Kühn: Über die Formalinreaktion bei Diabetes

16. Juni 1907
12. Sitzung der RWGIM in Duisburg.
Auerbach: Über familiäre spastische Paraparese (mit Krankendemonstration)
Dreesmann: Resektion des Nervus supraorbitalis (mit Demonstration)
Lenzmann: Demonstration eines Falls von Thorakoplastik

24. November 1907
13. Sitzung der RWGIM in Köln.
Esser: Säuglingsskorbut und Säuglingsmilchküche
Hochhaus: Demonstration des Präparates eines Falles von plötzlichem Verschluß der Vena cava superior durch Aortenaneurysma
Jores: Demonstration anatomischer Präparate
Levy: Serumtherapie bei Meningitis cerebrospinalis epidemica
Prym: Die motorische Funktion des Magens
Siegert: Über zwei Fälle von hysterischer Dysphagie (Demonstr.)
Steiner: Über das Rombergsche System (Demonstr.)
Vollhard: Über künstliche Atmung durch Ventilation der Trachea
Weber: a) Demonstration eines Gehirns mit einer großen Geschwulst im Kleinhirnbrückenwinkel der linken Seite; b) Über subkutane totale Zerreißung des Plexus brachialis ohne Verletzung der Knochen

8. März 1908
14. Sitzung der RWGIM in Düsseldorf.
Bröking: Über optisch inaktive Laevulose im menschlichen Harn
Cossmann: Demonstration von Präparaten eines Falls von multiplem Myosarkom
Gaupp: Demonstration einer neuen Urinreaktion bei Kachektischen
Hoffmann, A.: Demonstrationen: a) einer Patientin mit kongenitalem Herzfehler; b) eines Patienten mit hochgradigem Hydrocephalus; c) Über das menschliche Elektrokardiogramm (mit Demonstrationen)

Liebermeister: Über die intravenöse Strophantintherapie nach A. Fraenkel
Von den Velden: Zur orthotischen Albuminurie
Weidenbaum: Über die Ätiologie des Diabetes mellitus
Zandy: Über Lipämie

21. Juni 1908
15. Sitzung der RWGIM in Köln.
Bardenheuer: Über die Entstehung und Behandlung der subkutanen Kompressionslähmungen
Finkelnburg: Über das Babinskische Phänomen beim epileptischen Anfall
Lenzmann: Demonstration eines Präparats von hämorrhagischer Pankreatitis
Liebermeister: Über Meningokokkensepsis
Matthes: Zur Diagnose einiger Darmerkrankungen
Meissen: Tuberkulinproben und Tuberkulinkuren
Von den Velden: Zur Pharmakologie des Kochsalzes
Wegele: Über Polyposis ventriculi multiplex

29. November 1908
16. Sitzung der RWGIM in Duisburg.
Doevenspeck: Lähmung des rechten Plexus brachialis nach Verletzung der rechten Hand (Demonstration)
Koehler: Die therapeutische Beeinflussung der inneren Tuberkulose durch Tuberkulin und verwandte Mittel
Lenzmann: Über die Anwendung der Tuberkuline und verwandter Mittel bei chirurgischer Tuberkulose
Meissen: Therapeutische Erfahrungen mit Marmoreks Serum und Kochs Alttuberkulin bei Lungentuberkulose
Mendel: Über intravenöse Arsen-Tuberkulinbehandlung
Sonntag: Marmoreks Serum bei chirurgischer Tuberkulose
Ungar: Die Behandlung der intraperitonealen Tuberkulose mittels Laparotomie
Wolff: Ambulante spezifische Behandlung der Tuberkulose

31. März 1909
17. Sitzung der RWGIM in Köln.
Bröking: Zur Kreislaufwirkung der Kohlensäure- und Sauerstoffbäder
Dahlhaus: Zwei Fälle von Idiosynkrasie gegen Hühnereiweiß
Grube: Über chemische Korrelation im Körper, mit besonderer Beziehung auf den Kohlehydratstoffwechsel
Liebermeister: Wesen und Bedeutung der sog. Muchschen Granula der Tuberkelbazillen
Marckwald: Traumatische Ruptur der Leber (Demonstr.)
Schlossmann: Das Tuberkulin in der Therapie der Kinderkrankheiten
Siegert: Bronchialdrüsentuberkulose (Demonstr.)
Stursberg: Über den Nachweis von Simulation oder Aggravation von Parese mittels des Mossoschen Ergographen
Tilmann: Zur chirurgischen Behandlung der Epilepsie.
Von den Velden: Zur Pharmakologie der Magenmotilität

20. Juni 1909
18. Sitzung der RWGIM in Düsseldorf.
Hoffmann, A.: Über die Aktionsströme der Irregularität des Herzens
Kirchheim: Über chronische interstitielle Pankreatitis und akute Pankreasnekrose
Lenzmann: Zur Diagnose und Behandlung der Kolitis und Sigmoiditis hyperplastica
Lubarsch: Zur Pathogenese der Arteriosklerose der Arterien
Von den Velden: Kritik der Hämostyptika

14. November 1909
19. Sitzung der RWGIM in Köln.

Beltz: Chronische habituelle Magenblase
Frank: Olliersche Krankheit (Demonstration)
Hochhaus: Demonstrationen a) Dermatitis universalis; b) tabische Kniegelenksveränderungen; c) Landrysche Paralyse
Krause, P.: Über die westfälische Epidemie von Kinderlähmung
Loeschke: Untersuchungen über das Verhalten der Nebennieren bei Infektionskrankheiten
Matthes: Demonstrationen: Amyotrophische Lateralsklerose (hemiplegische Form); Aneurysma der Art. cor. Callos
Meinicke: Zur Ätiologie der akuten epidemischen Kinderlähmung
Rindfleisch: Infektion des Menschen mit Distomum felineum
Schultze, Fr.: Über Poliomyelitis
Steiner: Störungen der ganzen Cerebrospinalachse nach Tetanus (Demonstr.)

1. Mai 1910
20. Sitzung der RWGIM in Düsseldorf.

Bonnet: Über die Neuronentheorie
Dahlhaus: Was leisten die Röntgenstrahlen für die Diagnose von Lungentuberkulose
Grau: Über die hämostyptische Wirkung der Gelatine
Hoffmann, A.: Krankendemonstrationen
Huismanns: Über Mitbewegungen
Liebermeister: Über die Anwendung von Nebennierenpräparaten bei akuter Herzschwäche
Mütze: Elektrokardiographische Untersuchungen bei Morbus Basedowii
Von den Velden: Beitrag zur Lehre von der Konstitution und Wirkung von Arzneimitteln

24. Juli 1910
21. Sitzung der RWGIM in Köln.

Grau: Eiweißstoffe und Blutgerinnung
Hürter: Über zwei Fälle von Nierenerkrankung
Jores: Pathologie der infektiösen Nierenerkrankungen
Kirchheim: Die Blutdrucksteigerung bei Scarlatina und ihre Beziehung zur Scharlachnephritis
Krabbel: Über Nierentuberkulose vom klinischen Standpunkt
Lossen: Über die Verwertbarkeit der kutanen und konjunktivalen Tuberkulinreaktion unter besonderer Berücksichtigung verschiedener Tuberkulinverdünnung
Rindfleisch: Tödliche Kachexia ohne gröbere anatomische Grundlage, intestinale Autointoxikation und Leberzirrhose
Savels: Über primäre akute Pyelitis
Schultze, Fr.: Natur und Sitz der akuten Lumbago
Von den Velden: Klin.-exper. Untersuchungen über die Abbindung der Glieder

20. November 1910
22. Sitzung der RWGIM in Düsseldorf.

Beltz: Demonstration von Röntgenbildern eines Falles von Bursitis subacromialis
Dreesmann: Die Behandlung der akuten Pankreatitis
Hoffmann, A.: Krankendemonstrationen: a) Morbus Addisonii und Lungentumor, b) Fall von Aneurysma der absteigenden Aorta, c) Claudicatio intermittens
Huismanns: Ein Fall von costa cervicalis duplex
Lenzmann: Über Blutbefunde bei Karzinomatösen
Mütze: Die Differenzierung der Herzfehler im Elektrokardiogramm
Rubin: Demonstration mikroskopischer Diapositive
Von den Velden: Zur Dynamik der Adrenalintherapie

12. März 1911

23.. Sitzung der RWGIM in Köln.

Beltz: Über Pneumokokkenserum
Brian: Paratyphusinfektion unter dem klinischen Bild der Pleuritis exsudativa duplex
Dinkler: Klinischer Verlauf und Sektionsbefund eines Falls von Polycythaemia rubra
Hochhaus: Anatomische Präparate eines Falles von Chlorom
Huismanns: Demonstration des Röntgenbildes eines Hypophysistumors
Jores: Über Typhussepsis
Loeschke: Wechselbeziehungen zwischen Lunge und Thorax beim Emphysem
Straßburger: Über Behandlung mit Radiumemanation und ihre Erfolge
Von den Velden: Zur Wirkung der Radiumemanation

24. September 1911

24. Sitzung der RWGIM in Düsseldorf.

Hoffmann, A.: a) Ein Fall von Mitralinsuffizienz, hervorgerufen durch einen Tumor im linken Vorhof; b) Tödliche Hemiplege nach Salvarsanbehandlung in einem Fall von Lues spinalis
Muelberger: Einige Demonstrationen zur pathologischen Anatomie der Rückenmarkserkrankungen
Oertel: Einiges über Nystagmus
Schultze, Fr.: Über die Parkinsonsche Krankheit
Weil: Experimentelle Untersuchungen über die Einwirkung der Radiumemanation auf Fermente

10. Dezember 1911

25. Sitzung der RWGIM in Köln.

Hochhaus: Aneurysma dissecans der Aorta
Huismanns: Demonstration eines primären Karzinoms der rechten Pleura
Loeschke: Die Entstehung des starr dilatierten Emphysematikerthorax
Moritz: Aneurysma des Aortenbogens
Schultze, Fr.: Rückblicke

10. März 1912

26. Sitzung der RWGIM in Düsseldorf.

Heusner: Beitrag zur Behandlung des chronischen Gelenkrheumatismus
Liebermeister: Über die Wasserstoffsuperoxydbehandlung des Oesophagus- und Kardiakarzinoms
Machol: Chirurgisch-orthopädische Therapie der spinalen Kinderlähmung
Von den Velden: Zur Pharmakotherapie mit Kalksalzen
Weber: Über Sydenhamsche Chorea

2. Juni 1912

27. Sitzung der RWGIM in Bonn.

Conzen: Über Funktionsprüfung der Niere
Hoffmann, A.: Röntgenuntersuchungen bei Magen- und Darmerkrankungen
Huismanns: Ein Fall vom Hemiatrophia facialis
Krause: Kritik einiger der gebräuchlichsten röntgenologischen Meßmethoden
Roeder: Zur Physiologie und Pathologie des lymphatischen Rachenringes
Schmitz: Bakteriologische Untersuchung eines Falls von Polymyositis acuta
Schultze, Fr.: Interstitielle fieberhafte Hepatitis
Weidenbaum: Neuere Beobachtungen bei Diabetes mellitus
Weil: Über Lipoidämie

<u>*3. November 1912*</u>
28. Sitzung der RWGIM in Köln.
Hochhaus: a) Präparate von syphilitischer Bronchialerkrankung (Demonstr.); b) Erfahrungen über die Behandlung chronischer Lungenerkrankungen mit dem künstlichen Pneumothorax
Liebermeister: Ein Fall von Genickstarre
Moritz: Über den künstlichen Pneumothorax
Pincus: Neuritis optica und Neurofibromatose
Rindfleisch: Tumor des linken Parietallappens (Neissersche Hirnpunktion)
Siegert: Fall von Zuckergußleber (Demonstr.)

<u>*9. März 1913*</u>
29. Sitzung der RWGIM in Düsseldorf.
Auerbach. Über Pericarditis caseosa (mit Demonstrationen)
Bauer: Über die Behandlung der Diphtherie
Hoffmann, A.: Zur Pathogenese der paroxysmalen Tachykardie
Lenzmann: Demonstration von mikroskopischen Blutpräparaten
Roeder: Die Anregung des Lymphkreislaufs als Heilprinzip
Schultze, Fr.: Demonstration eines Präparates Noguchis von Spirochaeta pallida im Gehirn eines Paralytikers
Stuertz: Die trockene Tuberkulose im Röntgenbild

<u>*6. Juli 1913*</u>
30. Sitzung der RWGIM in Köln.
Baetge: Behandlung der Malaria tertiana mit Neosalvarsan
Dinkler: Anatomische Veränderungen des Nervensystems im Verlauf der Biermerschen Anämie
Hess: Isolierte Krämpfe im Gebiet des Ramus desc. Nerv. hypoglossi
Loeschke: Demonstration der Organe eines Fremdkörperschluckers
Loeschke: Sind die herrschenden Anschauungen über das Wesen der diabetischen Stoffwechselstörung mit den anatomischen Befunden vereinbar?
Roeder: Fall von Schilddrüsenverkleinerung (Demons.)
Schott: Experimentelle Untersuchungen über parenterale Ernährung
Siegert: Demonstration der Präparate eines Falles von Zuckergußleber = chronischer Polyserositis
Von den Velden: Über Antipyrese

<u>*16. November 1913*</u>
31. Sitzung der RWGIM in Düsseldorf.
Aschaffenburg: Zwangsdenken und manisch-depressives Irresein
Bauer: Die Prophylaxe der Diphtherie nach Behring
Baumgarten: Über Tuberkulin-Rosenbach
Klewitz: Der Puls im Schlaf
Mönckeberg: Demonstrationen: a) Intrazerebellares Gumma; b) doppelseitig primäres Rundzellensarkom der Nieren; c) über verschiedene Formen der Gefäßsklerose
Roeder: a) Arthritis deformans; b) Behandlung der Dysmenorrhoe nebst Erörterung über den Lymphkreislauf und über die klinischen Beweise der zentralen Stellung des lymphatischen Rachenrings im Lymphkreislauf
Taschenberg: Fall von rechtsseitigem Tumor der Brücke, Medulla oblongata und des Kleinhirns

<u>*15. Februar 1914*</u>
32. Sitzung der RWGIM in Köln.
Beltz: Demonstrationen: akute Leukämie, hämolytische Anämie
Grube-Reifferscheid: Untersuchungen über Schwangerschaftstoxämien

Huismanns: Über streifenförmige Nephritis bei Morbus Basedowii
Lossen/Fröhling: Über renalen Diabetes
Mönckeberg: Demonstrationen: a) angeborener Hydrocephalus; b) Atresie der Arteria pulmonalis; c) Adipositas des Artrioventrikularsystems
Roeder: Demonstrationen: a) Struma; b) Tabesparalyse
Von den Velden: Therapie des Diabetes insipidus

17. Mai 1914
33. Sitzung der RWGIM in Bonn.
Brian: Klinische Erfahrungen mit dem Dialysierverfahren Abderhalden
Hess: Über funktionelle Nierendiagnostik mittels Phenolsulfophtalein
Huismanns: Über Infantilismus und Chondrodystrophie
Keuper: Über Abbau von Lungengewebe nach Abderhalden
Lenzmann: Zur Frage des Elektrokardiogramms
Mönckeberg: a) Zur Frage des Elektrokardiogramms bei angeborenem Herzfehler; b) multiple Rhabdomyome des Herzens
Moritz: Ein transportables Druckmanometer
Schultze, Fr.: Fall von akuter exsudativer Perikarditis

8. Mai 1920
34. Sitzung der RWGIM in Köln.
Dietrich: Zur pathologischen Anatomie der epidemischen Encephalitis
Koehler: Das Friedmannsche Tuberkulosemittel bei Lungentuberkulose
Menzer: Bemerkungen zur Theorie der Friedmannschen Impfungen
Moritz: Über Encephalitis lethargica
Salge: Ein Beitrag zur Behandlung der postdiphtherischen Lähmung

21. November 1920
35. Sitzung der RWGIM in Köln.
Boden: Über die Nachschwankung des Vorhofselektrokardiogramms
Dinkler: a) Über Militartuberkulose der Lungen; b) Intermittierendes Hinken
Grau: Ziele und Grenzen der spezifischen Behandlung der Tuberkulose
Hoffmann, A.: Über Mediastinitis im Röntgenbilde
Huismanns: Theoretisches und Praktisches zum Telekardiogramm
Liebermeister: Über nichttuberkulöse Spitzenkatarrhe
Rindfleisch: Schwierigkeiten bei der Beurteilung von Röntgenbildern

27. November 1921
36. Sitzung der RWGIM in Köln.
Goldberg: Zur Differentialdiagnose der Nierentuberkulose
Lenzmann: Diagnose und Behandlung der Plaut-Vincentschen Angina
Mohr: Über die Behandlung der Organneurosen
Neukirch: Zur Kenntnis der Malaria der Kriegsteilnehmer
Schott: a) Über die Registrierung des Nystagmus und anderer Augenbewegungen vermittels des Saitengalvanometers; b) über die Salvarsanbehandlung des Tabes
Siegmund: Krebsentwicklung in Bronchiektasen
Thomas: Reaktionsbefördernde Stoffe bei Tuberkulose

14. Mai 1922
37. Sitzung der RWGIM in Düsseldorf.
Boden: Klinische und experimentelle Beobachtungen über die Wirkung von Bulbus Scillae
Coerper: Die Bedeutung der prämorbiden Körperbauformen im Kindesalter
Dietrich: Die pathologische Anatomie der Salvarsantodesfälle
Engelen: Über Sphygmobolometrie
Lenzmann: Zur Technik und Wirksamkeit der intravenösen Öltherapie

Neuhaus: Über den Einfluß der Körperhaltung auf die Diurese Herz- und Nierengesunder
Neukirch: Klinische und experimentelle Beobachtungen über die Wirkung von Bulbus Scillae
Pfeffer: Über plethysmographische Studien bei Herzinsuffizienz
Schönborn: Über Vererbung nichtluetischer Hirnstrangerkrankungen
Sioli: Salvarsanbehandlung der Paralyse und Gehirnlues
Voss: Demonstration der Enzephalitis

3. Dezember 1922
38. Sitzung der RWGIM in Köln.
Cords: Reizkörpertherapie in der Augenheilkunde
Hoffmann, A.: Klinische Demonstration über das Elektrokardiogramm
Martius: Die Reizkörpertherapie in der Gynäkologie
Müller: Über den Muskelrheumatismus
Rindfleisch: Die theoretischen Grundlagen der Reizkörpertherapie und ihre Anwendung in der inneren Medizin
Sträter: Die Reizkörpertherapie in der Chirurgie
Wichmann: Die klinische Bedeutung der Senkungsgeschwindigkeit der roten Blutkörperchen
Zinsser: Reizkörpertherapie in der Dermatologie

29. Juni 1924
39. Sitzung der RWGIM in Köln.
Hoffmann, R.: Über die Wismuthbehandlung der Syphilis
Hohlweg: a) Praktische Vorführung der Gastroskopie, Einstellung des Pylorus; b) Über den derzeitigen Stand der Gastroskopie
Schultze, Fr.: Einige Bemerkungen zur praktischen Bedeutung der Extrasystolen
Siebeck: Die Beurteilung und Behandlung Kranker mit hohem Blutdruck

14. Juni 1925
40. Sitzung der RWGIM in Köln.
Boden: Klinische und pharmakologische Studien über den Antagonismus von Insulin und Adrenalin
Delhougne: Über die Bedeutung der fraktionierten Magenuntersuchung und die Wirkung einiger äußerer Einflüsse auf die Magensaftsekretion.
Engelen: Über Blutdruckmessung
Hoffmann, A.: Über das Seltenerwerden der Chlorose
Lauter: Zur Genese der Fettsucht
Pfeffer: Kontrolle des vegetativen Nervensystems durch die fraktionierte Magenausheberung
Schott: Über das weitere Schicksal der mit Insulin behandelten Diabetiker
Siebeck: Untersuchungen über Wasserhaushalt
Wichmann: Tatsächliches und Hypothetisches in der Wirkungsweise des Insulins
Wüllenweber: Über die diagnostischen Liquorreaktionen, insbesondere die kolloidale Mastixreaktion

6. Dezember 1925
41. Sitzung der RWGIM in Köln.
Dietrich: Über die Beziehungen der Plexus chorioidei zur Liquorbildung Haberland. Der gegenwärtige Stand der Chirurgie des vegetativen Nervensystems
Wichmann: Chemische Untersuchungen über den Austausch zwischen dem Blutgefäßsystem und dem Liquor cerebrospinalis

15./16. Mai 1926
42. Sitzung der RWGIM in der Neuen Medizinischen Klinik in Münster
(Programm fehlt)

21. November 1926
43. Sitzung der RWGIM in Köln.
Curtius: Zwillingsstudien
Hohlweg: Über Gastroskopie und klinische Diagnose der Gastritis und ihrer Beziehung zum ulcus
Krause: Weitere Studien über Typhusbazillenausscheider
Liebermeister: Untersuchungen über die Atmungsmechanik bei künstlichem Pneumothorax
Siebeck: Pathologie der Endothelfunktion bei Morbus Brightii
Schönborn: Herpes und Encephalitis epidemica

29. Mai 1927
44. Sitzung der RWGIM in Düsseldorf.
Baumann: Zysternenpunktion oder Lumbalpunktion
Breitenbach: Zur Frage der myotonischen Dystrophia
Dotzel: Mitteilung für Indikation der Phrenikusexhairese
Hoffmann, A.: Über klinische Bedeutung und Therapie der Arrhythmien
Huismanns: Über Hypotonia cerebellaris infantilis nach Schwangerschaftstrauma
Kaewel/Kühn: Gibt es bakterizid wirkende Mittel, welche in die Gallenblase übergehen, unter besonderer Berücksichtigung der Typhusbazillenträger
Lauter: Über einige klinische Ergebnisse der neuen Bestimmung des Schlagvolumens nach Henderson
Pfeffer: Über die klinische Brauchbarkeit der interferometrischen Methode zum Nachweis der Abderhaldenschen Reaktion
Pfeiffer: Neueres über Diagnose und Behandlung von Scharlach
Schott: Demonstration zur Behandlung der Athyreosen

27. November 1927
45. Sitzung der RWGIM in Köln.
Curtius: Syringomyelie und Status varicosus
Käding: Über Blutgruppenbestimmung
Liebermeister: Über doppelseitigen künstlichen Pneumothorax
Marx: Morbus Brightii ohne Nierensymptome
Moritz: Herz und Sport: Hypertrophie oder Dilatation?
Slauck: Pathologie des Muskels und Zentralnervensystems (Zur Frage der Dystrophia myotonica)

10. Juni 1928
46. Sitzung der RWGIM in Dortmund.
Boden: Über Periarthritis humero-scapularis (Duplaysche Krankheit)
Böhme: Dauerergebnis der Pneumothoraxbehandlung
Jansen: Der derzeitige Stand der Diabetestherapie
John: Über parenterale Chininbehandlung der kruppösen Pneumonie
Kretschmer: Versuche zur Therapie und Prophylaxe der Lungenturbulose durch intrakutane Impfungen mit virulenten Tuberkelbazillen
Lossen: Osteoarthropathia hypertrophicans
Reichmann: Über traumatische Epilepsie
Rienhoff: Über Pfortaderthrombose
Specht: Über bemerkenswerte Fälle von Knochenkarzinom
Thannhauser: Calcinosis universalis
Weber: Über den Fingerkuppenpuls

14. November 1928

Die 47. (Fest-) Sitzung aus Anlaß des 25jährigen Bestehens der RWGIM in Köln.

F. Schultze: Rückblick auf die Entwicklung der inneren Medizin in den letzten Jahrzehnten

Moritz: Demonstration eines Kreislaufmodells

Minkowski: Die Lehre vom Pankreasdiabetes in ihrer geschichtlichen Entwicklung.

Hoffmann, A.: Die Elektrokardiographie, ihre Entwicklung und Bedeutung für die innere Medizin.

Liebermeister: Das anämische Zungenphänomen, ein wichtiges Frühsymptom der arteriellen Luftembolie

11./12. Mai 1929

48. Sitzung der RWGIM in Düren/Aachen.

Zurhelle, Bonn: Früherkennung und Verhütung der metasyphilitischen Erkrankungen des Nervensystems

Koch, Hörde: Über Lungensyphilis

Deusch, Hamm: Lungengangrän als Spirochätenerkrankung und ihre Behandlung mit Salvarsan

Krebs, Aachen: Spondylarthritis deformans und Spondl. ulcerosa (ankylopoetica), ihre Aetiologie, ihre pathologische Anatomie, Klinik und Therapie

Ernst/Broichmann, Münster: Rheuma und Rheumabekämpfung als soziales Problem

Schott, Solingen: Über Guttadiophot

Wethmar, Iserlohn: Die Blutröstplatte

24. November 1929

49. Sitzung der RWGIM in Köln.

Meinicke-Ambrock: Klärungsreaktion auf Syphilis (M.K.R.)

Meirowsky, Köln: Die granuläre Form des Syphilisvirus

Loben, Münster: Über infraklavikuläre Infiltrate bei Lungentuberkulose

G. Liebermeister, Düren: Die Weiterentwicklung des sog. Frühinfiltrats und ähnliche akute Schübe bei den Spätformen der echten Phthise.

Wüllenweber, Köln: 1) Demonstration eines normalen Pyelogramms, 2) Diabetes als Symptom der Schilddrüse und der Nebennieren

Gantenberg, Münster: Beitrag zur klinischen Gasstoffwechselbestimmung, insbesondere bei Schilddrüsenerkrankungen.

Cords, Köln: Neues zur Bedeutung der Augenbewegungsstörungen für die zerebrale Diagnostik

Uhlenbruck, Köln: Über Sauerstoffatmung bei Herzkranken

18. Mai 1930

50. Sitzung der RWGIM in Bonn.

Krause, Münster: Eröffnungsrede

Böhme, Bochum: Zur Pathologie und Therapie der Staublunge

Siegmund, Köln: Über die Entstehung der Staubschwielen in pneumonokoiotischen Lungen

Liebig, Münster: Experimentelle Untersuchungen über die Jodwirkung auf die Arteriosklerose

Loben, Münster: Studien über die klinische Brauchbarkeit des Guttadiaphots.

Meyer-Bisch, Dortmund: Theoretische Grundlagen der Gerson-Sauerbruch-Diät und ihre Bedeutung für die klinische Nachprüfung

Gantenberg, Münster: Über chronischen Gelenkrheumatismus auf endokriner Grundlage.

Kohlmann, Oldenburg i.O.: 1) Die tuberkulöse Parotitis und die „Febris uveo-parotidea", 2) Über Kalkeinlagerungen in den Zwischenwirbelscheiben und ihre klinische Bedeutung

23. November 1930

51. Sitzung der RWGIM in Essen

Eppinger, Köln: Orthopnoe

Hering, Köln: Zur normalen und pathologischen Physiologie der Lungenherzreflexe

Slauck, Bonn: Experimentelles zum Neuralgieproblem
Marx, Bonn: Zur Klinik der Hypophysenerkrankungen
Haberland, Köln: Kremasterspasmophilie.
Gantenberg, Münster: Zur Diathermiebehandlung der Nephritis
Kretschmer, Detmold: Kasuistik und Therapie der myeloischen Leukämie
Liebig, Münster: Experimentelles zum Cholesterinaneurysma
Pfeiffer, Essen: Behandlung des Scharlach mit Scharlachstreptoserin

7. Juni 1931
52. Sitzung der RWGIM in ?
Slauck, Bonn: Ergebnisse tierexperimenteller Forschung am Herzmuskel
Werner, Bonn: Charakteristische Eigenschaften der Fermente bei der Spaltung von optisch aktiven Körpern
Jacobi/Janker/Schmitz, Bonn: Weitere Untersuchungen mit der kombinierten Elektrokardiographie, Röntgenkinematographie und Ionometrie
F. Meyer, Köln: Die Bedeutung des Alkohols als Reizmittel und Energieträger für den Organismus des Alkoholgewohnten
Parrisius, Steele: Mißerfolge und Erfolge der Leberbehandlung bei perniziöser Anämie

23. Januar 1932
53. Sitzung der RWGIM in Düsseldorf
Gemeinsame Tagung mit der Vereinigung Niederrheinisch-westfälischer Chirurgen
Generaldiskussion: Mißerfolge nach Magenoperationen
V. Hoffmann, Köln: Dauererfolge der Gastroenterostomie bei Ulcus ventriculi und Ulcus duodeni
Hohlweg, Köln: Zur Behandlung des Ulcus ventriculi und Ulcus duodeni und der Gastritis, speziell unsere Erfahrungen mit der transduodenalen Ernährung (t.E.)
Böhme, Bochum: Heilungsaussichten des Ulkus bei innerer Behandlung.
Naegeli/Meythaler, Bonn: Beitrag zur Frage der Beteiligung der Milz am experimentellen Ikterus

5. Juni 1932
54. Sitzung der RWGIM in Köln
Schott, Solingen: Über Paramyotonie
Jacobi/Meythaler, Bonn: 1) Zur Frage des traumatischen Diabetes 2) Erfahrungen bei der ambulanten Diabetikerbehandlung
P. Martini, Bonn: Die Wahrscheinlichkeitsrechnung bei der Prüfung therapeutischer Methoden und einige praktische Ergebnisse derselben
Gantenberg, Münster: Über Beziehungen zwischen Lungen- und Gelenkerkrankungen
A. Fischer, Aachen: Rationelle Therapie der Infektarthritis
Eickenbusch, Essen: Über Gelenkerkrankungen bei thyreo-sexueller Insuffizienz
Schlomka, Bonn: Die experimentelle Commotio cordis und ihre klinische Bedeutung

27. November 1932
(55.) Sitzung der RWGIM
Röhr, Münster: Erfolgreiche Milzexstirpation bei einem Fall von splenopathischer Markhemmung
Slauck, Bonn: Glykokollbehandlung bei Muskeldystrophie
Voß, Düsseldorf: Nervenleiden und Arbeitsfähigkeit
Schlomka, Bonn: Zur Frage der akuten traumatischen Herzdilatation
Nolte, Bonn: Pulmonale Röntgenbefunde bei tuberkulösen Augenerkrankungen
Kohl, Bonn: Über die Abhängigkeit der Insulinwirkung vom Applikationsort
Klee, Wuppertal-Elberfeld: Zur Frage des Herzblocks mit Adam-Stokes
Heymer/Jacobi, Bonn: Experimentelle Untersuchungen über Lungenkollabierung bei Herzklappenfehler

Schuster, Aachen: Bemerkungen und Demonstration zur Behandlung chronisch entzündlicher Gelenkerkrankungen
Frl. Dr. Reinauer, Dortmund: Seltene Pilzvergiftungen
Beckermann, Dortmund: Über spontane Hypoglykämien nach Magenoperationen

18. Juni 1933
56. Sitzung der RWGIM in Köln.
Damblé, Münster: Untersuchungen über den Oxydationsvorgang der Erythrozyten (unter besonderer Berücksichtigung des Morbus Basedow)
Moritz, Köln: Volumen und Muskelmasse der Herzhöhlen
Stratmann, Dortmund: Behandlung mit „Pyrifer" einer Meningitis cerebrospinalis
Bürger, Bonn: Grundumsatzbestimmungen als Erfolgskontrolle der Bestrahlung von Leukämien
Schlomka, Bonn: Über die Einwirkung körperlicher Anstrengung auf die Herzstromkurve
Möbius, Bonn: Die Bedeutung der Blutjodbestimmung für die Beurteilung von Schilddrüsenerkrankungen
Pätzold, Bonn: Wirkung von Pneumothoraxanlage und Nachfüllung auf die Atemmechanik
Heymer, Bonn: Atemfunktionsprüfung bei Kollapstherapie
K.Ph. Becker, Bonn: Untersuchung über die Insulinwirkung auf die Magentätigkeit
Hartl/Kokott, Köln-Lindenburg: Arbeitsleistung unter Sauerstoff- und Kohlensäureatmung

10. Dezember 1933
57. Sitzung der RWGIM
Hohlweg, Köln: Zur nichtoperativen Therapie des Morbus Basedow, speziell zur Methode der Tierbluteinspritzung nach Bier
Damblé, Münster: Untersuchungen über den Arbeitsstoffwechsel bei Morbus Basedowii
Prévot, Dortmund: Zur Röntgendiagnostik des intermittierenden Ileus
A. Böhme, Bochum: Zur Prognose der Staublungenerkrankung
Aschenbrenner, Dortmund: Operative Heilung schwerer Herz- und Kreislaufdekompensationen (Beitrag zur Klinik der Spätfolgen arterio-venöser Aneurysmen)
Hartl, Köln: Gleichzeitige vegetative Störungen im Bereiche des Herzens und des Magen- und Darmtrakts
Schloeßmann, Bochum: Therapeutische und neurologische Ergebnisse der Vorderseitenstrangdurchschneidung
G.Liebermeister, Düren: Zur Pathogenese und Entwicklung der Sepsis
Lossen, Bochum: Endocarditis lenta unter dem Bilde der Niereninssufizienz

1. Juli 1934
58. Sitzung der RWGIM in Bad Neuenahr.
Kühn, Bad Neuenahr: Über Indikation und Einrichtung der Neuenahrer Bäder
Berg, Dortmund: Über postoperative Leber-Gallendiagnostik und über einige neue Befunde bei Lebererkrankungen
Bürger, Bonn: Über die Einwirkung kristallinischen Insulins auf Leberglycogen und Restkohlenstoffgehalt im Blut
Nolte, Bonn: Kardiokymogramm im Valsavaschen Versuch
Keuenhof, Bonn: Chemische und histologische Altersveränderungen im Bau der Aorta und die Beziehungen zwischen Blutcholesterin und Hypertonie
Schuler, Bonn: Über den Oxalsäurespiegel des Bluts
K.Ph.Becker, Bonn: Zur Alkalitherapie der Supersekretion und Superazidität
Möbius, Bonn: Die Bedeutung der Blutjodbestimmung für die Beurteilung therapeutischer Maßnahmen bei Basedowkranken
Preuschoff, Düsseldorf: Seltenere Ursachen von ösophagischen Schluckstörungen (mit Demonstration von Röntgenbildern)
Wiele, Essen: Erfahrungen mit ambulanter Abgabe von Diätkost

Schlomka, Bonn: Über die Dauer der Herzsystole unter wechselnden physiologischen Bedingungen

24. November 1934
59. Sitzung der RWGIM in Düsseldorf
Bürger, Bonn: Die Diät bei der heutigen Insulinbehandlung
Schretzenmayr, Köln: Koronarkreislauf
Unshelm, Köln: Über das Glykogen im Blut des Menschen
Seckel, Köln: Über postdiphtherische Reizerscheinungen am Herzen
Krause, Düsseldorf: Über Erkrankungen des arachnoischen Raumes
Joppich, Köln: Zur Pathogenese der kruppösen Pneumonie

8. Dezember 1935
60. Sitzung der RWGIM in Köln
Schilling, Münster: Striae und hypophysäre Störung
Wüllenweber, Köln: Malaria und Pyriferbehandlung der Tabes dorsalis
Jacobi, Bonn: Strophanthinwirkung bei Herzfehlertieren
Schlomka, Bonn: Über die Bedeutung der Abhängigkeit des Elektrokardiogramms von den Faktoren des Alters und der Hämodynamik
Hopmann, Köln: Voraussage und Abwendung diphtherischer Herzstörungen
Schuler, Bonn: Über den Bleigehalt im Blut und in den Ausscheidungen Gesunder
Schretzenmayr, Köln: Über einheimische Sprue
Kostakow, Bonn: Klinische Beobachtungen bei Myasthenia pseudoparalytica mit Prostigmin (Roche)
F. Meyer, Köln: Splenomegalie bei myeloischer Subleukämie
Wedekind, Köln: Einwirkung ionisierter Luftkolloide auf den Körper
H. Kohl, Bonn: Ulkusbehandlung mit Histidin
Heymer, Bonn: Über eine Methode der Lungenfunktionsprüfung
Dienst/Kloth, Köln: Beitrag zum Natriumstoffwechsel Oedemkranker

16./17. Mai 1936
61. Sitzung der RWGIM, gemeinschaftlich mit der rheinisch-westfälischen Tuberkulose-Vereinigung, in Bonn
Generalthema: Therapie und Differentialdiagnose der Lungentuberkulose
Sopp, Bonn: Die Pneumothoraxbehandlung, Indikationen, Komplikationen und Erfolge
Koester, Brilon-Wald: Die Pneumothoraxtherapie der Lungentuberkulose, Indikation, Komplikationen und Erfolge
Heymer, Bonn: Ergänzungsbehandlung des Pneumothorax
Lorbacher, Holsterhausen: Thorakokaustik und Oleothorax
v. Redwitz, Bonn: Indikation zur Anwendung der chirurgischen Kollapstherapie
Gödde, Windberg: Thorakoplastik vom Standpunkt des Heilstättenarztes
Schulte-Tigges, Heilstätte Hohenhonnef: Erfolge der Phrenikusexhairese
Schrade, Bonn: Die medikamentöse Behandlung bei der Lungentuberkulose
Behr, Köln: Exsudatbildung beim künstlichen Pneumothorax
Both, Bonn: Ein vereinfachter Thomograph
F.A.Nolte, Bonn: Die klinische Bedeutung eines röntgenologisch festgestellten Primärkomplexes
Heymer, Bonn: Erkrankung durch Typus bovinus
Schlomka, Bonn: Zur Differentialdiagnose von Silikose und Tuberkulose
Gebbing, Bonn: Zwillingsuntersuchungen bei Infektions-, Herz- und Nervenkrankheiten
Nagel, Bonn: Über Thrombopenie

13. Dezember 1936
62. Sitzung der RWGIM in Düsseldorf.
G. Liebermeister, Düren: Neuere Beobachtungen über Miliartuberkulose

Lossen, Bochum: „Zur Klinik der Porphyrien"
Schilling, Münster: Ein Fall von abdominalem Wilson
Hoesch, Düsseldorf: Über Epithelkörperinsuffizienz
F.Krause, Düsseldorf: Über myotonische Dystrophie
Köhnle, Düsseldorf: Zur Frage der funktionellen Röntgenologie
Schlomka, Bonn: Über die Spontanschwankungen der Herzgröße beim Gesunden
W.Borst, Essen: Zur Klinik des Herzblocks
Kuhlmann, Münster: Veränderungen bei Dickdarmdivertikeln
Kohl, Bonn: Zur Beeinflussung der Blutgerinnungszeit durch Histidin
Müller, Münster: Lymphogranulom und Trauma

19./20. Juni 1937
63. Sitzung der RWGIM in Münster
Wagenfeld, Düsseldorf: Über Störungen der Reizbildung und Reizleitung und Strophanthin
H. Schulz, Düsseldorf: Über die Anpassungszeit des Herzens
Vogt, Münster: Vergleichende Untersuchungen zwischen Extremitäten- und Partialelektrokardiogramm
Kuhlmann, Münster: Herzbinnenraumveränderungen
Grosse-Brockhoff, Bonn: Über das Kreislaufmittel Veritol
Balzer/H.Vogt, (Münster): Über jugendliche Hypertonie
Schweers, Köln: Störungen der Kohlehydratstoffwechselregulation bei essentieller Hypertonie
Schilling, Münster: Atypische biologische Leukozytenkurven
Ludtmann, Münster: Über pseudodegenerative Leukozytenbilder durch Pelger-Huetsche-Kernanomalie
Schrade, Münster: Die Beeinflussung des Knochenmarks durch Sexualhormone
Voit, Solingen: Kernstudien am Blutbild
Kämmerling, Münster : Gordontest bei Lymphogranulomatose
Mark, Münster: Lymphatische Reaktionen
Hueck, Lüdenscheid: Die Probleme und Erfahrungen ärztlicher Tätigkeit beim Erbgesundheitsgericht
Dahm, Köln: Röntgenkymographische Beobachtungen zur Prostigminbehandlung bei myasthenischen Schluckbeschwerden
Schlömer, Münster: Arteriomesenterialer Duodenalverschluß
Fischer, Münster: Kostomediastinale Schwarten. Ihre Bedeutung, ihre Entstehung
Wohlenberg, Münster: Die Bedeutung der Insulinregulation für die Diabetesbehandlung
Dienst, Köln: Säurebasenregulation durch Ernährung
Heymer/Thiele, Bonn: Wirkung von Asthmamitteln auf den Atemmechanismus
Moers, Bonn: Klinische Beobachtungen der tierexperimentellen Nephritis
K. Müller, Münster: Über Fokalinfektion und deren Behandlung
Rosegger, Münster: Über die Bedeutung des Weltmannschen Koagulationsbandes

12. Dezember 1937
64. Sitzung der RWGIM in Köln
P. Martini, Bonn: Die Behandlung der Hochdruckkranken mit salzarmer Kost
Schuler, Bonn: Der therapeutische Wert des Synthalins und synthalinhaltiger Mittel
Schilling/Wohlenberg, Münster: Über ein Plasmozytom mit Plasmazellenleukämie
Wiele, Essen: Klinische und bakteriologische Beobachtungen bei Endocarditis lenta
Gehlen, Bad Aachen: Über neuere Untersuchungsmethoden zur Erkennung und Abgrenzung rheumatischer Krankeitsbilder
Knüchel, Aachen: Blutchemische Untersuchungen und ihre Beziehungen zu rheumatischen Krankeitsbildern, insbesondere der Bechterewschen Erkrankung
Dienst, Köln: Regulationsvorgänge beim Schlaf und Schmerz

<u>*10./11. September 1938*</u>
65. Sitzung der RWGIM in Essen.
Wüllenweber, Köln: Ergebnisse der Röntgen-Kymographie der Harnorgane.
C. Krause, Düsseldorf: Über die Erfolge der Behandlung bei Insuffizienz des Hypophysen-Vorderlappens
F. Meyer, Köln: Vergleichende Untersuchungen über die Wirkungen moderner, peripher angreifender Kreislaufmittel
Koch, Düsseldorf: Zur Frage der Höhenkrankheit
Schmengler, Düsseldorf: Über allergische Leberschädigungen
Moschinski, Essen: Die Bewertung des Blut- und Harnzuckers bei der Behandlung Zuckerkranker
Wagenfeld, Düsseldorf: Über Blutdruck und Blutzucker

<u>*29. Januar 1939*</u>
66. Sitzung der RWGIM in Düsseldorf
Edens, Düsseldorf: Unmittelbare und mittelbare Strophanthinwirkung
Blumberger, Düsseldorf: Bestimmung der Anpassungszeit des Herzens
Rothkopf, Düsseldorf: Über die Funktionsverhältnisse von Lunge und Kreislauf bei kavernöser Phthise
G. Liebermeister, Düren: Tuberkulose auf inneren Abteilungen
R. Hopmann, Köln: Über Karzinomanämie
Roth, Münster: Vorführung eines neuen Bluttransfusionsapparates

<u>*3./4. Juni 1939*</u>
(67.) Sitzung der RWGIM in Bad Neuenahr. *Hier nur das Thema bekannt: Varia*
(Es fehlt das Programm der 68. Sitzung der RWGIM)

<u>*26. November 1947*</u>
(69.) Versammlung der RWGIM in der Medizinischen Klinik Düsseldorf
Vorträge (je 15 Min.)
Blumberger, Düsseldorf: Zur Herzdynamik
Wildt, Düsseldorf: Herz und Haemochromatose
Hörlein, Elberfeld: Über eine seltene Form familiär chron. Cyanose
Sack, Düsseldorf: Zur Frage der zentralen Blutbildregulation (zur Disk. Schmengler)
Schürer, Mülheim (Ruhr): Über die endokrine Beeinflussung der myel. Leukämie
Schuler, Bonn: Cholesterinspiegel bei Infektionskrankheiten
Schmengler, Düsseldorf: Über die Behandlung akut allergischer und rheumatischer Krankheitsbilder
Blittersdorf, Bonn: Untersuchungen über die antigenen Eigenschaften des Fermoserums beim Menschen
Marguth, Düsseldorf: Zur Frage des Paramyloids
Hartl, Hagen: Erfahrungen bei der heutigen Diabetesbehandlung
Petrides, Düsseldorf: Über Broncediabetes
Kuhlendahl, Düsseldorf: Ischias und Nucleus pulp. Prolaps
Möller, Düsseldorf: Liquorübertragung als Behandlungsmethode

<u>*30. Juni 1948*</u>
(70.) Versammlung der RWGIM in der Medizinischen Klinik Düsseldorf
Vorträge (je 15 Min.)
O. Bayer, Düsseldorf: Über die reflektorische Beeinflussung der Herztätigkeit In ihrer Abhängigkeit von der Ausgangslage des vegetativen Nervensystems
Wawersik, Wuppertal: Klinische Beitrage zur Neurodystrophielehre Speranskys
Lüderitz, Münster: Über diencephale Reaktionen nach „Tetrahydronaphtylamin"
Kestermann/Thöne, Bochum: Über einen neuartigen Weg für Depotinsulinbehandlung
Schubert, Tübingen: Neue Entgiftungsmöglichkeiten durch künstliche Kolloidurie

Klüppelberg, Bielefeld: Spülbehandlung von tuberkulösen Pleuaempyemen mit Trypsinlösungen
Norpoth, Köln: Untersuchungen zum Chemismus der serösen Gastritis
Hartl, Hagen: Über Thalliumvergiftung
H.Sack, Düsseldorf: Zur Klinik des Phäochromocytoms
Parrisius, Essen/Steele: Fünftagefieber und Meningitis
Soestmeyer, Münster: Über das Prodromalstadium der Pyriferwirkung

10. November 1948
(71.) Versammlung der RWGIM in der Medizinischen Klinik Düsseldorf,
Klinge, Mainz: Pathologie der rheumatischen Erkrankungen
Slauck, Aachen: Klinik der rheumatischen Erkrankungen
Vorträge: Schuler, Bonn: Zur Klinik der rheumatischen Erkrankungen
Claussen, Marienheide: Über die konstitutionelle Disposition für rheumatische Erkrankungen
Scheiffarth, Erlangen: Über die meningeale Reaktion des Rheumatismus
Schmengler, Düsseldorf: Die Beziehungen des akuten rheumatischen Fiebers zu den sogenannten zyklischen Infektionskrankheiten
Liese, Köln, Messung der Thoraxorgane im Röntgendurchleuchtungsbild
Bolt, Köln: Haemodynamische Kreislaufgrößen und Pubertät

28. Mai 1949
(72.) Versammlung der RWGIM in der Psychiatrischen Klinik in Bonn
Hauptreferat:
Bennhold, Tübingen: Die physiologische und klinische Bedeutung der Bluteiweißkörper
Zum Thema gehörig
Schuler, Bonn: Die Wirkung intravenöser Eiweißzufuhr
Jahnke/Scholtan, Wuppertal-Elberfeld: Die Plasmaeiweißkörper bei Lungentuberkulose unter Thiosemikarbazonbehandlung (Elektrophorese)
Grosse-Brockhoff, Bonn: Das Verhalten der Bluteiweißkörper bei vegetabilischer und lactovegetabilischer Ernährung
Vorträge
Parrisius, Essen/Steele: Über Anguillula intestinalis im Bergbau
Wiele, Essen: Pneumonie und Trauma
Regelsberger, Dortmund: Die Ulcusdiagnose auf elektrographischem Weg (Elektrodermatogramm und Head'sche Zonen)
Petrides, Düsseldorf: Die hormonale Depotbehandlung des Diabetes mellitus
Bayer, Düsseldorf: Die Kreislaufwirkung des Arterenols
Blumberger, Düsseldorf: Hämodynamische Untersuchungen über das Hydergin

19. November 1949
(73.) Versammlung der RWGIM in der Medizinischen Klinik Düsseldorf
Hauptreferat:
Kalk, Kassel: Die Prognose der Virushepatitis
(4 Diskussionsredner mit Themen genannt)
Zum Thema gehörig:
Balzer, Münster: Der Bilirubinspiegel im Ablauf der Hepatitis
Töppner, Münster: Röntgenologische Veränderungen am Dünndarm bei Lebercirrhose
Vorträge:
Schulten, Köln: Über einen Fall von gleichzeitiger Hämolyse und Knochenmarkshemmung durch Milzeinflüsse
Sack, Düsseldorf: Zum Problem des Hochdrucks bei Poliomyelitis und Polyneuritis
Wild, Düsseldorf: Die Myelographie mit Pantopac
Wernitz, Wuppertal-Barmen: Quantitative TB I-Studien durch phonometrischen TB I-Nachweis

Stübinger/Busse, Bielefeld: EKG-Veränderungen bei Angina-Pectoris-Kranken nach Stellatumblockade
Bernsmeier, Düsseldorf: Traumatische Lungenveränderungen

10. Juni 1950
(74.) Versammlung der RWGIM in der Medizinischen Klinik Düsseldorf
Hauptreferat:
Boden, Düsseldorf/Schellong, Münster/Uhlenbruck, Köln: Der sogenannte Myokardschaden, Klinik und EKG
(Diskussionsredner: Reindell, Freiburg: EKG-Veränderungen durch seelische Einflüsse)
Zum Thema gehörig:
Bayer/Ganter, Düsseldorf: Das EKG bei angeborenen Angiopathien
Brüggemann, Münster: Tagesschwankungen bei seröser Myokarditis
Parrisius, Essen/Steele: Herzdilatation bei A.v. Aneurysma der A.femoralis
Stockdorph, Düsseldorf: Neurologische Symptome bei Rechtsinsuffizienz
Birk, Köln: Leberextrakte als Roborans

2. Dezember 1950
(75.) Versammlung der RWGIM in der Medizinischen Klinik Düsseldorf
Hauptreferat:
Schulten, Köln: Über akute aplastische und hyperplastische Erkrankungen des Myeloischen Systems
(3 Diskussionsredner mit Themen genannt)
Zum Thema gehörig
Firmenich, Köln: Agranulocytose nach Thothyr-Behandlung
Hachner, Köln: Folinsäure und Agranulocytose
Mertens, Köln: Differentialdiagnose und Fehldiagnosen anämischer Zustände
Vorträge:
Wolf/Remy/Gerlich, Bielefeld: Milzbehandlung der Leukämie
Pribilla, Köln: Thalassaemia minor
Schmengler, Düsseldorf: Purpura hyperglobulinaemica
Horster, Düsseldorf: Klinische Erfahrungen bei der Behandlung des Plasmozytoms
Wernitz, Wuppertal-Barmen: Quantitative Contebenstudien bei Contebeninhalation

23. Juni 1951
(76.) Sitzung der RWGIM in der Medizinischen Klinik Düsseldorf
Hauptthema:
Niere und Blutdruck
Referenten:
Randerath, Heidelberg: Pathologische Anatomie
Frey, Freiburg: Pathologische Physiologie
Sarre, Freiburg: Klinik
Vorträge
Norpoth, Essen: Zur Therapie der urämischen Anämie
Kaiser, Bonn: Die Kreislaufwirkung des Dilatols
Vorländer, Bonn: Über den Nachweis Komplementbindender Antikörper bei menschlichen Nieren- und Lebererkrankungen
Weitere Vorträge *(in einer gesonderten Einladung angekündigt)*
Bodechtel, Muskelzerfall und Nierenfunktion (Crush-Syndrom)
Wild: Zur klinischen Bedeutung ganglienblockierender Substanzen bei der Behandlung des Hochdrucks
Erbslöh, Gießen: Zur Klinik und Pathogenese einseitig lokalisierter visceraler Gefäßerkrankungen

<u>*24. November 1951*</u>
(77.) Tagung der RWGIM in Düsseldorf
Hauptreferat:
Tonutti: Gegenwärtige Anschauungen über die Regulation der Nebennierenrindenfunktion und die Wirkung von Nebennierenrindenhormonen.
(Weitere Vorträge fehlen)

<u>*14. Juni 1952*</u>
(78.) Tagung der RWGIM in Düsseldorf
Hauptreferat:
F. Hein, Göttingen: Ein Milz-Lebermechanismus zur Überwindung des anoxischen Myocardversagens
Vorträge:
Schulten, Köln, Tularämie in Westdeutschland
Schmengler, Düsseldorf: Über ekzessive Gamma-Globulinvermehrung im Elektrophorese-Diagramm und ihre klinische Bewertung
Spiegelhoff, Köln: Über die Blutdruckreaktionen nach Periduralanästhesie und Pendiomidgaben
Loogen, Düsseldorf: Rückblick auf Ergebnisse der Endocarditis-lenta- Behandlung nach 3jähriger Nachbeobachtung
Gillmann, Düsseldorf: Über Filaria bancrofti nocturna
Greuel, Düsseldorf: Über das Verhalten der Eosinophilen nach Methioningaben beim Hypertoniker

<u>*29. November 1952*</u>
(79.) Tagung der RWGIM in der Medizinischen Akademie Düsseldorf
Hauptvortrag:
Domagk: Ist eine zusätzliche internistische Behandlung des Krebses als aussichtsreich in Betracht zu ziehen?
Vorträge:
Pribilla, Köln: Klinische Erfahrungen mit dem Glykostaticum Triaethylenmelanin
P. Thurn: Bronchographische Befunde bei der Lungentuberkulose
Grosse-Brockhoff, Neuhaus, und Schaede, Bonn: Herzbelastung bei arterio-venösen Fisteln und veno-venösen Anastomosen im großen bzw. kleinen Kreislauf
Blumberger, Aschaffenburg: Veränderungen der Carotispulskurvenform bei Aortenklappenfehlern
H. Wild: Düsseldorf: Zur Bedeutung der Clearance für die Nieren-Diagnostik
B. Sachse, Düsseldorf: Tierexperimentelle Studien zur Frage der Austausch-Transfusion bei urämischen Zuständen
H.Esser/F. Heinzler, Düsseldorf: Serumeiweißwerte bei bösartigen Tumoren
W. Schild, Düsseldorf: Zur Frage der Komplikationen bei Behandlung mit Quecksilberpräparaten in der Inneren Medizin
H. Schroeder, Aachen: Zur Klinik der Whipple'schen Krankheit
M. Staemmler, Aachen: Zur Pathologie der Whipple'schen Krankheit
H. Tölle, Quakenbrück: Zur Kasuistik und Behandlung des Bronchoadenoms
Balzer/Werner, Münster: Diastasebestimmung im Duodenalinhalt

<u>*6. Juni 1953*</u>
(80.) Tagung der RWGIM im Haus der Technik, Essen
Hauptthema:
Zivilisationskrankheiten
Referate:
P. Martini, Bonn: Innere Medizin
W. Müller, Essen: Pathologische Anatomie
Laubenthal, Essen: Psychiatrie
Wiele, Essen: Berufskrankheiten

Vorträge

Nagel, Dortmund: Herzmuskelinfarkt, eine Zivilisationskrankheit?

Parrisius/im Brahm, Essen: Silikose bei Zwillingsbrüdern

Northoff, Hamburg: Zur Vererbung angeborener Herzleiden

Pribilla, Köln: Behandlungsversuche bei chronischer Obstipation mit Bogumoletz-Serum

Kuhlmann, Essen-Werden: Ascendens-Obstipation als Zivilisationskrankheit

Achenbach, Köln: Neue Gesichtspunkte zur Knochenmarksinsuffizienz

Claussen, Waldbröl: Die Zunahme der entkalkenden Osteopathien und Osteochondrosen nach dem Krieg

Petrides, Düsseldorf: Klinische Erfahrungen mit neuen Depot-Insulinen

12. Dezember 1953

(81.) Tagung der RWGIM in der Universitätsklinik, Köln

Hauptthema:

Die Ulcuskrankheit

Klinisches Hauptreferat:

Gutzeit, Bayreuth

Chirurgisches Correferat:

Hoffmann, Köln: Operationen beim Magen- Zwölffingerdarmgeschwür und ihre Indikationen

Correferat:

Norpoth, Essen: Magensekretionserkrankungen

W. Nagel, Essen: Klinische Nachuntersuchungen an Magenoperierten

Broicher, Bonn: Untersuchungen über die Wirkung von Antacida mit Hilfe der intragastralen pH-Messung bei der Ulcuserkrankung

A. Schweers, Letmathe: Klinische und röntgenologische Untersuchungen zum sog. Kaskaden-Magen

U. Kanzow, Köln: Die Makroglobulinanämie Waldenström

Kuhlmann, Essen-Werden/Beckmann, Münster: Die Behandlung der Osteochondrosis cervicalis in der inneren Medizin

R. Remy/N. Gerlich, Bielefeld: Zur Frage der Prophylaxe und Therapie der Bleivergiftung

Rosenbaum, Köln: Die Cholangiographie, ihre Technik und diagnostische Bedeutung

Hartl, Hagen: Die röntgenologische Funktionsdiagnostik des Dünndarms (gestrichen)

Walz/Blumberger, Aschaffenburg: Haben Herzextrakte eine nachweisbare Herzwirkung

Meiners, Aschaffenburg: Methodischer Beitrag zur Bestimmung der Pulswellengeschwindigkeit

15. Mai 1954

(82.) Tagung der RWGIM im Hauptgebäude der Universität Bonn

Thema:

Radio-Isotope in der Medizin

Referate:

Maurer, Köln: Physikalische Einführung mit Demonstration

Scheer, Heidelberg: Über die Möglichkeit der Behandlung mit Isotopen

Pribilla/Wolfers, Köln: Die Isotopenbehandlung der Blutkrankheiten

Fitting, Bonn: Die Untersuchung und Behandlung der Schilddrüsenkrankheiten mit radioaktiven Jod

Diskussion:

Gerbaulet, Köln: Beitrag zur Fraktionierung der organischen Jodverbindung des Serums in Zusammenhang mit J-131-Therapiefällen

Vorträge

Wolfers, Köln: Medikamentöser Strahlenschutz

Brecklinghaus, Essen: Untersuchungen über die intrapulmonale Ausbreitung der Tuberkulose nach Drüsenperforationen: Pathologisch-anatomische Befunde

Fischer, Essen: Klinisch-röntgenologische Untersuchungen

Fischer/Gülden, Essen: Untersuchungen über das Röntgenbild im Asthmaanfall

Achenbach, Köln: Neuere Möglichkeiten zur Differenzierung der haemorrhagischen Diathese.

27. November 1954
(83.) Tagung der RWGIM im Haus der Technik, Essen
Hauptthema:
Vergiftungen durch Schlafmittel
Referate:
Hahn, Düsseldorf: Pharmakologie und Toxikologie der Schlafmittel
v. Boros, Saarbrücken: Die Therapie der akuten Schlafmittelvergiftung
Laubenthal, Essen: Formen, Bedingungen und Prophylaxe des Schlafmittelmißbrauchs
Vorgemerkte Diskussionsbeiträge:
Loennecken, Essen: Behandlung von Schlafmittelvergifteten mit Intubation und Sauerstoffbeatmung
Wild, Oberhausen: Klinische und therapeutische Erfahrungen bei der Schlafmittelvergiftung
Meißner, Essen: Bericht über die Behandlungsergebnisse bei den Schlafmittelvergifteten aus den letzten 2 Jahren
Vorträge:
Clausen, Waldbröl: Die Bedeutung der Lagerung bei der Behandlung von Osteochondrosen der Halswirbelsäule
Gerlich, Bielefeld: Oberflächenspannung und Blutmustertests bei den Plasmocytomen
Rosenbaum, Köln: Leberechinokokkus
Heisting: Cystenleber

21. Mai 1955
(84.) Tagung der RWGIM im Kurhaus, Bad Neuenahr
1. Hauptthema:
Hirntumoren
Referate:
Welte, Bonn: Die Differentialdiagnose der Hirntumoren in der Sicht des Internisten
Tönnis, Köln: Heutiger Stand der Diagnostik intercranieller raumbeengender Prozesse
Vorgemerkte Diskussionsbeiträge:
Marguth, Köln: Endocrinologische Gesichtspunkte bei der Behandlung der Hypophysengeschwülste
Schiefer, Köln: Die Bedeutung der Sellaveränderungen bei der Diagnostik von Hirntumoren
Handrick, Krefeld: Die Behandlung der akuten Hirnschwellung in der inneren Medizin
2. Hauptthema:
Die peripheren Thrombrosen
Referat:
Koller, Zürich: Klinik und Therapie der peripheren Thromboseerkrankungen
Angeforderter Diskussionsbeitrag:
Achenbach, Köln: Methodisches zur Überwachung der Antikoagulantienbehandlung
Vorgemerkter Diskussionsbeitrag:
Cloesges, Köln: Indikationen für schnell und langsam wirkende Antikoagulantien
Freie Vorträge
Berning, Hamburg: Atypische Verlaufsformen der Pyelonephritis
Surmann, Essen: Sog. atypische Makroglobulinanämie
Valentin, Köln: Funktionsanalytische Ergebnisse bei Emphysematikern
Hahn/Oehlert, Köln: Beitrag zur Endocarditis fibroplastica

19. November 1955
(85.) Tagung der RWGIM in der Medizinischen Akademie Düsseldorf.
1. Hauptthema
Schlaf
Referate:
Jochheim, Köln. Die Behandlung der Schlaflosigkeit
Broglie, Neumünster: Die Schlaftherapie in der inneren Medizin
Irmer; Düsseldorf: Die Schlaftherapie in der Chirurgie
Vorgemerkte Diskussionsbeiträge:
Matakas, Köln: Die Schlaftherapie in der ambulanten Praxis
Freie Vorträge:
Weigel, Mülheim (Ruhr): Endophotographie bei Laparoskopie (mit Color-Diapositiven)
Rippert, Düsseldorf: Zur Epidemiologie und Klinik des Maltafiebers
2. Hauptthema
Medikamentöse Blutschäden
Referent:
Petrides, Düsseldorf: Medikamentöse Blutschäden
Diskussionsvorträge und zur Diskussion vorgemerkt:
Horster, Düsseldorf: Die Morphologie allergischer Knochenmarksschädigungen
Freie Vorträge:
Klesper, Köln: Hochdruckbehandlung mit Heparin
Wolf/Preiß, Bielefeld: Erfahrungen mit fettfreier Kost bei Diabetes mellitus

2. Juni 1956
(86.) Tagung der RWGIM in der Universität Bonn
1. Hauptthema
Nebennierenerkankungen
Referate:
Liebegott, Wuppertal-Elberfeld: Pathologie der Nebennieren und ihre Beziehungen zur Hypophyse
Oberdisse, Düsseldorf: Die hypophysär bedingten Formen der Nebennierenerkankungen
Schäfer, Düsseldorf: Klinik und Therapie der Nebenniereninsuffizienz
Diskussionsvorträge:
Groß, Basel: Die Bedeutung der Nebennierenrinde für die Regulierung des Wasser- und Salzstoffwechsels
Holtmeier, Bonn: Die Bedeutung des Natriumions für die Wasserretention unter Nebennierenrindenhormonwirkung
Lins, Düsseldorf: Zur Klinik des Hypercorticismus
Marguth, Köln: Zur operativen Behandlung des Hypercorticismus
Mayer, Bonn: Über die operative Behandlung des Cushingsyndroms
2. Hauptthema
Osteomyelosklerosen
Referate:
Fresen, Düsseldorf: Pathologie
Schulten, Köln: Klinik
Diskussionsvorträge:
Odenthal/Wieneke, Düsseldorf: Über zwei Beobachtungen von Osteomyelosklerosen
Reichel, Berlin: Zur Diagnose Osteomyelosklerose
Freier Vortrag:
Priess, Bielefeld: Normales und pathologisches Elektrokardiogramm der Dextrokardie

24. November 1956
(87.) Tagung der RWGIM in der Medizinischen Akademie Düsseldorf
1. Hauptthema
Verkehrsmedizinische und verkehrspsychologische Probleme
Referate:
Großjohann, Stuttgart: Medizinisch-psychologische Untersuchung und Beurteilung von Kraftfahrzeugführern
Wegener, Kiel: Psychologische Gesichtspunkte und Verfahren zur Begutachtung von Verkehrsteilnehmern (insbesondere Kraftfahrern)
Hoffmann, Essen: Innermedizinische Verkehrsprobleme
Scheid, Köln: Fahrerlaubnis bei organischen Nervenleiden
Jaensch, Essen: Auge und Verkehr
Koch, Essen: Über die Eignung Schwerhöriger und Gehörloser zur Führung von Kraftfahrzeugen
Elbel, Bonn: Gerichtsärztliche Probleme bei Verkehrsunfällen durch Trunkenheit und Ermüdung
2. Hauptthema
Knochenerkrankungen
Referate:
Eger, Göttingen: Pathologie
Bartelheimer, Berlin: Klinik und Röntgenologie
Zur Diskussion aufgefordert.
Reimers, Wuppertal
Diskussionsvorträge:
Dieckmann/Tänzer, Dortmund: Zur Klinik der fibrösen Dysplasie
Bäumer, Münster: Knochenumbau, Calcinosis und Fettgewebsatrophie bei einer Patientin mit Kaposi-Libmann-Sachs-Syndrom
Freier Vortrag:
Weise/Lohse, Düsseldorf: Über Plasmazellen bei Plasmocytomen.

25. Mai 1957
(88.) Tagung der RWGIM in der Universität Münster
1. Hauptthema
Wert und Gefahren neuerer Heilmittel mit centraler Wirkung (Meprobamate, Weckamine, Phenothiazinkörper, Reserpine)
Referate:
Wirth, Wuppertal: Pharmakologisches Referat
Laubenthal, Essen: Neurologisch-psychiatrisches Referat
Jacobi, Hamburg: Internistisches Referat
Zur Diskussion gemeldet:
Riebeling, Hamburg: Klinische und chemische Bemerkungen zum Meprobamat
Engelmeier, Münster: Fehler der Behandlungsmethodik und Gefahren bei der Therapie mit Phenothiazin-Körpern
Zieslak, Osnabrück: Wert und Gefahren hoher Reserpin-Dosen
Im Anschluß an die Vormittagssitzung:
Heepe, Münster: Vitaminanreicherung der Krankenkost mit praktischen
Demonstrationen
2. Hauptthema
Behandlung der extrapyramidalen Erkrankungen
Hauptreferat:
Welte, Bonn
Freie Vorträge:
Heepe, Münster: Neuere Gesichtspunkte zur Pathogenese der Meningitis tuberculosa
Hegemann, Münster: Zum klinischen Wert des Zellbefundes bei Duodenalsondierung
Koecke, Wuppertal: Die rheographische Blutdruckmessung

Heine, Münster: Thorakoskopie und Probeexcision als diagnostische Methoden
Losse, Münster: Zur Behandlung schwerer Störungen des Wasser- und Elektrolythaushaltes
Panzer, Wuppertal: Dysproteinaemie bei chronisch-myelotischer Leucose

23. November 1957
(89.) Tagung der RWGIM im Landtagsgebäude in Düsseldorf.
Hauptthema
Arteriosklerose
Referate:
Bredt, Leipzig: Zur pathologischen Anatomie der Arteriosklerose
Dirscherl, Bonn: Die Arteriosklerose aus der Sicht der physiologischen Chemie
Bürger, Leipzig: Arteriosklerose als Schicksal und Krankheit
Weigelin, Bonn: Die Arteriosklerose vom Standpunkt des Augenklinikers
Diskussion:
Richter, Bonn: Wirkungsweise und Indikationsstellung der intraarteriellen Sauerstoffinsufflation bei peripheren Durchblutungsstörungen
Schönbach/Thorban, Gießen: Gefäßwandstrukturveränderungen nach partieller Denervation
Freie Vorträge:
Kuhlmann, Essen: Die Röntgendiagnose chronischer Pankreaserkrankungen
Schild/Jahnke, Düsseldorf: Zur Frage der Beeinflussung des Fettstoffwechsels bei essentieller Hyperlipidaemie
Kanzow, Köln: Arteriosklerose und Zellulartherapie
Pribilla/Post/Wiek, Köln: Untersuchung mit radioaktivem Vitamin B 12
Moncke, Duisburg: Die Bedeutung der verschiedenen Bilirubinformen für die Klinik
Gehrmann, Köln: Zur Kenntnis der Pyridoxinmangelanämie
Habs, Frankfurt: Neue Möglichkeiten der subcorticalen Schmerzhemmungstherapie

10. Mai 1958
(90.) Tagung der RWGIM im Großen Kursaal in Bad Neuenahr
Hauptthema:
Diabetes mellitus
Referate:
Ferner, Homburg/Saar: Zur Anatomie der Bauchspeicheldrüse
Kühnau, Hamburg: Pathologische Physiologie der Zuckerkrankheit
Oberdisse, Düsseldorf: Klinik der Zuckerkrankeit
Glees, Köln: Ophthalmologische Probleme der Zuckerkrankeit
Zur Diskussion gemeldet:
Bertram/Otto, Hamburg: Erste Erfahrungen mit Biguanid-Derivaten in der Diabetes-Behandlung
Leupold, Köln: Vergleichende Serumlipiduntersuchungen bei Gesunden, Diabetikern und Arteriosklerotikern
Sauer/Landbeck, Hamburg: Allergische Thrombopenie bei Sulfonylharnstoff-Therapie des Diabetes mellitus
Kurus, Frankfurt: Das Kapillarsystem der Netzhaut bei Diabetes
Freie Vorträge:
Schuler, Aachen: Zur Differential-Diagnose des Rückenschmerzes
Oettgen, Köln: Zur Klinik der chronischen erworbenen haemolytischen Anaemie
Fischer, Essen: Infiltratfreies Röntgenbild bei Tracheobronchialtuberkulose
Rost, Bonn: Funikuläre Spinalerkrankungen
Horster, Düsseldorf: Über eine seltene Form einer chronischen Leukämie
Manitz, Münster: Ein Beitrag zur Nierenbiopsie
Holtmeier, Bonn: Neue Gesichtspunkte zur Zubereitung der salzarmen Diät
Hoffmann/Fischer, Essen: Einfluß der Virusgrippe auf den Tuberkuloseablauf

29. November 1958
(91.) Tagung der RWGIM im Landtagsgebäude in Düsseldorf.
Hauptthema
Möglichkeiten und Grenzen der operativen Behandlung von Herzfehlern
Referate:
Große-Brockhoff, Düsseldorf: Möglichkeit und Grenzen der Differentialdiagnose operabler Herzfehler mit klinischen Untersuchungsmethoden
Derra, Düsseldorf: Erprobtes und Problematisches in der Chirurgie der operablen Herzfehler
Loogen, Düsseldorf: Zur Frage der Operationsindikation
Freie Vorträge:
Bender, Münster: Zur Bedeutung der Farbstoffmethode in der Shunt-Diagnostik
Effert, Düsseldorf: Die Anwendung des Ultraschallverfahrens in der Differentialdagnose der Mitralfehler
Schaub, Düsseldorf: Spätergebnisse nach Mitralstenoseoperation
Irmer, Düsseldorf: Todesursachen, technische Versager, echte und falsche Recidive bei Mitralstenoseoperationen
Hoffmann, Essen: Eine Untersuchungsmethode für das Herz- und Kreislaufverhalten des Kraftfahrers
Peltzer, Dortmund: Zur klinischen Diagnostik der Aneurysmen des Sinus Valsalvae
Bambor, Dortmund: Beitrag zur Frage der Hypertonie-Behandlung

30. Mai 1959
(92.) Tagung der RWGIM in der Technischen Hochschule Aachen
Hauptthema
Aktuelle klinische Probleme der Blutgerinnungstörungen
Referate:
Egli, Bonn: Physiologie der Blutgerinnung
Achenbach, Köln: Plasmatisch bedingte Gerinnungsstörungen
Jürgens, Frankfurt: Klinische Bedeutung fibrinolytischer Vorgänge
Freie Vorträge:
Schulz, Düsseldorf: Beiträge zur submikroskopischen Morphologie der Blutgerinnung
Klein, Düsseldorf: Die Beeinflussung der ersten Phase der Komplement-Haemolyse durch Blutgerinnungs-Hemmstoffe
Broicher/Kesseler/Egli, Bonn: Gerinnungsphysiologische Untersuchungen bei akuten und chronischen Lebererkrankungen
Imdahl/Henrich, Bonn: Die Bedeutung gerinnungsphysiologischer Untersuchungen für die Differentialdiagnose des Ikterus
Holtmeier, Bonn: Zur Behandlung der Oedembildung

21. November 1959
(93.) Tagung der RWGIM im Landtagsgebäude in Düsseldorf.
Hauptthema
Aktuelle Probleme aus dem Gebiet der Viruserkrankungen
Referate:
Müller, Düsseldorf: Viren der Erkältungskrankheiten und ihre epidemiologische Bedeutung
Hegglin, Zürich: Die Viruspneumonie
Scheid, Köln: Virusbedingte Meningitiden und Encephalitiden
Vorträge zum Haupthema:
Reploh/Primavesi, Münster: Neue Beobachtungen über die Epidemiologie der Hepatitis und den Virusnachweis
Linnen, Düsseldorf: Beitrag zur sog. Behcet'schen Erkrankung
Freie Vorträge:
Bender, Münster: Verbesserte Herzdiagnostik durch Farbstofftest nach Cubitalinjektion
Hilger, Bonn: Der Einfluß chronischen O_2- Mangels auf die körperliche Entwicklung
Manitz, Münster: Bedeutung der Nieren-Biopsie

Fitz/Böhm, Bonn: Chromatvergiftung
Gehrmann, Düsseldorf: Untersuchungen mit radioaktivem Chrom bei haemolytischen Anaemien

28. Mai 1960
(94.) Tagung der RWGIM in der Universität Bonn
Hauptthema
Hospitalismus und Antibiotica
Referate:
Kikuth, Düsseldorf: Mikrobiologie
Schoenmakers, Düsseldorf: Pathologie
Odenthal, Düsseldorf: Innere Medizin
Goecke, Münster: Operative Fächer
Walter, Wuppertal-Elberfeld: Die Bedeutung der Resistenzbestimmung für die Therapie mit Antibiotica
Diskussionsvortrag:
Dobberstein, Köln: Die Entwicklung der Bakterienresistenz

19. November 1960
(95.) Tagung der RWGIM im Landtagsgebäude in Düsseldorf.
Referate:
Henning, Erlangen: Die Bedeutung bioptischer Untersuchungen für die Diagnose der Magen- und Dünndarmerkrankungen
Bohn, Gießen: Die Mucoviscidosis des Erwachsenen
Koch, Gießen: Beziehungen der Mucoviscidosis zum Diabetes an Hand von 100 Mucoviscidosis-Familien
Zur Diskussion über die Mucoviscidosis des Kindes aufgefordert:
Klinke, Düsseldorf
Vorträge:
Kuhlmann/Hoffmann, Essen: Klinische Bilder der Störungen der Darmsekretion
Surmann, Essen: Nachweis und Bedeutung nichtpeptischer Fermente im Magensaft
Habs/Kark, Frankfurt-Höchst: Die Verbesserung der Prognose des Herzinfarkts durch zusätzliche subcorticale Schmerzhemmungstherapie
Vogel, Tübingen: Beitrag zur Differentialdiagnose von Thorax-Röntgenbildern
Sachsse, Düsseldorf: Endogene Hypoglycämie infolge extrapankreatischer Tumoren
Phlippen, Köln: Zum Nachweis von Paraproteinen im Harn
Jahnke, Düsseldorf: Über den Polyensäuregehalt des Serums unter normalen und krankhaften Bedingungen
Greiling, Aachen: Der Einfluß von antirheumatisch wirkenden Substanzen auf die Biosynthese von Chondroitinschwefelsäure
Koch/Odenthal, Düsseldorf: Über den Nachweis des sog. Rheumafaktors bei der primärchronischen Polyarthritis

13. Mai 1961
(96.) Tagung der RWGIM in der Universität Münster.
Hauptthema:
Störungen der tubulären Nierenfunktionen und Diuretica
Vorträge:
Wirt, Basel: Die renale Ausscheidung von Salz und Wasser
Losse, Münster: Die tubuläre Niereninsuffizienz
Herken, Berlin: Diuretica und tubuläre Funktionen
Franken, Düsseldorf: Die Bedeutung des Aldosterons für Genese und Therapie des Ascites
Irmscher, Düsseldorf: Stimulierung und renale Wirkung des Adiuretins bei Gesunden und Oedemkranken

Wetzels/Herms, Düsseldorf: Das Verhalten einzelner Nierenfunktionen nach akuter Tubulusnekrose
Holtmeier, Freiburg: Über die Wirkung moderner Diuretica auf den Elektrolyt- und Wasserhaushalt
Schürmeyer, Münster: Polyglobulie bei Nierenerkrankungen
Zum Winkel, Heidelberg: Beurteilung der tubulären Sekretion mit der Isotopen-Nephrographie
Köcke/Bauer, Wuppertal-Barmen: Zur Auswertung des Radio-Nephrogramms

25. November 1961
(97.) Tagung der RWGIM im Karl-Arnold-Haus der Wissenschaften, Düsseldorf
Hauptthema:
Fettsucht als Regulationskrankheit
Vorträge:
Kayser, Straßburg: Physiologie des Hunger- und Sättingungsgefühls
Wirth, Frankfurt (Köln): Tierexperimentelle hypothalamische Fettsucht
Bansi, Hamburg: Pathogenese der Fettsucht
Sturm, Wuppertal: Zum Begriff der cerebralen Fettsucht
Freyberger, Hamburg: Psychosomatik und Psychotherapie der Fettsucht
Diskussion zum Thema:
Klinik der Fettsucht
Vorträge:
v. Eiff, Bonn: Sparmechanismen und glukostatischer Mechanismus bei der Fettsucht
Mellinghoff, Wuppertal: Diät als Regulativ des Energiehaushalts
Jahnke/Engelhardt, Düsseldorf: Ernährungsgewohnheiten und Möglichkeiten ihrer Beeinflussung bei Fettsucht
Engelhardt, Ingelheim: Appetitzügler
Diskussion zum Thema:
Therapie der Fettsucht
Freie Vorträge:
Kuhlmann, Essen: Enterogene Magersuchtformen
Effert/H.W. Schmidt, Düsseldorf: Die Anwendung von Isopropylnoradrenalin
(Aludrin)
Greuel/Koch, Düsseldorf: Zur Diagnose der Lungenadenomatose

26. Mai 1962
(98.) Tagung der RWGIM in der medizinischen Klinik Bonn
Hauptthema:
Endokrine Osteopathien
Vorträge:
Uehlinger, Zürich: Pathologische Anatomie der Osteopathien
Jesserer, Wien: Parathyreogene Osteopathien
Nowakowski, Hamburg: Osteoporose bei Gonadeninaktivität und Morbus Cushing
Klein, Düsseldorf: Thyreogene Osteopathien
Grab, Gießen: Pharmakologie der Anabolica
Diskussion des Hauptthemas
Vorträge:
Schürmeyer, Münster: Osteoangiogenesis imperfecta
Sturm, Düsseldorf: Zum Krankheitsbild der fibrösen Dysplasie
Möckel, Bonn: Schwere destruierende Hüftgelenksveränderungen bei primär chronischer Polyarthritis infolge langandauernder Corticoidüberdosierung
Diskussion
Vorträge:
Franzen, Köln: Biogene Amine und Strahlensyndrom
Ricken, Bonn/Beutner/Witebsky,Buffalo: Serumfaktoren gegen Muskeleiweiß bei Myasthenia gravis

10. November 1962
(99.) Tagung der RWGIM im Landtag, Düsseldorf
Hauptthema:
Cor pulmonale
Vorträge:
Rossier, Zürich: Pathophysiologie und Klinik des Cor pulmonale
Schoenmakers, Aachen: Pathologische Anatomie des Cor pulmonale chronicum
Reindell, Freiburg: Dynamik des Cor pulmonale unter besonderer Berücksichtigung des Röntgenbilds
Mürtz, Düsseldorf: Therapie des Cor pulmonale chronicum
Diskussion des Hauptthemas
Vorträge:
Effert, Düsseldorf: Therapie des akuten Herzstillstands und der Adams Stoke`schen Anfälle unter besonderer Berücksichtigung der Schrittmachermethode
Drews/Rosenkranz, Bochum: Nachweis des chronischen Cor pulmonale durch unblutige haemodynamische Methoden und Herzgrößenbestimmung
Bender, Münster: Intrakardiale Phonokardiographie bei Druck- und Volumenbelastung des rechten Ventrikels
Hilger, Bonn: Differentialdiagnostische Probleme bei Anwendung der Ohroxymetrie und Farbstoffverdünnungsmethode
Queckenstedt, Wuppertal: Hydergin in der Soforttherapie des akuten cardialen Lungenoedems
Schürmeyer, Münster: Rechtsherzbelastung bei Pickwickian-Syndrom
Oettgen, Köln: Das Lymphosarkom der Kieferknochen in Ostafrika
Diskussion nach jedem Vortrag

25. Mai 1963
(100.) Tagung der RWGIM in der Universitätsklinik Münster.
Festvortrag:
Hoff, Frankfurt: Über Krankheit und Adaption
Hauptthema:
Verwendung von radioaktiven Isotopen in Diagnose und Therapie
Vorträge:
Holzer, Freiburg: Radioaktive Isotope in der medizinisch-biochemischen Forschung
Bansi, Hamburg: Schilddrüsendiagnostik mit Radiojod
Junge-Hülsing, Münster: Schilddrüsentherapie mit Radiojod
Pribilla, Köln: Diagnostik und Therapie von Bluterkrankungen mit Radioisotopen
(*Gerlach, Münster:* Kreatinphosphokinase in der internistischen Diagnostik, nur in der Ankündigung)
Klein, Düsseldorf: Erfahrungen über die Radiojodtherapie bei 350 Fällen von Hyperthyreose
Horster/Klein, Düsseldorf: Erweiterung der Schilddrüsendiagnostik durch Bestimmung des peripheren Hormonumsatzes
Gothe, Ghana: Über die Behandlung der durch Hyperacidität des Magensaftes mitbedingten Magen- und Darm-Erkrankungen durch Fermenthemmung
Schlief, Dortmund: Über benigne Magentumoren
Jung/Gries, Düsseldorf: Oraler und intravenöser Funktionstest mit radioaktiv markierten Fetten
Berta, Bonn: Über eine einfache Möglichkeit der Herzminutenvolumenbestimmung mit der CO_2- Rückatmungsmethode

16. November 1963
(101.) Tagung der RWGIM im Landtag, Düsseldorf
Hauptthema:
Die Bedeutung von Fermentbestimmungen im Serum für die ärztliche Praxis
Vorträge:

Karlson, München: Einführung in die Fermentchemie
Gerlach, Münster: Pathophysiologische Grundlagen für die ärztliche Beurteilung von Fermentbestimmungen im Serum
Amelung, Düsseldorf: Die Bedeutung der Serumfermentbestimmungen für die Klinik und Praxis
Rick/Voegt, Gießen: Pathophysiologie der Enzymsekretion des Pankreas
Kuhlmann, Essen: Störungen des Pankreasgangs (Röntgen-Demonstration)
Englhardt, Düsseldorf: Mechanismen des Enzymaustritts aus Körperzellen und –geweben. Theoretische Grundlagen und experimentelle Ergebnisse
Greiling, Aachen: Zur Pathophysiologie der Enzyme in der Synovia
Kersten, Köln: Pharmakologische Beeinflussung der Haemodynamik bei Herzkatheteruntersuchung als diagnostische Methode

30. Mai 1964
(102.) Tagung der RWGIM in der Verwaltungs- und Wirtschaftsakademie Bochum
Hauptthema
Arteriosklerose
Referate:
Rotter, Frankfurt a.M.: Über das Wesen der histologischen Veränderungen bei der Arteriosklerose
Jahnke, Düsseldorf: Pathophysiologische Grundlagen für die Entstehung der Arteriosklerose
Zülch, Köln: Klinisches Bild der arteriosklerotischen Hirndurchblutungsstörungen
Sunder-Plassmann, Münster: Die chirurgische Behandlung arterieller Gefäßverschlüsse
Honkomp, Münster: Angemeldete Diskussionsbemerkung zum vorhergehenden Vortrag
Leupold, Rheinhausen: Über das Fettsäurespektrum im Serum bei Gesunden, Arteriosklerose und verschiedenen Formen der Hyperlipämie
Brüggemann, Neheim-Hüsten: Physikalische Therapie arterieller Verschlußkrankheiten
Van de Loo, Bochum: Zur thrombolytischen Behandlung arterieller und venöser Gefäßverschlüsse
Pfeiffer, Bochum: Oesophagusvarizen ohne portale Hypertension

21. November 1964
(103.) Tagung der RWGIM im Landtag, Düsseldorf
Vorträge:
Kalk, Kassel: Über die Fettleber
G.A. Martini, Marburg: Klinik der cholestatischen Hepatosen
Zöllner, München: Klinik der Gicht
Kuhlmann, Essen: Röntgendiagnostische Probleme bei der Gicht
Gries/Potthoff, Jahnke, Düsseldorf: Über die Wirkung des Insulins auf den Fettstoffwechsel
Deupmann/Amelung, Düsseldorf: Der idiopathische Schwangerschaftsikterus
Effert, Düsseldorf: Ergebnisse der Elektrotherapie der Arrhythmien
Gerlach, Münster: Fermentaktivität im Serum bei Morbus Weil

19. Juni 1965
(104.) Tagung der RWGIM in der TH Aachen
Hauptthema:
Der männliche Hypogonadismus
Vorträge:
Nowakowski, Hamburg: Klinik und Therapie des männlichen Hypogonadismus
Solbach, Düsseldorf: Hypogonadismus bei Tumoren der Hypophysenregion
Knorr, München: Die hormonelle Therapie der Retentio testis
Dettmar, Düsseldorf: Die chirurgische Behandlung des Kryptorchismus
Hornstein, Düsseldorf: Primäre Störungen der Spermiogenese
Pfeiffer, Münster: Chromosomenaberrationen als Ursache des Hypogonadismus
Freie Vorträge:

Dihlmann, Aachen: Lungenveränderungen im Röntgenbild bei der primär chronischen Polyarthritis
Greiling, Aachen: Untersuchungen zur Pathogenese der Ochronose
Bleifeld/Gehrmann, Düsseldorf: B 12-Resorptionsstörungen bei der PAS-Behandlung
Schröder, Düsseldorf: Behandlung der Staphylokokkensepsis bei akutem Nierenversagen
Petersen, Aachen: Analyse des Herztods bei einem Schrittmacherträger

27. November 1965
(105.) Tagung der RWGIM im Haus der Wissenschaften, Düsseldorf
Hauptthema:
Immunhaematologie
Vorträge:
Hennemann, Mannheim-Waldhof: Immunhaematologie des erythrocytären Systems
Gross, Köln: Immunhaematologie des leukocytären Systems
Gehrmann, Düsseldorf: Immunthrombopenien
Zach, Köln-Merheim: Schwierigkeiten der morphologischen Diagnostik bei haemolytischen Anaemien
Bleifeld, Düsseldorf: Lebensdauer und Abbauort von Thrombozyten in der Diagnostik von Thrombopenie
Englhardt, Düsseldorf: Beiträge zum Mechanismus der Haemolyse
Büchner, Düsseldorf: Klinische Beobachtungen bei Thymuserkrankungen
Wetter, Düsseldorf: Normale und pathologische Immunglobuline
Bolt/Ritzel, Köln: Über die Funktion des enterohepatischen Kreislaufs im Androgen-Östrogen-Stoffwechsel des Menschen

25. Juni 1966
(106.) Tagung der RWGIM in der Universitätsklinik Münster
Hauptthema:
Die euthyreote Struma
Vorträge:
Klein, Bielefeld: Der sporadische Kretinismus
Koenig, Bern: Die euthyreote Struma
Keiderling, Wiesbaden: Das Schilddrüsenmalignom
Horster, Düsseldorf/Klein, Bielefeld, Oberdisse/Reinwein: Die konservative Therapie der euthyreoten Struma (Erfahrung bei 2500 Patienten)
Zumkley, Losse/Münster: Das Verhalten der intra- und extrazellulären Natrium- und Magnesiumkonzentration bei euthyreoten Schilddrüsenerkrankungen
Orthen, Junge-Hülsing/Münster: Über Hypophysenveränderungen bei der Hyperthyreose mit begleitender endokriner Ophthalmopathie
Hager, Essen: Beobachtungen und Erfahrungen bei der Elektroconversion tachycarder Rhythmusstörungen
Zach, Köln-Merheim: Die Diagnostik des peripheren Bronchialkarzinoms

26. November 1966
(107.) Tagung der RWGIM im Haus der Wissenschaften Düsseldorf
Hauptthema:
Störungen des Elektrolyt- und Wasserhaushaltes
Vorträge:
Losse, Münster: Aktuelle Probleme des Elektrolyt- und Wasserstoffwechsels aus internistischer Sicht
Riecker, München: Störungen des Elektrolyt- und Wasserstoffwechsels bei Nierenerkrankungen
Buchborn, Köln-Lindenthal: Störungen des Elektrolyt- und Wasserstoffwechsels als Ursache von Nierenfunktionsstörungen

Heidenreich, Freiburg: Pharmakologische Grundlagen für das Auftreten arzneimittelbedingter Elektrolytveränderungen
Krück, Homburg (Saar): Jatrogene Störungen des Elektrolyt- und Wasserstoffwechsels
Holtmeier, Freiburg: Nebenwirkungen der Diuretika
Irmscher/Gabe/Solberg, Düsseldorf: Zur Funktionsdiagnostik des Diabetes insipidus
Gabe/Irmscher, Düsseldorf: Nierenclearance und physiologisch aktives Extracellulärvolumen bei alimentärer Fettsucht
Zumkley, Münster. Na+ und K+-Gehalt in menschlichen Erythrocyten und verschiedenen tierischen Geweben unter normalen und krankhaften Bedingungen
Merx, Aachen: Über die Behandlung des Vorhofflimmerns nach Mitralstenoseoperation

3. Juni 1967
(108.) Tagung der RWGIM im Folkwangmuseum Essen
Hauptthema:
Das Malabsorptionssyndrom
Vorträge:
Becker, Karlsruhe: Pathologische Anatomie
Demling, Erlangen: Klinik
Prévot, Hamburg: Röntgendiagnostik
Fischer, Erlangen: Biochemie
Gall, Erlangen: Früh- und Spätstörungen nach Magenresektion

18. November 1967
109. Tagung der RWGIM im Haus der Wissenschaften Düsseldorf
Hauptthema:
Autoaggression als pathogenetisches Prinzip
Vorträge:
Haferkamp, Bonn: Morphologie der Autoaggression
Schwick, Behringwerke AG, Marburg: Immunchemie der Autoaggression
Vorlaender, Bonn: Autoaggression als pathogenetisches Prinzip bei der Polyarteriitis nodosa, des Lupus erythematodes visceralis und verwandten Krankheitsbildern
G.A. Martini, Marburg: Autoaggression als pathogenetisches Prinzip in der Gastroenterologie
Federlin, Ulm: Autoaggression als pathogenetisches Prinzip in der Endokrinologie
Bauer, Göttingen: Autoaggression als pathogenetisches Prinzip in der Neurologie
Diskussion
Freie Vorträge zum Thema:
Ricken/Aulepp/Ströhmann, Bonn: Untersuchungen über die Bedeutung der Autoantikörper gegen menschliche Skelettmuskelproteine bei Myasthenia gravis
Freie Vorträge:
A. Kardiologie
Gleichmann, Düsseldorf: Erfahrungen mit einem neuen Verfahren zur Messung von Stärke und Geschwindigkeit des Herzspitzenstosses im Apexkardiogramm
Kreuzer, Düsseldorf: Der Wert der Anastomosenoperation bei der Behandlung der Fallot'schen Tetralogie
Wilke, Düsseldorf: Die Bedeutung des spätsystolischen Geräusches über der Herzspitze
Rosenkranz, Bochum: Anfallsweise Atemnot durch Aortenbogenanomalie
B. Haematologie
Schulz/Jüngling/Hausmann, Hamburg: Langzeitbehandlung der fortgeschrittenen Lymphogranulomatose mit Vinblastin (Velbe)
C. Endokrinologie
Winkelmann/Bethge/Horster/Zimmermann, Köln-Merheim, Köln, Düsseldorf: Untersuchungen zur Nebennierenrindenfunktion bei Akromegalie
Kanzler/Rausch-Stroomann/Tomaschek, Essen: Beobachtungen zur Schilddrüsenfunktion unter Sulonylharnstofftherapie

18. Mai 1968
110. Tagung der RWGIM in der TH Aachen
Hauptthema:
Laboratoriumsuntersuchungen in der inneren Medizin
Allgemeiner Teil
Eggstein, Tübingen: Fortschritte in der Organisation der Methodik zentraler Laboratorien
Spezieller Teil:
Laboratoriumsuntersuchungen in der internistischen Fachpraxis, im Krankenhaus- und Spezziallaboratorium
Vorträge:
Strohmeyer, Marburg: Leber
Rick: Düsseldorf, Pankreas
Gruner, Aachen: Magen- und Darmkrankheiten
Reuter, Köln: Gerinnung – Thrombozytäre Störungen
Paar, Essen: Gerinnung – Plasmatische Gerinnungsstörungen
Van de Loo, Köln: Gerinnung – Fibrinolytische Störungen
Rausch-Stroomann, Essen: Diabetes mellitus
Oette, Köln: Fettstoffwechsel
K.-H.Meyer zum Büschenfelde, Mainz: Rheumatologie
Wetter, Essen: Dysproteinämie und Paraproteinämie
Kutter, Luxemburg: Schnelldiagnostik am Krankenbett und im Praxislaboratorium
Rundgespräch mit den Referenten des II. Teils. *Vorsitz: Eggstein, Tübingen*

30. November 1968
111. Tagung der RWGIM im Haus der Wissenschaften Düsseldorf
Hauptthema:
Probleme der arteriellen Hypertonie
I. Aetiologie und Pathogenese
Jörgensen, Göttingen: Heredität – Umwelt
Bock, Essen: Niere – Nebenniere – Sympathikus
Losse, Münster: Kochsalz
II. Diagnose – Differentialdiagnose
Heintz, Aachen: Klinische Differentialdiagnose
Messer, Essen: Röntgenologische Diagnostik
III. Prognose
Sturm jr., Düsseldorf: Beeinflussung der Prognose durch die medikamentöse Therapie des Hochdrucks
Diskussion und Rundgespräch zum Thema Therapie

10. Mai 1969
112. Tagung der RWGIM in der Ruhr-Universität Bochum
Hauptthema:
Chronische unspezifische Erkrankungen der Atemwege und der Lungen
I. Morphologische Grundlagen
Giese, Münster
II. Pathophysiologische Grundlagen
Herberg, Heidelberg
III. Diagnose und Differentialdiagnose
Mürtz, Düsseldorf: Pleura- und Lungen-Biopsie
Maaßen, Essen: Mediastinoskopie
III. Klinik und Therapie
Ulmer, Bochum
Aussprache
IV. Fragestellung: Silikose – Emphysem – Chronische Bronchitis
Reichel, Bochum: Neuere pathophysiologische Ergebnisse der Pneumokoniose-Forschung

Fritze, Bochum: Rheumatische Disposition bei Pneumokoniosen und bei anderen Lungenfibrosen
Weller, Bochum: Stand der Forschung einer medikamentösen Therapie und Prophylaxe der Silikose
Diskussion

22. November 1969
113. Tagung der RWGIM im Haus der Wissenschaften Düsseldorf
Hauptthema:
Rheumatische Erkrankungen des Herzens und der Gefäße
Vorträge:
Fassbender, Mainz: Pathologische Anatomie
Deicher, Hannover: Immunologie und Serologie
Graser, Wiesbaden: Herzerkrankungen bei rheumatischem Fieber
Miehlke, Wiesbaden: Herzbeteiligung bei der chronischen Polyarthritis
Diskussion
Gehrmann, Wuppertal-Barmen: Cardiale Befunde bei Kollagenosen
Schilling, Wiesbaden: Herzbeteiligung bei anderen chron. rheumatischen Prozessen (Spondylitis ankylopoetica etc.)
Fritze, Bochum: Prophylaxe und und Therapie (inkl. Nebenwirkungen)
Podiumsgespräch mit abschließender Diskussion

29./30. Mai 1970
114. Tagung der RWGIM in der Universität Köln, gemeinsam mit der Deutschen Arbeitsgemeinschaft für internistische Intensivmedizin (AIM).
Hauptthema:
Intensivtherapie in der Inneren Medizin
1. Tag: Begrüßung und Freie Vorträge
2. Tag: Vorträge:
Efferth, Aachen: Herz-Kreislaufüberwachung bei Herzinfarkt und malignen Arrythmien
Grosser, Köln: Behandlung von kardiogenem Schock und bedrohlichen Arrythmien
Loogen, Düsseldorf: Behandlung der akuten Herzinsuffizienz
Diskussion
Vorträge:
Ulmer, Bochum: Pathophysiologie der Ateminsuffizienz
Hamm, Remscheid: Akute Ateminsuffizienz in klinischer Sicht
Bonhoeffer, Köln: Apparative Beatmung
Diskussion
Podiumsdiskussion I
Intensivtherapie endogener Stoffwechselkrankheiten
Vorsitz: Jahnke, Wuppertal mit 6 namentlich genannten weiteren Teilnehmern
Podiumsdiskussion II:
Intensivtherapie exogener Vergiftungen
Vorsitz: v. Clarmann, München mit 5 namentlich genannten weiteren Teilnehmern

20./21. November 1970
115. Tagung der RWGIM in der Universität Düsseldorf und im Haus der Wissenschaften
Hauptthema:
Blutungen
1. Tag: Freie Kurzvorträge
2. Tag:
Vorträge:
a) Magen-Darm-Blutungen
Müller-Wieland, Hamburg: aus internistischer Sicht

Schreiber, Hamburg: aus chirurgischer Sicht
b) Lungenblutungen
Fritze, Bochum: aus internistischer Sicht
Adelberger, Hemer: aus chirurgischer Sicht
c) Nieren- und Harnwegblutungen
Heintz, Aachen: aus internistischer Sicht
Albrecht, Wuppertal: aus chirurgischer Sicht
Diskussion
Podiumsgespräch
Blut und Blutersatzmittel in der Behandlung von Blutungen
Moderator: Egli, Bonn mit 6 namentlich genannten Teilnehmern

4./5. Juni 1971
116. Tagung der RWGIM in den Zoo-Gaststätten in Wuppertal
1. Tag: 33 Freie Kurzvorträge
6 zum Themenbereich Kardiologie
3 zum Thema Nephrologie
7 zum Thema Haematologie
2 zum Thema Broncho-Pulmologie
9 zum Thema Gastroenterologie
5 zum Thema Endokrinologie und Stoffwechsel
2. Tag:
Hauptthema:
Die chronische Hepatitis
Referate:
Wepler, Kassel: Morphologie chronischer Lebererkrankungen
Schmid, Zürich: Einteilung und Klinik der chronischen Hepatitis
Schumacher, Köln: Immunologische Aspekte der chronischen Hepatitis
Kommerell, Heidelberg: Therapie der chronischen Hepatitis
Diskussion
Kaboth, Göttingen: Australia (SH-) Antigen bei chronischen Lebererkrankungen
Schneider, Hagen: Zur Epidemiologie des Australia (SH-) Antigens
Diskussion
Podiumsgespräch:
Aktuelle gastroenterologische Diagnostik
Moderator: Franken, Wuppertal und 4 namentlich genannte Teilnehmer

26./27. November 1971
117. Tagung der RWGIM in der Universität Düsseldorf und im Haus der Wissenschaften
1. Tag: 37 Freie Kurzvorträge
7 zum Themenbereich Kardiologie
13 zum Thema Haematologie und Varia
5 zum Thema Nephrologie und Haemodialyse
8 zum Thema Endokrinologie und Stoffwechsel
4 zum Thema Gastroenterologie
2. Tag:
Hauptthema:
Die primären Hyperlipoproteinämien
Referate:
Seidel, Heidelberg: Charakterisierung und Bestimmung der Plasma-Lipoproteine
Oette, Köln: Pathophysiologie des Lipidstoffwechsels unter besonderer Berücksichtigung der primären Hyperlipidproteinämien
Diskussion
Gries, Düsseldorf: Klinik und Differenzierung der primären Hyperlipidproteinämien
Canzler, Hannover: Diätetische Einstellung der primären Hyperlipidproteinämien

Sailer, Innsbruck: Medikamentöse Therapie der primären Hyperlipidproteinämien
Diskussion
Podiumsgespräch:
Die Rehabilitation nach Herzmuskelinfarkt
Gesprächsleiter: Hauss, Münster und 7 namentlich genannte Teilnehmer

9./10. Juni 1972
118. Tagung der RWGIM in der TH Aachen
1. Tag: 27 Freie Kurzvorträge
2. Tag:
Hauptthema:
Infektionskrankheiten, Schutzimpfungen
Referate:
Christ, Frankfurt: Wandlungen in der Pathologie der Infektionskrankheiten
Siegenthaler, Zürich: Anwendung der Antibiotika in Krankenhaus und Praxis
Pelmpel, Wuppertal: Stand der Therapie der Viruskrankheiten
Ricken, Bonn: Schutzimpfungen in der Inneren Medizin (speziell Grippe, Tollwutproblem)
Mohr, Hamburg: Prophylaktische Maßnahmen bei Reisen in tropische und subtropische Länder
Diskussion
Podiumsgespräch:
Behandlung des Diabetes mellitus
Moderator: Oberdisse, Düsseldorf und 6 namentlich genannte Teilnehmer

24./25. November 1972
119. Tagung der RWGIM im Haus der Wissenschaften Düsseldorf
1. Tag: 31 Freie Kurzvorträge
2. Tag:
1. Hauptthema:
Angina pectoris
Referate:
Schoenmakers/Buss/Lindenfelser, Aachen: Morphologische Aspekte
Felix/Thurn, Bonn: Physiologie und Pathophysiologie des Koronarkreislaufs im Koronarogramm
Riecker, Göttingen: Wertigkeit klinischer Belastungsuntersuchungen
Lichtlen, Zürich: Stellung der Koronarographie
Hilger, Köln: Medikamentöse Therapie
Loogen, Düsseldorf: Indikation zu chirurgischen Maßnahmen
Senning, Zürich: Ergebnisse der Koronarchirurgie
Diskussion
2. Hauptthema:
Therapie des Herzinfarkts
Referate:
Bleifeld, Aachen: Haemodynamische Parameter als Basis für die Therapie
Merx, Aachen: Antiarrhythmische Maßnahmen
Van de Loo, Köln: Antikoagulation
Schröder, Berlin: Der derzeitige Stand der Routinetherapie beim Herzinfarkt
Diskussion

18./19. Mai 1973
120. Tagung der RWGIM in der Universität Münster
1. Tag: 32 Freie Kurzvorträge
2. Tag:
Hauptthema:
Therapie chronischer Nierenerkrankungen

I. Glomerulonephritis
Referate:
Schütterle, Gießen: Allgemeine Therapie
Renner, Köln: Spezielle Therapie
II. Pyelonephritis
Referate:
Fuchs, Darmstadt: Prophylaxe und Früherkennung
Ritzerfeld; Münster: Bakteriologische Grundlagen der antibakteriellen Chemotherapie
Hitzenberger, Wien: Antibakterielle Chemotherapie
III. Therapie der renalen Hypertonie
Referat:
Heintz, Aachen
IV. Chronische Niereninsuffizienz
Referate:
Scheler, Göttingen: Allgemeine Therapie
Zumkley, Münster: Behandlung der Störungen des Wasser- und Elektrolythaushaltes
Wetzels, Prien (Chiemsee): Indikationen zur Dialysebehandlung
Loew, Münster: Praxis der Dialysebehandlung
Intorp, Münster: Probleme der Nierentransplantation

23./24. November 1973
121. Tagung der RWGIM im Haus der Wissenschaften Düsseldorf
1. Tag: 35 Freie Kurzvorträge
2. Tag:
Hauptthema:
Moderne Diagnostik und Therapie bei Erkrankungen des Oesophagus, Magens und Duodenums
Referate:
Schmidt, Hannover: Klinik
Hausamen, Düsseldorf: Funktionsdiagnostik
Fernholz, Aachen: Röntgenologische Diagnostik
Frotz, Köln: Endoskopische Diagnostik – Oesophagus und Magen
Franken, Wuppertal-Elberfeld: Endoskopische Diagnostik – Duodenum, Papillensondierung
Elster, Bayreuth: Pathologische Anatomie
Gerlach, Münster: Konservative Therapie
Farthmann, Hamburg: Chirurgische Therapie des Ulcus und seiner Komplikationen
Bünte, Münster: Chirurgische Therapie des Karzinoms
Schreiber, Hamburg: Chirurgische Therapie bei Wiederholungseingriffen

10./11. Mai 1974
122. Tagung der RWGIM im Klinikum Barmen und im Kasino der Enka Glanzsstoff AG, Wuppertal-Elberfeld
1. Tag: 41 Freie Kurzvorträge
2. Tag:
Hauptthema:
Herzrhythmusstörungen
Referate:
Holzmann, Zürich: Historischer Rückblick
Kaufmann, Düsseldorf: Elektrophysiologie von Reizbildung und Überleitung
Seipel, Düsseldorf: Der kranke Sinusknoten
Bender, Münster: Reizbildungsstörungen
Effert, Aachen: Überleitungsstörungen
Diskussion
Round-table-Gespräch:
Der Schrittmacherpatient

Moderator: Grosse-Brockhoff, Düsseldorf und 4 namentlich genannte Teilnehmer

22./23. November 1974
123. Tagung der RWGIM im Haus der Wissenschaften Düsseldorf
1. Tag: 28 Freie Kurzvorträge
2. Tag:
Hauptthema:
Hämorrhagische Diathesen
Referate:
Egli, Bonn: Pathophysiologie
Schimpf, Heidelberg: Vaskuläre Blutungsübel
Lechler, Köln: Koagulopathien
Lasch, Gießen: Verbrauchskoagulopathien
Heck, Wuppertal: Thrombozytäre Blutungsübel
Diskussion
Round-table-Gespräch:
Antikoagulantientherapie
Moderator: Gross, Köln und 6 namentlich genannte Teilnehmer

23/24. Mai 1975
124. Tagung der RWGIM in den Krankenanstalten Bergmannsheil in Bochum und in der Ruhruniversität Bochum
1. Tag: 28 Freie Kurzvorträge
2. Tag:
Hauptthema:
Die Lungenembolie
Referate:
Einführung in das Thema durch den Vorsitzenden der RWGIM
Könn/Schejbal, Bonn: Das morphologische Bild der Lungenembolie
Worth/Kien, Moers: Das klinische Bild der Lungenembolie
Feine, Tübingen: Die nuklearmedizinische Diagnostik der Lungenembolie
Rosenkranz, Bochum: Haemodynamische Folgen der Lungenembolie
Ulmer, Bochum: Ventilatorische Folgen der Lungenembolie
Rehn, Bochum: Diskussion der therapeutischen Möglichkeiten des Chirurgen
Van de Loo, Köln: Die Heparin- und Thrombolysetherapie der Lungenembolie
Diskussion
Round-table-Gespräch:
Das primär vaskuläre chronische Cor pulmonale
Moderator: Loogen, Düsseldorf und 5 namentlich genannte Teilnehmer

14./15. November 1975
125. Tagung der RWGIM in der Universität Düsseldorf und im Haus der Wissenschaften Düsseldorf
1. Tag: 39 Freie Kurzvorträge
2. Tag:
Hauptthema:
Die Rheumatoide Arthritis
Referate:
Einführung in das Thema durch den Vorsitzenden der RWGIM
Fassbender, Mainz: Pathologie und Pathogenese der rheumatoiden Arthritis
Miehlke, Wiesbaden: Krankheitsbild
Müller, Basel: Immunologische Aspekte
Schacherl, Bad Kreuznach: Röntgenmorphologie
Pfannenstiel, Wiesbaden: Nuklearmedizinische Aspekte

Diskussion
Round-table-Gespräch:
Die Therapie der Rheumatoiden Arthritis
Moderator: Miehlke, Wiesbaden und 6 namentlich genannte Teilnehmer

21./22. Mai 1976
126. Tagung der RWGIM in der Universität Düsseldorf
1. Tag: 29 Freie Kurzvorträge
2. Tag:
Hauptthema:
Geriatrie
Referate:
Loogen, Düsseldorf: Einführung
Platt, Gießen: Biologische Aspekte des Alterns
Hauss, Münster: Umweltfaktoren und Alter
Thomas, Bonn: Psychologische Probleme im Alter
Lehr, Bonn: Soziale Probleme im Alter
Krüskemper, Düsseldorf: Hormonelle Veränderungen im Alter
Franke, Würzburg: Über das sogenannte Altersherz bei 50- bis 100-Jährigen
Lauter, Hamburg: Psychische Erkrankungen im Alter
Falck, Berlin: Infektionskrankheiten im Alter
Jacobs/Moschinski, Düsseldorf: Operative Eingriffe im Alter
Rundtischgespräch:
Geriatrische Probleme in der Praxis
Leitung: Franke, Würzburg

26./27. November 1976
127. Tagung der RWGIM in der Universität Düsseldorf und im Haus der Wissenschaften. – Tagungsleitung F. Loogen, Düsseldorf
1. Tag: 14 freie Kurzvorträge
2. Tag:
Hauptthemen:
Herzinfarkt – was nun? – Künstliche Herzklappen
Referate:
Loogen, Düsseldorf: Einführung
Effert/Merx, Aachen: Sofortversorgung und akute stationäre Phase
Lichtlen, Hannover: Diagnostik und Therapie nach Abschluß der akuten Phase
Gleichmann, Bad Oeynhausen: Stellenwert der Rehabilitationsmaßnahmen
Bender, Münster: Rhythmusstörungen nach Herzinfarkt
Bircks, Düsseldorf: Chirurgische Aspekte
Both, Düsseldorf: Hämodynamische Befunde nach Klappenersatz
Haerten, Düsseldorf: Langzeitergebnisse nach Klappenimplantation
Loogen, Düsseldorf: Indikation zum Klappenersatz
Van de Loo, Münster: Antikoagulantien und Thrombozytenaggregationshemmer
Rundtischgespräch mit Referenten und Donath, Hamburg
Leitung: Loogen, Düsseldorf

13./14. Mai 1977
128. Tagung der RWGIM in den Städtischen Krankenanstalten Krefeld.
Tagungsleitung H. Sack, Krefeld
1. Tag: 16 freie Kurzvorträge
2. Tag:
Hauptthema:

Sekundäre Hypertonie
Referate:
Sack, Krefeld: Einführung
Heintz, Aachen: Hypertonie bei parenchymatösen Nierenerkrankungen
Eigler, Essen: Hochdruckformen mit gefäßchirurgischen Möglichkeiten
Bock, Essen: Primäre und sekundäre maligne Nephrosklerose
Kaufmann, Köln: Hypertonie bei Erkrankungen der Nebennierenrinde
Mühlhoff, Krefeld: Hypertonie bei Erkrankungen des Nebennierenmarkes und extraadrenalen chromaffinen Systems
Friedberg, Mainz: Hochdruck in der Schwangerschaft
Rahn, Maastricht: Medikamentös ausgelöste Hypertonie
Klaus, Dortmund: Indikation zur Reninbestimmung
Rundtischgepräch *"Therapie der sekundären Hypertonie" mit den Referenten*
Leitung: Sack, Krefeld

<u>*25./26. November 1977*</u>
129. Tagung der RWGIM in der Universität Düsseldorf und im Haus der Wissenschaften.
Tagungsleitung: H. Sack, Krefeld.
1. Tag: Freie Kurzvorträge
2. Tag:
Hauptthema:
Hirnleistungsstörungen – cerebrovaskuläre Insuffizienz
Referate:
Sack, Krefeld: Einführung
Jacob, Marburg: Klinisch-psychopathologische Differentialdiagnose der Hirnleistungsschwäche
Janzen, Hamburg: Lokalisierte cerebrale Insulte – Grundlagen und Diagnostik
Tänzer, Hamburg: Neuroradiologische Diagnostik
Bernsmeier, Kiel: Die intermittierende cerebro-vasculäre Insuffizienz
Gottstein, Frankfurt: Medikamentöse Therapie der cerebro-vasculären Insuffizienz und Hirnleistungsschwäche
Carstensen, Mülheim/Ruhr: Chirurgische Therapie extracranieller Gefäß-Erkrankungen
Gratzl, München: Möglichkeiten intrakranieller Gefäßoperationen bei Cerebro-vasculärer Insuffizienz
Rundtischgespräch *„Prophylaxe, Differentialdiagnose und Therapie cerebraler Zirkulationsstörungen" mit den Referenten*
Leitung: Sack, Krefeld

<u>*26./27. Mai 1978*</u>
130. Tagung der RWGIM im Universitätsklinikum Essen (Westdeutsches Tumorzentrum)
Tagungsleitung: C.G. Schmidt, Essen.
1. Tag: 15 freie Kurzvorträge
2. Tag: Hauptthema:
Medizinische Onkologie
Referate:
Schmidt, Essen: Einführung
Schmidt, Essen: Neuere Entwicklungen in der Chemotherapie bösartiger Tumoren
Seeber, Essen: Therapie des inoperablen Bronchial-Carcinoms
Höffken, Nottingham: Die Bedeutung zirkulierender Immunkomplexe bei Malignomen (Diagnose und Prognose)
Macher, Münster: Zur Immuntherapie der bösartigen Erkrankungen
Hossfeld, Essen: Chemotherapie der colo-rectalen Tumoren
Gallmeier, Nürnberg: Gegenwärtiger Stand der adjuvanten Chemotherapie
Rundtischgespräch *„Chemo- und Immuntherapie" mit den Referenten*

10./11. November 1978
131. Tagung der RWGIM in der Universität Düsseldorf und im Haus der Wissenschaften.
Tagungsleitung C.G. Schmidt, Essen
1. Tag: 10 freie Kurzvorträge
2. Tag:
Hauptthema:
Medizinische Onkologie II und Paraneoplastische Phänomene
Referate:
C.G. Schmidt, Essen: Einführung
D.K. Hossfeld, Essen: Diagnose und Therapie der Leukämien
H. Borberg, Köln: Therapie bakterieller Komplikationen bei malignen Erkrankungen
S. Seeber, Essen: Therapie der Non-Hodgkin-Lymphome
W. Pribilla, Berlin: Hämatologische Nebenwirkungen des Tumorwachstums
P. Hilgard, London: Paraneoplastische Störungen des Blutgerinnungssystems
R. Janzen: Hamburg: Paraneoplastische Störungen des Nervensystems
H.L. Krüskemper, Düsseldorf: Paraneoplastische endokrine Phänomene
J.J. Herzberg, Bremen: Paraneoplastische Syndrome der Haut
Rundtischgespräch *mit allen Referenten*

18./19. Mai 1979
132. Tagung der RWGIM im LFI-Gebäude des Universitätsklinikums Köln
Tagungsleitung W. Kaufmann, Köln
1. Tag: 29 freie Kurzvorträge
2. Tag:
Hauptthema:
Langzeittherapie in der Inneren Medizin
Referate:
W. Kaufmann, Köln: Einführung
E. Weber, Heidelberg: Grundprinzipien der Langzeittherapie aus der Sicht der Klinischen Pharmakologie
F. Grosse-Brockhoff, Düsseldorf: Langzeittherapie der Myokardinsuffizienz
D.W. Behrenbeck, Köln: Langzeittherapie koronarer Durchblutungsstörungen
F. Asbeck, Münster: Langzeittherapie mit Antikoagulantien und Aggregationshemmern
K.A. Meurer, Köln: Langzeittherapie der arteriellen Hypertonie
F.A. Gries, Düsseldorf: Langzeittherapie der Fettstoffwechselstörungen
D. Reinwein, Essen: Langzeittherapie endokriner Erkrankungen
H. Goebell, Essen: Langzeittherapie chronischer Lebererkrankungen
G. Strohmeyer, Düsseldorf: Langzeittherapie chronischer Darmerkrankungen
M. Franke, Baden-Baden: Langzeittherapie der chronischen Polyarthritis
H.G. Siebert, Köln: Langzeittherapie chronischer Nierenkrankheiten
Zwei Rundtischgespräche *mit allen Referenten*

16./17. November 1979
133. Tagung der RWGIM in der Universität Düsseldorf und im Haus der Wissenschaften.
Tagungsleitung: W. Kaufmann, Köln
1. Tag: 11 freie Kurzvorträge
2. Tag:
Hauptthema:
Fortschritte und Probleme der Differentialdiagnose innerer Krankheiten
Referate:
W. Kaufmann, Köln: Einführung
Saborowski, Köln: Moderne Methoden zur Differentialdiagnostik und Sicherung des Therapieerfolges von Herzrhythmusstörungen
Kuhn, Düsseldorf: Differentialdiagnose primärer und sekundärer Myokardiopathien

Thoma, Köln: Die Bedeutung lungenfunktionsanalytischer Methoden für die Differentialdiagnose von pulmonalen Erkrankungen
Grabensee, Düsseldorf: Erkennung von drogeninduzierten Nephropathien
Winkelmann, Köln: Fortschritte in der Differentialdiagnose hypophysärer Erkrankungen
Helber, Köln: Neue Gesichtspunkte in der Differentialdiagnose der arteriellen Hypertonie
Fritsch, Düsseldorf: Die Bedeutung gastrointestinaler Hormone für die Differentialdiagnose von Abdominalerkrankungen
Hotz, Essen: Die Wertigkeit neuer Methoden der Pankreasdiagnostik
Assmann, Münster: Fortschritte in der Differentialdiagnose von Fettstoffwechsel-Störungen
Stroehmann, Bonn: Die Bedeutung immunologischer Methoden für die Differentialdiagnose von Kollagenosen
Kramer, Bonn: Fortschritte in der Diagnose von Störungen des Wasser-,Elektrolyt- und Säure-Basen-Haushaltes
Zwei Rundtischgespräche *mit allen Referenten*

9. und 10. Mai 1980
134. Tagung der RWGIM im St. Josef Hospital – Universitätsklinik – in Bochum
Tagungsleitung: D. Ricken, Bochum
1. Tag: Freie Kurzvorträge
2. Tag:
Hauptthema:
Akute und Chronische Hepatitis mit Folgekrankheiten. – Toxische Leberkrankheiten
Referate:
D. Ricken, Bochum: Einführung
E. Kuwert, Essen: Virologie der akuten und chronischen Hepatitis
I. Flenker, Bochum: Akute Hepatitis
DER REST DES PROGRAMMS FEHLT

17./18. Oktober 1980
135. Tagung der RWGIM in der Universität Düsseldorf und im Haus der Wissenschaften.
Tagungsleitung D. Ricken, Bochum
1. Tag: Freie Kurzvorträge
2. Tag:
Hauptthema:
Akute Krankheiten des Abdomens
Referate:
D. Ricken, Bochum: Einführung
U. Gerlach, Münster: Akute Syndrome des Magens und Duodenum
M. Singer, Essen: Akute Pankreaserkrankungen
T.U. Hausamen, Dortmund: Akute Syndrome der Gallenblase und Gallenwege
S. Miederer, Bonn: Krankheiten des Dünn- und Dickdarmes als Ursachen akuter Abdominalbeschwerden
H. Bünte, Münster: Chirurgische Aspekte akuter Abdominalbeschwerden
N. Lang, Bonn: Akute Abdominalkrankheiten aus gynäkologischer Sicht
Cl. von Schnakenburg, Bochum: Paediatrische Gesichtspunkte

22./23. Mai 1981
136. Tagung der RWGIM in der Westfälischen Wilhelms-Universität in Münster i.W.
Tagungsleitung J. van de Loo, Münster
1. Tag: 26 freie Kurzvorträge
2. Tag:
Hauptthema:
Prophylaxe und Therapie thromboembolischer Erkrankungen
Referate:
J. van de Loo,Münster: Einführung

K. Lechner, Wien: Thrombogenese und Thrombophilie
H. Rasche, Ulm: Prophylaxe venöser Thromboembolien
H.D. Bruhn, Kiel: Thrombolyse-Therapie venöser Thromboembolien
H.J. Reimers, Düsseldorf: Das Hämostase-System in der Pathogenese der Arteriosklerose
F. Asbeck, Münster: Plättchenhemmer bei koronarer Herzkrankheit
W. Dorndorf, Giessen: Plättchenhemmer bei cerebrovaskulärer Durchblutungs-Störung
J. van de Loo: Schlußwort

2./3. Oktober 1981
137. Tagung der RWGIM in der Universität Düsseldorf und im Haus der Wissenschaften.
Tagungsleitung J. van de Loo, Münster
1. Tag: 29 freie Kurzvorträge
2. Tag:
Hauptthema:
Langzeitbetreuung von Tumorkranken aus internistischer Sicht
Referate:
J. van de Loo, Münster: Einführung
H.-O. Klein, Köln: Patienten mit gastrointestinalem Tumor
U.R. Kleeberg, Hamburg: Die Patientin mit Mamma-Karzinom
S. Seeber, Essen: Patienten mit Hodentumor
D. Urbanitz, Münster: Patienten mit malignem Lymphom
U. Tunn, Bochum: Patienten mit Prostatakarzinom
M. Hahn, Mainz: Die soziale Betreuung von Tumorkranken
Rundtischgespräch *(Leitung: W. Schneider, Düsseldorf; Teilnehmer: O. Fischedick, Dortmund; U.R. Kleeberg, Hamburg; M. Hahn, Mainz; H.-O. Klein, Köln; S. Ritter, Münster; S. Seeber, Essen; U. Tunn, Bochum; D. Urbanitz, Münster)*

7./8. Mai 1982
138. Tagung der RWGIM im Saalbau in Essen
Tagungsleitung D. Reinwein, Essen
1. Tag: 33 freie Kurzvorträge
2. Tag:
Hauptthema:
Aktuelle Diagnostik und Therapie von Schilddrüsenerkrankungen
Referate:
D. Reinwein, Essen: Einführung
C.R. Pickardt, München: Diagnostische Verfahren heute
P.C. Scriba, Lübeck: Blande Struma: Diagnostik, Therapie und Prophylaxe
P. König, Bern: Hyperthyreose und Thyreoiditis
J. Hermann, Düsseldorf: Hyperthyreose
D. Emrich, Göttingen: Autonomes Adenom und verwandte autonome Zustände
G. Riccabona, Innsbruck: Schilddrüsenmalignom
Rundtischgespräch *(Leitung: D. Reinwein, Essen. – Alle Referenten und K. Littmann, Essen)*

29./30. Oktober 1982
139. Tagung der RWGIM im Haus der Wissenschaften in Düsseldorf
Tagungsleitung D. Reinwein, Essen
1. Tag: 32 freie Kurzvorträge
2. Tag:
Hauptthema:
Endokrine Störungen bei nicht-endokrinen Krankheiten
Referate:
D. Reinwein, Essen: Einführung
G. Benker, Essen: Pathophysiologie endokriner Störungen bei Allgemein-Erkrankungen
H. Kley, Düsseldorf: Endokrine Störungen bei Erkrankungen der Leber

R. Hehrmann, Düsseldorf: Endokrine Störungen bei gastrointestinalen Erkrankungen
J. Beyer, Mainz: Adipositas, Magersucht und die endokrinen Folgen
J. Köbberling, Göttingen: Intensivmedizin und endokrine Störungen
H. Fehm, Ulm: Endokrine Störungen bei Erkrankungen des Zentralnervensystems
Allgemeine Diskussion mit allen Referenten. – Schlußwort *(D. Reinwein, Essen)*

27./28. Mai 1983
140. Tagung der RWGIM im Neuen Hörsaalgebäude der Universität zu Köln
Tagungsleitung H.H. Hilger, Köln
1. Tag: Freie Kurzvorträge
2. Tag:
Hauptthema:
Akuttherapie der Myokardischämie (Herzinfarkt und Angina pectoris)
Referate:
H.H. Hilger, Köln: Einführung zum Thema
K.D. Grosser, Krefeld: Allgemeinbehandlung (incl. Schock und Herzrhythmus-Störungen)
R. Schröder, Berlin: Systemische Thrombolyse
H. Kreuzer, Göttingen: Selektive intrakoronare Thrombolyse
J. Meyer, Mainz: Selektive intrakoronare Thrombolyse und Ballonkatheterdilatation
W. Hombach, Köln: Akutmedikation; intrakoronare Ballonkatheterdilatation
H. Dalichau, Köln: Aortokoronare Bypass-Operation
Rundtischgespräch *mit den Referenten*
Organisation und Ausstellung: COC-GmbH/Offenbach; 36 Aussteller.

11./12. November 1983
141. Tagung der RWGIM im Haus der Wissenschaften in Düsseldorf.
Tagungsleitung H.H. Hilger, Köln
1. Tag: 53 freie Kurzvorträge
2. Tag:
Hauptthema:
Langzeittherapie der Herzinsuffizienz und Koronarinsuffizienz
Referate:
Die Unterlagen hierfür fehlen.
Ausstellungsleitung COC-GmbH, Berlin; 19 Aussteller, 3 Sponsoren

18./19. Mai 1984
142. Tagung der RWGIM in der Mercatorhalle in Duisburg
Tagungsleitung R. Phlippen, Duisburg
1. Tag: 59 freie Kurzvorträge
2. Tag:
Hauptthema:
Darmkrankheiten
Referate:
R. Phlippen, Duisburg: Eröffnung der Tagung
H.Menge, Berlin: Funktionsprüfung und Differentialdiagnose bei Erkrankungen des Dünndarms
G. Strohmeyer, Düsseldorf: Funktionelle Darmbeschwerden (Irritables Kolon)
H.J. Reimann, München: Diagnostik und Therapie nutritiver Darmallergien
B. Jonas, Duisburg: Frühdiagnostik des kolo-rektalen Karzinoms
H. Goebell, Essen: Diagnostik und Therapie chronisch entzündlicher Darmkrankheiten
W. Fritsch, Hildesheim: Infektiöse und parasitäre Erkrankungen des Darms
Ausstellungsleitung COC GmbH, Offenbach; 25 Aussteller

30. 11./1.12. 1984
143. Tagung der RWGIM im Kongreßzentrum, Neue Messe, Düsseldorf
Tagungsleitung R. Phlippen, Duisburg
1. Tag:75 freie Kurzvorträge
2. Tag:
Hauptthema:
Therapiefortschritte in der Gastroentero-Hepatologie
Referate:
R. Phlippen, Duisburg: Eröffnung der Tagung
P. Frühmorgen, Ludwigsburg: Endoskopische und/oder medikamentöse Therapie Gastrointestinaler Blutungen
Th. Gheorghiu, Th. Junginger, Köln: Ulcustherapie kontrovers: Antacida oder H2-Antagonisten oder Operation? Internistisch – Chirurgisches Wechselgespräch
F. Hagenmüller, Frankfurt: Drainage- und Lyseverfahren bei Gallenwegsverschlüssen
H.O. Klein, Köln: Chemotherapie gastrointestinaler Tumoren
W. Dölle, Tübingen: Neue Aspekte in der Lebertherapie
Ausstellungsleitung COC GmbH, Offenbach; 31 Aussteller

10./11. Mai 1985
144. Tagung der RWGIM im Kreishaus des Kreises Lippe in Detmold.
Tagungsleitung P. Körtge, Detmold
1.Tag: 76 freie Kurzvorträge
2. Tag:
Hauptthema:
Diabetes mellitus (Pathogenese – Verlauf – Therapie)
Referate:
P. Körtge, Detmold: Einführung in das Hauptthema Diabetes mellitus
F.A. Gries, Düsseldorf: Diabetologie 1985
H. Sauer, Bad Oeynhausen: Diagnostik und Therapie des insulinpflichtigen Diabetes mellitus (Typ I)
U. Gerlach, Münster: Diagnostik und Therapie des nicht insulinpflichtigen Diabetes mellitus (Typ II)
G.-E. Sonnenberg, Düsseldorf: Die Insulinpumpe in der Behandlung des Typ I Diabetes mellitus
W. Berger, Basel (Schweiz): Ambulante Behandlung von Diabetikern
E. Pfeiffer, Ulm: Zukunft der Diabetologie.
Schlußwort
Ausstellungsleitung COC GmbH, Berlin; 31 Aussteller. – Ankündigung eines Rahmen-Programms

6./7. Dezember 1985
145. Tagung der RWGIM im Kongreß-Centrum der Neuen Messe in Düsseldorf.
Tagungsleitung P. Körtge, Detmold
1. Tag:72 freie Kurzvorträge
2. Tag:
Hauptthema:
Fortschritte der Onkologie
Referate:
P. Körtge, Detmold: Einführung in das Hauptthema. Fortschritte der Onkologie
H.-J. Waltke, Detmold: Ultraschall in der Diagnostik maligner Erkrankungen
D. Bachmann, Detmold: Computertomographie in der Diagnostik maligner Erkrankungen
S.v. Kleist, Freiburg: Immunologische Tumormarker
C.G. Schmidt, Essen: Gegenwärtiger Stand und Entwicklungsmöglichkeit der Chemotherapie
W. Rübe, Recklinghausen: Indikationen zur Strahlentherapie
E. Fritze, Bochum: Begutachtung von onkologischen Patienten. Schlußwort
Ausstellungsleitung COC GmbH, Berlin; 29 Aussteller.

18./19. April 1986
146. Tagung der RWGIM in der Universität Düsseldorf
Tagungsleitung G. Strohmeyer, Düsseldorf
1. Tag: Kleine Arbeitsgruppen; 41 freie Kurzvorträge
2. Tag:
Hauptthema:
Diagnostische und therapeutische Fortschritte in der Inneren Medizin
Referate:
G. Strohmeyer: Eröffnung der Tagung
W. Schneider, Düsseldorf: Hämostasestörungen bei Tumorkrankheiten
U. Peters, Düsseldorf: Infektionsprobleme bei abwehrgeschwächten Patienten
G. Breithardt, Düsseldorf: Alternativen zur medikamentösen Therapie von tachycarden Herzrhythmusstörungen
M. Curtius, Düsseldorf: Dopplerechokardiographische Diagnostik von Herzklappenfehlern
H.L. Krüskemper, Düsseldorf: Rationelle Diagnostik von Schilddrüsenkrankheiten
H. Zeidler, Düsseldorf: Therapie der rheumatoiden Arthritis
G. Strohmeyer, Düsseldorf: Lebererkrankungen durch Medikamente
B. Miller, Düsseldorf: Stand der Diagnostik und Therapie von AIDS
M. Berger, Düsseldorf: Differentialdiagnose und Therapie der Hypoglykämie
G.E. Sonnenberg, Düsseldorf: Führung und Behandlung des Diabetikers in der Schwangerschaft und bei diabetischem Spätsyndrom
B. Grabensee, Düsseldorf: Aktuelle Therapie der chronischen Niereninsuffizienz bei Risikopatienten
K. Sprenger, Düsseldorf: Neue pathophysiologische Gesichtspunkte bei der Arteriellen Hypertonie
Ausstellungsleitung SFK Sander Fachkongreß Organisation Hamburg; 42 Aussteller

5./6. Dezember 1986
147. Tagung der RWGIM im Hotel Rheinpark Plaza in Neuss.
Tagungsleitung G. Strohmeyer, Düsseldorf
1. Tag: 66 freie Kurzvorträge; „Meet-the-Professor" – Seminare (Hepatologie: Becker/Krefeld; Herzrhythmusstörungen: Breithardt/Düsseldorf; Diabetes: Berger/Düsseldorf)
2. Tag:
Hauptthema
Aktuelle Probleme in der Gastroenterologie
Referate:
Begrüßung durch die Bundesministerin für Jugend, Familie, Frauen und Gesundheit Frau Prof. Dr. R. Süssmuth
S. Matern, Aachen: Primäre biliäre Zirrhose und sklerosierende Cholangitis
R. Pichlmayr: Hannover: Der gegenwärtige Stand der Lebertransplantation
B. May, Bochum: Arzneimittelschäden am Gastrointestinaltrakt
U. Gerlach, Münster: Differentialdiagnose des akuten Abdomens im höheren Lebensalter
H.D. Röher, Düsseldorf: Diagnostisches und therapeutisches Vorgehen bei endoskopisch nicht lokalisierbarer gastrointestinaler Blutung
H. Goebell, Essen: Dringliche chirurgische Indikationen bei chronisch-entzündlichen Darmerkrankungen
Parallelveranstaltung: Endoskopie-Seminar für Pflegekräfte
Ausstellungsleitung durch SFK Sander Fachkongreß Organisation, Hamburg; 20 Aussteller

8./9. Mai 1987
148. Tagung der RWGIM in der Stadthalle in Mülheim/Ruhr
Tagungsleitung W. Wirth, Mülheim/Ruhr
1. Tag: 60 freie Kurzvorträge; Seminar Arthrosonograpie; Rundtischgespräch
„Nichtsteroidale Antirheumatika im Kreuzfeuer der Meinungen"
(Teilnehmer: R.Gamp, R. Fricke, R. Rau, M. Scholz, H. Warnatz, A. Wittenborg)

2. Tag:
Hauptthema:
Rheumatologie
Referate:
F.J. Wagenhäuser, Zürich: Die klinische Frühdiagnose der chronischen Polyarthritis
G. Fassbender, Mainz: Neue pathogenetische Aspekte der rheumatischen Entzündung
F. Schilling, Mainz: Klinik und Differentialdiagnose der reaktiven Arthritiden
M. Schattenkirchner, München: Immungenetische Grundlagen der seronegativen *Arthritiden*
W. Dihlmann, Hamburg: Neue röntgendiagnostische Erkenntnisse in der Rheumatologie
P.W. Hartl, Aachen: Differentialtherapie mit nichtsteroidalen Antirheumatika
Ausstellungsleitung SFK Sander Fachkongreß Organisation, Hamburg; 33 Aussteller; Inserentenverzeichnis: 17 Inserenten.

4./5. Dezember 1987
149. Tagung der RWGIM im Hotel Hilton International in Düsseldorf.
Tagungsleitung W. Wirth, Mülheim/Ruhr
1. Tag: 95 freie Kurzvorträge; Malaria-Symposium (Leitung: W. Schneider, Düsseldorf)
2. Tag: Hauptthema:
Klinische Immunologie und Infektionskrankheiten
Referate:
W. Wirth, Mülheim/Ruhr: Einführung in das Thema
G. Linzenmeier, Essen: Antimikrobielle Chemotherapie aus der Sicht des Bakteriologen
Th. Mertens, Köln: Aktuelle Probleme der klinischen Virologie
M. Dietrich, Hamburg: Tropenmedizin oder exotische Pathologie
R. Röllinghof, Erlangen: Grundlagen der Immunantwort
J.R. Kalden, Erlangen: Pathogenetische Mechanismen in der klinischen Immunologie und therapeutische Möglichkeiten von Autoimmunopathien
Ausstellungsleitung SFK Sander Kongreß Organisation Hamburg; 21 Aussteller;
Inserentenverzeichnis: 11 Inserenten

6./7. Mai 1988
150. Tagung der RWGIM im Lehrgebäude des Zentralklinikums der Westfälischen Wilhelms-Universität in Münster.
Tagungsleitung U. Gerlach, Münster
1. Tag: 55 freie Kurzvorträge; Parallelveranstaltung „Interventionelle Sonographie"
(Leitung: B. Högemann, Münster)
2. Tag:
Hauptthema:
Wertung therapeutischer Maßnahmen
Referate:
Festrede zur 150. Tagung der Gesellschaft: *R. Toellner, Münster:* Ärztliche Kunst und medizinische Wissenschaft
F.W. Schmidt, Hannover: Chronische Hepatitis
G. Strohmeyer, Düsseldorf: Leberzirrhose
R. Ottenjann, München: Ulcus und Gastritis – antibiotische Therapie?
M. Reiser, H. Müller-Miny, Münster: Kinematographie bei Schluckstörungen als Voraussetzung zur Therapie
L. Greiner, Wuppertal: Extrakorporale Stoßwellentherapie der Cholelithiasis
N. van Husen, Münster: Die neuen Methoden zur Behandlung der Cholelithiasis
Ausstellungsleitung durch SFK Sander Fachkongreß Organisation, Hamburg: 30 Aussteller
Inserentenverzeichnis: 17 Inserenten; 8 Sponsoren.

2./3. Dezember 1988
151. Tagung der RWGIM im Messe-Kongress-Center in Düsseldorf.
Tagungsleitung U. Gerlach, Münster
1. Tag: 62 freie Kurzvorträge; Parallelveranstaltung „Entzündliche Lungenerkrankungen" (Leitung: U. Gerlach, Münster) – Themen: Pneumocystis carinii, Legionellosen, Pilze, Viren, atypische Mykobakterien, Kollagenosen; bildgebende Verfahren.
2. Tag:
Hauptthema:
Arteriosklerose: Bewährtes, Neues, Zukünftiges für die Praxis
Referate:
U. Gerlach, Münster: Eröffnung der Tagung
G. Assmann, G. Schmitz, Münster: – in der Prävention –
G. Breithardt, Münster: in der Diagnostik und Therapie – koronarer Herzkrankheiten
O. Busse, Minden: in der Diagnostik und Therapie – cerebraler Durchblutungsstörungen
W. Schoop, Engelskirchen: in der Diagnostik und Therapie – peripherer arterieller Durchblutungsstörungen
W. Krings, Münster: Was leistet die perkutan transluminale Angioplastie?
Ausstellungsleitung SFK Sander Fachkongreß Organisation Hamburg: 14 Aussteller; Inserentenverzeichnis: 13 Inserenten; 20 Sponsoren.

19./20. Mai 1989
152. Tagung der RWGIM im Klinikum der Rheinisch-Westfälischen Technischen Hochschule in Aachen
Tagungsleitung H.-G. Sieberth, Aachen
1. Tag: 84 freie Kurzvorträge. – Parallelveranstaltung „Ultraschalldiagnostik bei akuten internistischen und neurologischen Erkrankungen" (Leitung: P. Hanrath, Aachen; B. Högemann, Münster).
2. Tag:
Hauptthema:
Notfallmedizin in der internistischen Praxis und Fortschritte in der Intensivmedizin
Referate:
H.-G. Sieberth, Aachen: Eröffnung der Tagung
K.D. Grosser, Krefeld: Präklinische Maßnahmen beim akuten Myokardinfarkt
P. Hanrath, Aachen: Moderne Therapie des akuten Herzinfarktes in der Klinik
B.E. Strauer, Düsseldorf: Rationelle Diagnostik und therapeutische Möglichkeiten bei der Lungenembolie
S. Matern, Aachen: Aktuelle Behandlungsmaßnahmen der bedrohlichen Gastrointestinalen Blutung
J. Kindler, Aachen: Verbesserung der Prognose des akuten Nierenversagens durch kontinierliche Hämofiltration?
P. Fürst, Stuttgart-Hohenheim: Parenterale Ernährung in der Intensivpflege
E.A. Chantelau, Düsseldorf: Therapie der diabetischen Stoffwechselkomata
Industrieausstellung: 21 Aussteller; 14 Inserenten; 6 Sponsoren.

1./2. Dezember 1989
153. Tagung der RWGIM im Hörsaalgebäude der Medizinischen Universitätskliniken in Düsseldorf
Tagungsleitung H.-G. Sieberth, Aachen
1. Tag: 83 freie Kurzvorträge
2. Tag:
Hauptthema:
Therapie der Nieren- und Hochdruckkrankheiten
Referate:
H.-G. Sieberth, Aachen: Eröffnung der Tagung
B. Grabensee, Düsseldorf: Differentialdiagnose der Erythrozyturie und Proteinurie
Th. Philipp, Essen: Diagnostische Schritte bei der Abklärung der Hypertonie in der Praxis
A.E. Lison, Bremen: Bakterielle Erkrankungen der Nieren und Harnwege

W.M. Glöckner, Aachen: Nierenbeteiligung bei Systemerkrankungen
Rundtischgespräch: *„Langzeitergebnisse bei der Therapie der Nierenarterienstenose"*
Moderation: W. Kaufmann, Köln
Teilnehmer: K.H. Rahn, Münster; R. Günther, Aachen; H.D. Jakubowski, Mönchengladbach
Industrieausstellung: 15 Aussteller; 8 Inserenten; 5 Sponsoren.

11./12. Mai 1990
154. Tagung der RWGIM in der Mathias-Jacobs-Stadthalle in Gladbeck
Tagungsleitung: L.S. Geisler, Gladbeck
1. Tag: 63 freie Kurzvorträge; Parallelveranstaltung „Der pneumologische Notfall"
(Leitung: G. Sybrecht, Homburg/Saar; Teilnehmer: J.A. Nakhosteen, Bochum;
G. Sybrecht, Homburg/Saar; F. Heinrich, Bruchsal; U. Cegla, Bad Ems;
G. Goeckenjan, Immenhausen)
2. Tag:
Hauptthema:
Der Asthmakranke
Referate:
L.S. Geisler, Gladbeck: Eröffnung der Tagung
L.S. Geisler, Gladbeck: Der Asthmakranke – ein schwieriger Patient?
H. Fabel, Hannover: Klippen und Fehler in der Langzeitbetreuung
R. Wettengel, Bad Lippspringe: Selbstkontrolle und Selbstmedikation – Möglichkeiten und Grenzen
R. Richter, Hamburg: Psychosomatische Aspekte
H. Worth, Düsseldorf: Asthmatikerschulung
Th. Hausen, Essen: Betreuung des Asthmakranken in der Praxis
W. Zenker, Kleve; L.S. Geisler, Gladbeck: Gespräch mit einem Asthmakranken
Industrieausstellung: 20 Aussteller;7 Inserenten; 8 Sponsoren

30. November/1. Dezember 1990
155. Tagung der RWGIM im Hörsaalgebäude der Medizinischen Universitätskliniken in Düsseldorf
Tagungsleitung: L.S. Geisler, Gladbeck
1. Tag: 81 freie Kurzvorträge
2. Tag
Hauptthema:
Der alte Mensch als Patient
Referate:
L.S. Geisler: Eröffnung der Tagung
M Eichelbaum, Stuttgart: Besonderheiten der Pharmakotherapie beim alten Menschen
W.T. Ulmer, Bochum: Therapie obstruktiver Lungenerkrankungen im Alter
M. Berger, Düsseldorf: Diabetestherapie im Alter
B. May, Bochum: Gastroenterologische Probleme bei älteren Menschen
K. Hayduck, Düsseldorf: Hochdrucktherapie im Alter
H. Sauer, München: Zytostatikatherapie beim alten Menschen
W. Pöldinger, Basel: Psychopharmakatherapie beim älteren Patienten
Industrieausstellung: 19 Aussteller; 7 Inserenten; 4 Sponsoren.

10./11. Mai 1991
156. Tagung der RWGIM im Universitätsklinikum Bergmannsheil in Bochum.
Tagungsleitung B. May, Bochum
1. Tag: 72 freie Kurzvorträge; Posterlunch: 20 Posterbeiträge.
2. Tag:
Hauptthema:
Funktionelle Krankheitsbilder in der Gastroenterologie
Referate:
B. May, Bochum: Eröffnung der Tagung

R. Gugler, Karlsruhe: Epidemiologie der gastrointestinalen Funktionsstörungen
P. Janssen, Dortmund: Zur Psychogenese funktioneller Magen-Darm-Störungen
G. Strohmeyer, Düsseldorf: Rationelle Diagnostik: Was ist sinnvoll, was ist überflüssig?
J. Erckenbrecht, Düsseldorf: Funktionsstörungen der Speiseröhre – Non-cardiac-chest-pain
K.J. Hengels, Düsseldorf: Dyspepsie – ein alter Begriff in neuem Gewand
N. van Husen, Münster: Gallenwegsdyskinesien
W. Kruis, Köln: Reizdarm-Syndrom – chronische Obstipation
B. May, Bochum: Zusammenfassung und Schlußwort
Industrieausstellung: 34 Aussteller; 12 Inserenten; 11 Sponsoren.

6./7. Dezember 1991
157. Tagung der RWGIM im Hörsaalgebäude der Medizinischen Universitätskliniken in Düsseldorf
Tagungsleitung B. May, Bochum
1. Tag: 72 freie Kurzvorträge; Posterlunch: 20 Beiträge
Workshop „Klinische und therapeutische Aspekte der Alkohol- und Opiatabhängigkeit" (Vorsitz: B.May, Bochum; M.Gastpar, Essen).
Teilnehmer: E. Seifert, Koblenz; V. Kühlkamp,I. Thau, U. Schwegler, Bochum; H.U. Steinau, Bochum; J. Böning, Würzburg, M. Gastpar, Essen.
2. Tag:
Hauptthema:
Infektionskrankheiten
Referate:
B.May, Bochum: Eröffnung der Tagung – Verleihung des klinischen Förderpreises der RWGIM –
R. Steffen, Zürich (Schweiz): Epidemiologie, Prävention und Selbsttherapie *von* Reisekrankheiten
H.-D. Kuntz, Bochum: Differentialdiagnose, Klinik und Therapie von Enterokolitiden in Mitteleuropa
R. Müller, Hannover: Aktuelle Aspekte und Entwicklungen bei viralen Hepatitiden
M. Schrappe, Köln: HIV-Infektion: Antiretrovirale Therapie und infektiologische Komplikationen
H. Magnussen, Großhansdorf: Tuberkulose – Epidemiologie, Klinik und Therapie
J.P. Malin, Bochum: Borreliose, Frühsommer-Meningoencephalitis
W. Opferkuch, Bochum: Neuere Aspekte der Therapie mit Antibiotika
B.May, Bochum: Zusammenfassung und Schlußwort
Industrieausstellung: 20 Aussteller; 7 Inserenten; 8 Sponsoren.

8./9. Mai 1992
158. Tagung der RWGIM im Hörsaalgebäude der MNR-Klinik der Heinrich-Heine-Universität Düsseldorf
Tagungsleitung: W. Schneider, Düsseldorf
1. Tag: 54 Kurzvorträge; Posterlunch: 17 Beiträge
Seminarveranstaltungen zu folgenden Themen: Zytologische Knochenmarksdiagnostik (Schneider und Mitarb.), Neue diagnostiosche und therapeutische Verfahren in der Kardiologie (Strauer und Mitarb.), Operative Endoskopie und Endosonographie bei Ösophaguserkrankungen (Strohmeyer und Mitarb.), Systemerkrankungen und Niere (Grabensee und Mitarb.), Neue diagnostische und interventionelle Verfahren in der Radiologie (Mödder und Mitarb.), Computergestützte Literatursuche (Gattermann und Mitarb.), Schwesternseminar: Besonderheiten der Pflege in Hämatologie und Onkologie (Heyll und Mitarb.).- Alle Referenten sind am Universitätsklinikum Düsseldorf tätig.
2. Tag:
Hauptthema
Zytokine in der Inneren Medizin
Referate:
W. Schneider, Düsseldorf: Eröffnung der Tagung

H. Heimpel, Ulm: Grundlagen des Einsatzes von Zytokinen (Interferone, Interleukine, Wachstumsfaktoren) in Diagnostik und Therapie
M. Freund, Hannover: Neue therapeutische Ansätze mit Zytokinen in Hämatologie und Onkologie
A. Heyll, Düsseldorf: Einsatz von Wachstumsfaktoren (G-GSF, GM-GSF) nach Knochenmarkstransplantationen
M. Dietrich, Hamburg: Stellenwert der Akut-Phasen-Zytokine bei Infektionskrankheiten
M. Zeitz, Berlin: Bedeutung der Zytokine bei chronisch-entzündlichen Erkrankungen der Darmschleimhaut
K.M. Koch, Hannover: Indikationen zur Behandlung mit Erythropoietin bei chronischer Niereninsuffizienz
W. Seeger, Giessen: Diagnostische und therapeutische Aspekte von Zytokinen in der Intensivmedizin

Industrieausstellung: 25 Aussteller; 14 Inserenten.

4./5. Dezember 1992
159. Tagung der RWGIM im Hörsaalgebäude der MNR-Klinik der Heinrich-Heine-Universität Düsseldorf
Tagungsleitung: W. Schneider, Düsseldorf
1. Tag: 98 freie Kurzvorträge; Posterlunch: 18 Beiträge
Seminar I: „Intensivmedizinische Therapie in onkologischen Notfallsituationen"
(Leitung: B. Grabensee, Düsseldorf; K.-D. Grosser, Krefeld; M. Winkelmann, Bretten/Baden)
Seminar II: „Schmerztherapie und Lebensqualität bei Tumorpatienten" (Leitung: W. Tress, C. Aul, Düsseldorf)
2. Tag:
Hauptthema:
Aspekte internistischer Onkologie
Referate:
W.Schneider, Düsseldorf: Eröffnung der Tagung– Verleihung des Klinischen Förderpreises –
K.Havemann, Marburg: Aktuelle Therapie des kleinzelligen Bronchialkarzinoms
S. Seeber, Essen: Nicht-kleinzelliges Bronchialkarzinom: wann und wie behandeln
G. Strohmeyer, Düsseldorf: Neue Therapieansätze beim kolorektalen Karzinom
W.F. Jungl, St. Gallen: Praktisches Vorgehen bei unbekanntem Primärtumor (CUP-Syndrom)
R. Ackermann, Düsseldorf: Zur Therapie des Prostata-Karzinoms: Neue Ansätze – Neue Kontroversen
K. Possinger, München: Metastasiertes Mammakarzinom: Liegt der Fortschritt In der Zurückhaltung?
G. Brittinger, Essen: Behandlung hochmaligner Non-Hodgkin-Lymphome
A. Wehmeier, Düsseldorf: Neue Ansätze zur supportiven Therapie Niedrig maligner Non-Hodgkin-Lymphome

Abendveranstaltung: *Orgelkonzert mit der Capella Cantica (Leitung: Wolfgang Seifen) im Altenberger Dom im Bergischen Land. – Gemeinsames Abendessen*
Industrieausstellung: 22 Aussteller; 7 Inserenten.

14./15. Mai 1993
160. Tagung der RWGIM im Maritim-Hotel Bonn.
Tagungsleitung B. Lüderitz, Bonn
1. Tag: 48 freie Kurzvorträge; Poster-Sessions: 45 Beiträge. - Rundtischgespräch I „ACE-Hemmer" (Leitung: H. Vetter; Teilnehmer: R. Düsing, B. Grabensee, E. Noack). – Rundtischgespräch II „Fettstoffwechselstörungen"
(Leitung: W. Krone; Teilnehmer: P. Hanrath, D. Müller-Wieland, T. Philipp, K. Wirth).
Berufspolitische Diskussion „5 Monate Gesundheitsstrukturgesetz"
Teilnehmer: H. Weinholz (BDI), M. Broglie (BDI), L. Beyerle (BDI)

2. Tag:
Hauptthema:
Herzrhythmusstörungen
Referate:
B. Lüderitz, Bonn: Einführung zum Thema
P. Hanrath, Aachen: Klinik und Diagnostik
H. Gülker, Wuppertal: Medikamentöse Therapie supraventrikulärer Tachykardien
M. Borggrefe, Münster: Medikamentöse Therapie ventrikulärer Tachyarrhythmien: Notfalltherapie
M. Wehr, Bochum: Medikamentöse Therapie ventrikulärer Tachyarrhythmien: Langzeittherapie
M. Manz, Bonn: Nicht-pharmakologische Therapie tachykarder Rhythmus-Störungen
G. Sabin, Essen: Schrittmachertherapie bradykarder Rhythmusstörungen
G. Breithardt, Münster: Zukünftige Entwicklungen
B. Lüderitz, Bonn: Schlußwort
Industrieausstellung und Sponsoren: 16 Beteiligungen; 6 Inserenten.

3./4. Dezember 1993
161. Tagung der RWGIM im Hörsaalgebäude der MNR-Klinik der Universität Düsseldorf.
Tagungsleitung B. Lüderitz, Bonn
1. Tag: 45 freie Kurzvorträge; Postersession I und II: 15 Beiträge.
Rundtischgespräch I „Echokardiographie" (Vorsitz. R. Erbel, Essen; Teilnehmer: W. Fehske, Bonn; G. Görge, Essen; P. Hanrath, Aachen; P. Schweizer,Bergisch-Gladbach)
Rundtischgespräch II „ Kardiomyopathien" (Vorsitz: E. Erdmann, Köln; Teilnehmer: D. Beuckelmann, Köln; H.W. Höpp, Köln; H. Kuhn, Bielefeld; M. Manz, Bonn)
Berufspolitisches Seminar „Aktuelle Aspekte zum Gesundheitsstrukturgesetz – Fortbildungskonzepte des BDI" (Teilnehmer: W. Wildmeister (BDI), R. Schäfer (ÄK Nordrhein))
2. Tag:
Hauptthema:
Arzneimitteltherapie: Kardiologie – Pneumologie – Hypertonie
Referate:
B. Lüderitz, Bonn: Einführung zum Thema
D. Larbig, Mönchengladbach: Herzinsuffizienz
G. Blümchen, Leichlingen: Koronare Herzkrankheit
N. Konietzko, Essen: Obstruktive Atemwegserkrankungen
S. Ewig, Bonn: Bronchitis und Pneumonie
K.-H. Rahn, Münster: Essentielle Hypertonie
B.E. Strauer, Düsseldorf: Hochdruckkrise
B. Lüderitz, Bonn: Schlußwort
Industrieausstellung und Sponsoren: 13 Beteiligungen; 4 Inserenten

2. – 4. Juni 1994
162. Tagung der RWGIM im Seidenweberhaus in Krefeld
Tagungsleitung K.-D. Grosser, Krefeld
1. – 3. Tag: a) Grundkurs der Doppler- und Duplexsonographie
(Leitung: E. van den Berg, Krefeld)
b) Grundkurs der ein- und zweidimensionalen Echokardiographie nach den Richtlinien der KBV (Leitung: R. Ott, Krefeld)
2. Tag: Seminar für internistische Weiterbildung für Ärzte im vorletzten und letzten Jahr der Weiterbildung (Vorsitz: D. Mitrenga, Köln; H.E. Reis, Mönchengladbach)
c) Workshop I „Monitoring bei internistischen Intensivpatienten" (Leitung: K.D. Knoch, Krefeld)
d) Workshop II „Indikation und Durchführung der Respiratorbehandlung bei internistischen Intensivpatienten" (Leitung: M. Streuter, Essen)
3. Tag:
Hauptthema:
Aktuelle Probleme der internistischen Intensivmedizin

Referate:

K.D. Grosser, Krefeld: Einführung zum Thema

J.F. Riemann, Ludwigshafen: Internistische Behandlung der oberen gastrolntestinalen Blutung

B. Lüderitz, Bonn: Indikation zum implantierbaren Cardioverter-Defibrillator (ICD): Stufendiagnostik unter besonderen Berücksichtigung der klinischen Aspekte

B. Grabensee, Düsseldorf: Auswahl und therapeutische Aspekte potentieller Organspender auf der Intensivstation

J. Kienast, Münster: Behandlungsmaßnahmen der hämodynamisch wirksamen Lungenembolie unter besonderer Berücksichtigung des Schweregrades IV

D. Kühne, Essen: Thrombolytische Therapie bei cerebrovaskulären Akuterkrankungen

P. Hanrath, Aachen: Basisbehandlung bei akutem Herzinfarkt.

K.D. Grosser, Krefeld: Schlußwort

2./3. Dezember 1994

163. Tagung der RWGIM im Hörsaalgebäude der MNR-Klinik der Universität Düsseldorf.
Tagungsleitung K.D. Grosser, Krefeld
1. Tag: 80 freie Kurzvorträge. – Workshop I „24-Stunden-Blutdruckmessung, 24-Stunden-EKG" (Leitung: G. Bönner, Köln). – Workshop II „Gerinnungsparameter in der Intensivmedizin" (Leitung: J. Kienast, H. Ostermann, Münster).

Hauptthema:

Hypertonie – Rationelle Diagnostik und therapeutische Konzepte

Referate:

Vorsitz: A. Sturm, Herne

R.E. Kolloch, Bielefeld: Neue Erkenntnisse zur Pathogenese der Hypertonie – Der Einfluß kochsalzreicher Ernährung

H. Vetter, Bonn: Primäre und sekundäre Hypertonieformen – notwendige und wünschenswerte Diagnostik

P. Sawicki, Düsseldorf: Hochdruckbehandlung bei Diabetikern – metabolisches Syndrom und antihypertensive Differentialtherapie

T. Philipp, Essen: Hochdruckbehandlung bei jüngeren Patienten – Wann, womit und wie lange soll man behandeln

K.H. Rahn, Münster: Hochdruckbehandlung bei älteren Patienten – Vor- und Nachteile der verschiedenen Antihypertensiva

H.G. Sieberth, Aachen: Hochdruckbehandlung bei renaler Dysfunktion – Neue Aspekte der Nephroprotektion

2. Tag:

Hauptthema:

Aktueller Stand von Pathophysiologie, Diagnostik und Therapie des akuten Herzinfarktes

Referate:

K.D. Grosser, Krefeld: Eröffnung, Verleihung des klinischen Förderpreises

W. Scharper, Bad Nauheim: Pathophysiologie des akuten Herzinfarktes

U. Gleichmann, Bad Oeynhausen: Primäre und sekundäre Prävention

H. Löllgen, Remscheid: Diagnostische Untersuchungen und hämodynamisches Monitoring beim akuten Herzinfarkt

H. Kuhn, Bielefeld: Seltene Komplikationen bei akutem Herzinfarkt

B. Lüderitz, Bonn: Diagnostisches und therapeutisches Vorgehen bei Herzrhythmusstörungen in der akuten Infarktphase

R. Erbel, Essen: Akute thrombolytische Therapie bei akutem Myokardinfarkt

B.E. Strauer, Düsseldorf: Stellenwert akuter interventioneller Verfahren in der Akutphase des Herzinfarktes

G. Erdmann, Köln: Medikamentöses Management in der Frühphase des akuten Herzinfarktes

M. Schlepper, Bad Nauheim: Medikamentöses Management in der Spätphase des Herzinfarktes

H. Gülker, Wuppertal: Diagnostische Maßnahmen in der postinfarziellen Phase und ihre therapeutischen Konsequenzen
N. Borggrefe, Münster: Risikostratifikation der Arrhythmien in der postinfarziellen Phase und ihre therapeutischen Konsequenzen
R. Schröder, Berlin: Resümee und Zukunftsperspektiven
Industrieausstellung und Sponsoren: 5 Beteiligungen; 3 Inserenten.

9./10. Juni 1995
164. Tagung der RWGIM im Klinikum der RWTH in Aachen
Tagungsleitung S. Matern, Aachen
1. Tag: 72 freie Kurzvorträge; Poster-Lunch: 14 Beiträge.
- Seminar für internistische Weiterbildung (Vorsitz: D. Mitrenga, Köln; H.E. Reis, Mönchengladbach; H. Menge, Remscheid; J. Kindler, Würselen)
- Diätetik-Dialog für Ärzte und Diätassistenten/innen (Vorsitz: H.C. Rieband, Aachen; J. Schoenemann, Köln; H. Kasper, Würzburg; N. Maurin, Aachen)
2.Tag:
Hauptthema:
Der chronisch Kranke in der Gastroenterologie/Hepatologie -- Aktueller Stand in Diagnostik und Therapie –
Referate:
S. Matern, Aachen: Einführung zum Thema
W. Domschke, Münster: Ulcuskrankheit – Stand der Diagnostik und Therapie 1995
B. May, Bochum: Therapie der Cholelithiasis aus der Sicht des Internisten
W.-H. Schmiegel, Bochum: Diagnostik und Therapie der chronischen Pankreatitis
H. Goebell, Essen: Therapie des Morbus Crohn und der Colitis ulcerosa
H.-U. Marschall, Aachen: Therapie der primär biliären Zirrhose und primär sklerosierenden Cholangitis
D. Häussinger, Düsseldorf: Diagnostik und Therapie der chronischenVirushepatitis B und C
Industrieausstellung und Sponsoren: 25 Beteiligungen; 4 Inserenten.

1./2. Dezember 1995
165. Tagung der RWGIM im Hörsaalgebäude der MNR-Klinik der Universität Düsseldorf.
Tagungsleitung S. Matern, Aachen
1. Tag : 53 freie Kurzvorträge; Poster-Lunch: 22 Beiträge.
- Intensivmedizinisches Seminar: Aktueller Stand der Pathogenese, Diagnostik und Therapie von Komazuständen und endokrinen Krisen in der Intensiv-Medizin. – Vorsitz: K.D. Grosser,Krefeld; K.-H. Rahn, Münster, B. May Bochum, A. Sturm, Herne.
Referate:
J. Köbberling, Wuppertal: Pathogenese und Therapie des Diabetischen Koma. – *A.A.R. Starke, Düsseldorf:* Hypoglykämien: Ursache, Diagnostik und Therapie. – *K. Mann, Essen:* Diagnostik Und Therapie endokriner Komazustände. – *W. Zidek, Münster:* Entgleisungen im Elektrolyt- und Wasserhaushalt. – *N. Busch, Aachen:* Leberkoma: Ursache, Diagnostik und Therapie. – *W.F. Haupt, Köln:* Koma bei cerebralen Affektionen. – *B. Grabensee, Düsseldorf:* Koma bei exogenen Intoxikationen.
2. Tag:
Hauptthema:
Aktuelles in der gastroenterologischen Onkologie: Was ist gesichert in der Therapie gastrointestinaler Malignome?
Referate:
S. Matern, Aachen: Einführung zum Thema
Ösophaguskarzinom
V. Schumpelick, J. Faß, Aachen: Chirurgische Therapie
J. Ammon, Aachen: Bestrahlungstherapie: extern/intern (Afterloading)
H.U. Marschall, Aachen: Palliative Therapie: Laser – Tubus – Stent – Chemotherapie

Magenkarzinom – Magenlymphom

H.-D. Röher, P. Verreet, Düsseldorf: Chirurgische Therapie des Magenkarzinoms und Magenlymphoms

W. Dippold, Mainz: Neue Erkenntnisse zur Pathogenese und Chemotherapie des Magenkarzinoms

W. Fischbach, Aschaffenburg: Aktueller Stand der Chemotherapie der Magenlymphome einschl. MALT-Lymphome

Kolorektales Karzinom

F.-W. Eigler, Essen: Chirurgische Therapie

R. Porschen, Tübingen: Adjuvante Chemotherapie – Immuntherapie

K. Lehmann, Köln: Schmerztherapie bei gastrointestinalen Tumoren

Industrieausstellung und Sponsoren: 15 Beteiligungen; 1 Inserent.

31. Mai/1. Juni 1996

166. Tagung der RWGIM im Harenberg City-Center in Dortmund
Tagungsleitung T.U. Hausamen, Dortmund
1. Tag: 3. Seminar für internistische Weiterbildung (Vorsitz: H. Heuer, Dortmund; T. Scholten, Hagen; K. Schnelle, Dortmund; H. Eimermacher, Hagen). – Kardiologisches Fortbildungseminar (Leitung: B. Lösse, Dortmund). – Gastroenterologisches Fortbildungsseminar (Leitung: L. Greiner, Wuppertal)
2. Tag:
Hauptthema:

Extraintestinale Manifestationen gastroenterologischer Erkrankungen – Gastroenterologische Manifestationen extraintestinaler Erkrankungen

Referate:

T.U. Hausamen,Dortmund: Begrüßung und Einführung

Berufspolitisches Referat des Präsidenten der ÄKWL Dr. I. Flenker/Dortmund

B. May, Bochum: Leberschäden durch Arzneimittel – Arzneimitteltherapie bei geschädigter Leber

D. Häussinger, Düsseldorf: Hepatitisvirus-Infektionen

T. Andus, Regensburg: Chronisch-entzündliche Darmerkrankungen

H. Tesch, V. Diehl, Köln: Haematologische Systemerkrankungen

T. Sauerbruch, Bonn: HIV-Infektion

M. Wegener, Bochum: Kollagenosen und Diabetes mellitus

B. Tacke, Dortmund: Der Magen-Darm-Trakt aus psychodynamischer Sicht

Industrieausstellung und Sponsoren: 31 Beteiligungen; 2 Inserenten

6./7. Dezember 1996

167. Tagung der RWGIM im Hörsaalgebäude der MNR-Klinik der Universität Düsseldorf.
Tagungsleitung T.U. Hausamen, Dortmund
1. Tag: 54 freie Kurzvorträge; Poster-Lunch: 26 Beiträge. - -- Intensivmedizinisches Seminar (Leitung: B.Grabensee, Düsseldorf) -- Diabetologisches Seminar (Leitung: E. Chantelau, Düsseldorf, F. Demtröder, Dortmund)
2. Tag:
Hauptthema:

Aktuelle Endokrinologie

Referate: Diabetes mellitus

U. Hausamen, Dortmund: Begrüßung und Einführung in das Thema

Th. Philipp, Essen: Das metabolische Syndrom als Streßreaktion

A. Pfeiffer, Bochum: Diabetes mellitus Typ I - bewährte Strategien - Neue Konzepte

M. Berger, Düsseldorf: Strukturierte Therapieprogramme bei Diabetes Mellitus: Kosten-Nutzen-Analyse

Schilddrüsenerkrankungen

K. Hackenberg, Herne: Stufendiagnostik bei Schilddrüsenknoten

J. Hermann, Bielefeld: Therapie der Hyperthyreose

J. Köbberling, Wuppertal: Klinische Relevanz sog. latenter Schilddrüsen-Funktionsstörungen

Osteoporose

H. Schatz, Bochum: State of the Art: Risikoprofil, Diagnostik und Differentialdiagnose, Differentialtherapie

Industrieausstellung und Sponsoren: 27 Beteiligungen.

<u>*23./24. Mai 1997*</u>

168. Tagung der RWGIM im Lehrgebäude der Medizinischen Fakultät der Westfälischen Wilhelms-Universität Münster. – Tagungsleitung K.H. Rahn, Münster

1. Tag: Poster-Lunch: 65 Beiträge.

- Seminar für internistische Weiterbildung (Vorsitz: W.M. Glöckner, Gütersloh; Dr.med. Lohmann, Coesfeld; U. Gerlach, Münster; Dr.med. Spengler, Bonn; S. Matern, Aachen; H. Losse, Münster)
- Nephrologisches Fortbildungsseminar (Vorsitz: C. Spieker, Münster)
- Kardiologisches Fortbildungsseminar (Vorsitz: M. Borggrefe, T. Wichter, Münster)

2. Tag:

Hauptthema:

Renale Manifestationen von Kollagenosen und Vaskulitiden

Referate:

K.H. Rahn, Münster: Begrüßung und Einführung

Berufspolitisches Referat des Präsidenten der ÄKWL Dr. I. Flenker

L. Gross, Lübeck: Klassifikation und Diagnostik chronisch entzündlicher Systemerkrankungen

S. Heidenreich, Münster: Sklerodermie

M. Meyer, Bochum: Lupus erythematodes

B. Grabensee, Düsseldorf: Wegenersche Granulomatose

K.H. Rahn: Zusammenfassung und Schlußwort

Industrieausstellung: 17 Aussteller.

<u>*28./29. November 1997*</u>

169. Tagung der RWGIM im Hörsaalgebäude der MNR-Klinik der Universität Düsseldorf. Tagungsleitung K.H. Rahn, Münster

1. Tag: 43 freie Kurzvorträge; Poster-Lunch: 40 Beiträge.

Seminar: Langzeitregistrierung physiologischer und pathophysiologischer Messgrößen (Vorsitz: K.H. Rahn,C. Spieker, Münster)

2. Tag:

Hauptthema:

Sekundäre Hochdruckformen

Referate:

K.H. Rahn, Münster: Begrüßung und Einführung

Th. Philipp, Essen: Renovaskuläre Hypertonie

E. Erdmann, Köln: Aortenisthmusstenose

B. Grabensee, Düsseldorf: Reno-parenchymatöse Hypertonie

M. Barenbrock, Münster: Primärer Aldosteronismus

B. Weißer, Bonn: Phäochromozytom

A. Pfeiffer, Bochum: Cushing-Syndrom

K.H. Rahn, Münster: Zusammenfassung

Industrieausstellung und Sponsoren: 17 Beteiligungen

<u>*14. – 16. Mai 1998*</u>

170. Tagung der RWGIM in Zusammenarbeit mit dem BDI im Hörsaalgebäude der MNR-Klinik der Universität Düsseldorf. – Tagungsleitung B. Grabensee, Düsseldorf

1. Tag: Bronchoskopie-Kurs, Aufbaukurs Farbkodierte Duplexsonographie, Doppler- Echokardiographie-Kurs, Gastroskopie-Kurs, Extrakorporale Verfahren.

2. Tag: 33 freie Vorträge. – Poster-Lunch: 41 Beiträge.

Seminar Innere Medizin Vorsitzende: B.E. Strauer, Düsseldorf; B. May, Bochum; H. Schatz, Bochum.

Coloskopie-Kurs, Doppler-Echokardiographie, Gastroskopie-Kurs, Farbkodierte Duplexsonogra-

phie, Extrakorporale Verfahren, Hämatologie-Kurs, Sonographie-Refresher-Seminar.
Festvortrag: A. Labisch, Düsseldorf: Wissenschaftlicher Fortschritt, technische Entwicklung und ärztliches Handeln. – Gedanken zu einem Grundproblem der Medizin.
3. Tag: Coloskopie-Kurs, Doppler-Echokardiographie-Kurs, Endosonographie-Seminar des oberen Gastrointestinaltraktes.
Hauptthema:

Langzeittherapie internistischer Erkrankungen

Referate:

B. Grabensee, Düsseldorf: Einführung
D. Häussinger, Düsseldorf: Chronische Hepatitiden
C. Aul, Düsseldorf: Maligne Lymphome
Th. Philipp, Essen: Arterielle Hypertonie
P. Heering, Düsseldorf: Chronische Glomerulonephritiden
R.M. Klein,, B.E. Strauer, Düsseldorf: Myokarditis, Kardiomyopathie
M. Berger, Düsseldorf: Diabetes mellitus Typ I
M. Schneider, Düsseldorf: Systemische Vaskulitiden
W. Scherbaum, Düsseldorf: Schilddrüsenerkrankungen

Industrieausstellung und Sponsoren: 31 Beteiligungen

27./28. November 1998
171. Tagung der RWGIM in Zusammenarbeit mit dem BDI im Hörsaalgebäude der MNR-Klinik der Universität Düsseldorf. – Tagungsleitung B. Grabensee, Düsseldorf
1. Tag: 27 freie Kurzvorträge; Poster-Lunch: 55 Beiträge. - Bronchoskopie-Kurs, Coloskopie-Kurs, Grundlagen der Echokardiographie, 24 Stunden Blutdruckmessung, Hämatologie-Kurs, Sonographie-Refresher-Kurs. Seminar Innere Medizin (Vorsitzende: G.V. Sabin, Essen; T.U.Hausamen, Dortmund; H. Schatz, Bochum)
Festvortrag: D. Riesner,Düsseldorf: Creutzfeldt-Jakob-Krankheit – genetisch, infektiös oder sporadisch?
2. Tag:
Hauptthema:

Organtransplantation und Notfälle in der Inneren Medizin

Referate:

M. Weber, Köln: Aktuelle Immunsuppression
C.E. Broelsch, Essen: Lebertransplantation – Ergebnisse in Abhängigkeit von der Grunderkrankung
W. Sandmann, M. Hollenbeck, Düsseldorf: Nierentransplantation mit Lebendspendern
J. Plum, Düsseldorf: Bedrohliche Hypo/Hypernatriämie
M. Siebler, Düsseldorf: Die akute cerebrale Durchblutungsstörung
K. Kraft, Bonn: Hypertensive Krise
G. Schultze-Werninghaus, Bochum: Akute Pneumonien – aktuelle Diagnostik und Therapie
E. Vester, Düsseldorf: Absolute Arrhythmie bei Vorhofflimmern, therapeutische Möglichkeiten und Notwendigkeiten

Aussteller und Sponsoren: 35 Beteiligungen; 6 Inserenten.

7./8. Mai 1999
172. Tagung der RWGIM in Zusammenarbeit mit dem BDI in der Gesellschaft „Erholung" in Mönchengladbach. – Tagungsleitung H.E. Reis, Mönchengladbach
1. Tag: 37 freie Kurzvorträge; Poster-Lunch: 36 Beiträge. – Seminar Innere Medizin (Vorsitzende:T.U. Hausamen, Dortmund; S. Matern, Aachen; B. May, Bochum; T. Königshausen, Düsseldorf). Bronchoskopie-Kurs, Endosonographie-Kurs, Hämatologie-Kurs, Kurs der Echokardiographie und Farbdopplerechokardiographie, Kurs der Streßechokardiographie.
2. Tag:
Hauptthema:

Integration Klinik und Praxis

Referate:

H.E. Reis, Mönchengladbach: Einführung
W. Jacobs, Düsseldorf: Integration aus der Sicht der Kostenträger
R. Schäfer, Düsseldorf: Integration der medizinischen Versorgung aus ärztlicher Sicht
K. Bornikoel, R. Erbel, Mönchengladbach und Essen: Die Versorgung am Beispiel der koronaren Herzkrankheit
T. Sauerbruch, A. Theilmeier, Bonn und Mönchengladbach: Erkrankungen der Gallenwege
Festvortrag: A. Schockenhoff, Freiburg: „Brauchen wir eine neue Ethik? Sinn und Grenzen ärztlicher Verantwortung heute"
G. Hornung, S. Seeber, Essen: Das Mammakarzinom
A. Scherbaum, L. Tharandt, Düsseldorf: Osteoporose, Hyperparathyreoidismus
U. Saueressig, N. Weber, Wuppertal und Köln: Chronische Niereninsuffizienz
Aussteller und Sponsoren: 24 Beteiligungen

28. – 30. Oktober 1999
173. Tagung der RWGIM gemeinsam mit der Vereinigung Niederrheinisch-Westfälischer Chirurgen im CCD-Congress-Center Ost NOWEA, Messegelände Düsseldorf. – Tagungsleitung H.E. Reis, Mönchengladbach und B. Ulrich, Düsseldorf
Grußworte: W. Clement (Ministerpräsident NRW), J. Erwin (OB Düsseldorf), R.D. Schäfer (ÄK Nordrhein), K.H. Rahn (DGIM), A. Encke (DGC).
1. Tag: 38 Kasuistiken und Videopräsentationen.
Hauptthema:
Kolorektales Karzinom
Referate:
Th. Junginger, Mainz: Heutiger Stand der Chirurgie des Rektum-Karzinoms
G. Sinicz, Bregenz: Staging beim frühen Rektumkarzinom – die dorso- posteriore extraperitoneale Pelviskopie (DEP)
M. Stuschke, Berlin: Bedeutung der Strahlentherapie des Rektum-Karzinoms und Behandlungskonzepte
R. Porschen, Tübingen: Derzeitiger Stand der adjuvanten und palliativen Behandlung des kolorektalen Karzinoms
G. Lux, Solingen: Lokalrezidiv, was ist zu tun – Internistische Sicht
V. Schumpelick, Aachen: Lokalrezidiv, was ist zu tun – Chirurgische Sicht
P. Enck, Tübingen: Funktionsstörungen nach Rektumresektion, Internistische Sicht
S. Langer, Mönchengladbach: Funktionsstörungen nach Rektumresektion, Chirurgische Sicht
Ch. Broelsch, Essen: Lebermetastasen, Chirurgische Sicht
T. Vogel, Frankfurt: Lebermetastasen, perkutane, minimal-invasive Therapieverfahren
2. Tag: 48 freie Kurzvorträge; Poster-Lunch: Innere Medizin 36 Beiträge, Chirurgie 52 Beiträge.
Hauptthemen:
Pankreas-Karzinom
Referate:
C. Niederau, Oberhausen: Diagnostik und Staging
U. Mödder, Düsseldorf: Möglichkeiten des MRT in der Pankreasdiagnostik
M. Büchler, Bern: Operationsverfahren und Ergebnisse
J. Wils, Roermond: Palliation (internistisch)
M Siedeck, Köln: Palliation (chirurgisch)
H. Sack, Essen: Palliation (radio-therapeutisch)
L. Greiner, Wuppertal: Cystische Pankreastumoren – Differentialdiagnose
N. Senninger, Münster: Cystische Pankreastumoren – chirurgische Therapie

Oesophagus-Karzinom
Referate:
M. Pauw, Mönchengladbach: Diagnostik und Staging
H.D. Röher, Düsseldorf: Operationsverfahren und Ergebnisse

A. Wilke, Essen: Multimodale Therapiekonzepte aus der Sicht des Internisten
A. Hölscher, Köln: Multimodale Therapiekonzepte aus der Sicht des Chirurgen
L. Gossner, Wiesbaden: Lokale und palliative Therapie, internistisch
D. Löhlein, Dortmund: Palliative Therapie, chirurgisch

Gallensteine
Referate:
B. May, Bochum: Die „akute Galle" internistisch
V. Zumtobel, Bochum: Die „akute Galle" chirurgisch
C. Gartung, Aachen: Asymptomatischer und symptomatischer Gallenstein-Natürlicher Verlauf und notwendige Voruntersuchungen
H. Troidl, Köln: Asymptomatischer Gallenstein, was ist zu tun? Chirurgische Sicht
T. Sauerbruch, Bonn: Nicht-operative Behandlungsverfahren bei Gallensteinen
A. Hirner, D. Decker, Bonn: Operative Behandlungsverfahren
B. Schumacher, Düsseldorf: Gallengangsverletzungen nach laparoskopischer Cholecystektomie, internistische Möglichkeiten
U. Kania, Mönchengladbach: Gallengangsverletzungen nach laparoskopischer Cholecystektomie, chirurgische Möglichkeiten
G. Hohlbach, Herne: Kommentar: Forensische Aspekte
3. Tag: Krankenpflegeforum „Enterale und parenterale Ernährung" „Zertifizierung von Krankenhäusern" Assistentenforum: „Assistenzärzte zwischen Anspruch und Realität", „Weiterbildung und Perspektiven"
Workshop „Endoskopie" (Tutoren: M.U. Schneider, Duisburg; K.Rupp, Herne; C. Pauw, Mönchengladbach)
Hauptthema:
Verzahnung ambulanter und stationärer Behandlung
Referate:
F. Kleinschmidt, Warstein, E. Hierholzer, Köln: - aus der Sicht des niedergelassenen Chirurgen
U. Stürtzbecher-Gericke, Mönchengladbach: - aus der Sicht des niedergelassenen Internisten
K. Hupe, Marl: - aus der Sicht eines Krankenhaus-Chirurgen
R. Henke, Aachen: - aus der Sicht eines Krankenhaus-Internisten
W. Jacobs, Düsseldorf: - aus der Sicht der Krankenkassen
Alle rein chirurgischen Veranstaltungen und Sitzungen wurden hier nicht aufgeführt!
Industrie-Ausstellung: 52 Aussteller; 14 Sponsoren; 3 Inserenten.

12./13.Mai 2000
174. Tagung der RWGIM im Universitätsclub Bonn.
1. Gastroenterologisches Fortbildungsseminar mit Videodemonstrationen:
a) Ösophagus – *Moderation: Ch. Scheurlen (Bonn)*
Neubrandt (Bonn): Chromoendoskopie
Neuhaus (Düsseldorf): Endoskopische Mucosaresektion
Neubrandt (Bonn): Ösophagusvarizen: Diagnostik und Therapie
b) Prämaligne und maligne Veränderungen im unteren Gastrointestinaltrakt – *Moderation: Neubrandt (Bonn)*
Scheurlen (Bonn): Chromoendoskopie im unteren Intenstinaltrakt
Neuhaus (Düsseldorf): Abtragung flacher Polypen/Adenome
c) Palliative Stenttherapie bei Malignomen des oberen Intestinaltraktes – *Moderation: Neuhaus (Düsseldorf)*
Schumacher (Düsseldorf): Ösophagus Stents
Neubrandt (Bonn): Gastrale und duodenale Stents
d) Basis-ERCP und EPT – *Moderation: Neuhaus (Düsseldorf)*
Schumacher (Düsseldorf): Techniken
Scheurlen (Bonn): Gastrale und duodenale Stents

e) Diagnostik und Therapie biliärer Malignome – *Moderation: Scheurlen (Bonn)*
Neuhaus (Düsseldorf): a) Cholangioskopie, endoskopische, b) Drainage biliärer Stenosen
Dumoulin (Bonn): Photodynamische Therapie der Gallenwege

2. Eingeladene Übersichtsreferate zu aktuellen Forschungsschwerpunkten Nordrhein-Westfälischer Universitätskliniken

Vorsitz 1. Teil: Erdmann (Köln); Rahn (Münster)
Schwartzkopff (Düsseldorf): Diagnostik und Therapie der hypertrophen Kardiomyopathie
Wienzel (Essen): Endothelin und Endothelinantagonismen: Neuentdecktes humorales System – Neue Ansätze in der Behandlung kardiovaskulärer Erkrankungen
Kribben (Essen): Mechanismen des akuten Nierenversagens
Vorsitz 2. Teil: Häussinger (Düsseldorf); Schatz (Bochum)
Vanhoefer (Essen): Biochemische Grundlagen der Zytostatikaresistenz – präklinische Grundlagen der Therapieoptimierung und Tumorselektivität
Hahn (Bochum): Krebs – Molekulare Erkrankung der Signaltransduktion am Beispiel von DPC4/Smad beim Pankreaskarzinom
Wolf (Köln): Neue Entwicklungen in der Lymphom-Forschung

3. Seminar: Infektionskrankheiten: Neue diagnostische und therapeutische Ansätze

Vorsitz 1. Teil: Lüderitz (Bonn); Reis (Mönchengladbach)
Pfyffer (Zürich): Diagnostik und Therapie der Tuberkulose: Neues Licht auf eine alte Infektionskrankheit
Bauriedel (Bonn): Die koronare Herzerkrankung – eine Infektionskrankheit
Malfertheiner (Magdeburg): Das Ulkusleiden – eine Infektionskrankheit
Vorsitz 2. Teil: Grabensee (Düsseldorf); Vetter (Bonn)
Werdan (Halle): Die Sepsis – Rolle der Cytokine
Peters (Münster): Der Nachweis multiresistenter Erreger – Wie gehen wir damit um?
Zeitz (Homburg): Die infektiöse Diarrhoe: Diagnostik, Differentialdiagnostik und Therapie
Festvortrag:
Rietschel (Borstel): Unsterbliche Musik und todbringende Keime: Vom Leben und Sterben berühmter Komponisten (mit Musikbeispielen)

7.-9. Dezember 2000

175. Tagung der RWGIM in der Medizinischen Klinik Düsseldorf. Ausschußssitzung 8.12. abends im Parkhotel Düsseldorf; Mitgliederversammlung am 9.12. morgens in der Mediz. Klinik. Ausstellung: 125 Jahre Deutsche Medizinische Wochenschrift

1. Kurse

Schwartzkopff (Düsseldorf): Grundlagen der Echokardiographie
Gillissen (Bonn); Schwalen (Düsseldorf): Bronchoskopie

2. Kasuistiken in der inneren Medizin – Was lernen wir für die Praxis

(20 Vorträge à 7 Minuten)

3. Symposium: Bakterielle Resistenz

Vorsitz: Wiedemann/Glasmacher (Bonn)
Wiedemann (Bonn): Molekularbiologische Mechanismen der Resistenzentwicklung
Geiss (Heidelberg): Epidemiologie und krankenhaushygienische Aspekte resistenter Erreger
Paar (Bonn): Pharmakokinetik von Antibiotica und Resistenzentwicklung
Glasmacher (Bonn): Einfluß von Antibiotikastrategien auf die Resistenzentwicklung

4. Festvorträge

a) Reis (Mönchengladbach); Strohmeyer (Düsseldorf): 175. Tagung der RWGIM – Rückblick und Bilanz
b) Winnacker (Präs. der DFG) (Bonn): Forschungsförderung in Deutschland

5. Hauptthema:

Therapie und Pathogenese internistischer Krankheitsbilder

Abschnitt I
Vorsitz I. Teil: Erdmann (Köln), Strauer (Düsseldorf)
Heintzen (Düsseldorf): Therapie des akuten Myocardinfarkts
Radke (Aachen): Therapie und Prävention der In-Stent-Stenose
Baumgart (Essen): Koronare Vasomotion epikardialer Koronararterien
Vorsitz II. Teil: Hanrath (Aachen); Gülker (Wuppertal)
Boehm (Köln): Therapie der Herzinsuffizienz
Schwinger (Köln): Intrazelluläre Karzinomhomöostase und Kontraktionskraft
Vorsitz III. Teil: Grosser (Krefeld); Konietzko (Essen)
Gilissen (Bonn): Therapie der chronisch-abstruktiven Lungenerkrankung
Bartling (Bochum): Viren und Exacerbation der chronisch-obstruktiven Lungenerkrankung
Abschnitt II
Vorsitz I. Teil: Mann (Essen); Scherbaum (Düsseldorf)
Schatz (Bochum): Therapie des Diabetes mellitus
Pfeiffer (Bochum): Pathogenese der diabetischen Retinopathie
Hopt (Rostock): Organtransplantation beim Diabetiker
Hausberg (Münster): Sympathische Nervenaktivität nach Nierentransplantation
Abschnitt III
Vorsitz: Domschke (Münster); Matern (Aachen)
Caselmann (Bonn): Therapie der Virushepatitis
Häussinger (Düsseldorf): Therapie der hepatischen Enzephalopathie
Gerken (Essen): Therapie des akuten Lebrversagens: konservativ
Hirner/Kalff(Wolff (Bonn): Therapie des akuten Leberversagens: chirurgisch
Holtmann (Essen): Pathomechanismen funktioneller gastrointestinaler Störungen
6. Podiumsdiskussion: Aids- eine heilbare Erkrankung
Vorsitz: Erdmann (Köln); Moderation: T. Sauerbruch und 5 weitere Teilnehmer
7. Freie Vorträge
29 Freie Vorträge: 7 zum Thema Kardiologie; 7 zum Thema Gastroenterologie-Hepatologie; 4 zum Thema Endokrinologie; 6 zum Thema Nephrologie; 5 zum Thema Hämatologie-Onkologie
8. Posterlunch
45 Posterbeiträge zu verschiedenen Themenbereichen

<u>2./3. November 2001</u>
176. Tagung der RWGIM in Zusammenarbeit mit dem Herzzentrum der Universität zu Köln im Maritim Hotel Köln.
Tagungsleitung E. Erdmann, Köln.
1. und 2. Tag:
Hauptthema:
Was ist neu in der Inneren Medizin?
Referate:
Was ist neu in der Rheumatologie?
T. Epplen, Bochum: Immungenetik entzündlich rheumatischer Erkrankungen
E. Genth, Aachen: Neue Erkenntnisse zum klinischen Verlauf rheumatischer Erkrankungen
Was ist neu in der Endokrinologie?
K. Mann, Essen: Neue Studienergebnisse zur Therapie und Prognose des Morbus Basedow
D. Müller-Wieland, Düsseldorf: Was gibt es Neues an klinisch relevanten Grundlagen bei Adipositas und Insulinresistenz
Was ist neu in der Angiologie?
H. Rieger, Engelskirchen: Koronare-, Karotis- und Beinstrombahn: Das Bermudadreieck des Angiologen?
M. Ludwig, Bonn: Welche Bedeutung haben neue Ultraschallverfahren in der Gefäßdiagnostik?
Was ist neu in der Kardiologie?
J. vom Dahl, Mönchengladbach: Moderne Ischämiediagnostik in der Kardiologie

D. Beuckelmann, Köln: Therapie der instabilen Angina pectoris: Entspricht die Studienlage der Praxis?

Was ist neu in der Pneumologie?

U. Costabel, Essen: Neue Aspekte zur Klassifizierung der interstitiellen Lungenerkrankungen

K. Rasche, Bochum: Bedeutung schlafbezogener Atmungsstörungen für die Innere Medizin

Was ist neu in der Nephrologie?

J. Floege, Aachen: Diabetische Nephropathie: Neue experimentelle Erkenntnisse zur Pathogenese und Therapieoptionen

T. Philipp, Essen: Diabetische Nephropathie: Aktuelle klinisch-therapeutische Aspekte

Was ist neu in Hämatologie und Onkologie?

A. Engert, Köln: Monoklonale Antikörper: eine neue Säule in der Hämatologie und Internistischen Onkologie

M. Thomas, Münster: Neue therapeutische Konzepte beim Bronchialkarzinom

Was ist neu in der Gastroenterologie?

D. Häussinger, Düsseldorf: Aktueller Erkenntnisstand bei cholestatischen Zuständen

L. Greiner, Wuppertal: Die Sonographie des Internisten – Stand 2001

Festvortrag: K. Bergdolt, Köln „Das Janusköpfige an der Medizin – Überlegungen zur Genforschung aus historischer Sicht"

12 jeweils thematisch passende freie Kurzvorträge wurden im Rahmen der Hauptsitzungen gehalten.

Poster-Lunch: 36 Beiträge.

Industrie-Ausstellung: 17 Aussteller und Sponsoren

25./26. Oktober 2002

177. Tagung der RWGIM in der Gastronomie im Stadtpark in Bochum.

Tagungsleitung H. Schatz, Bochum

1. und 2. Tag:

Hauptthema:

Neues, Bewährtes und Veraltetes in der Inneren Medizin – eine Standort-Bestimmung

Referate:

E. Erdmann, Köln:	in der Kardiologie
H. Rieger, Engelskirchen	in der Angiologie
N. Niederle, Leverkusen:	in Hämatologie und internistischer Onkologie
T. Philipp, Essen:	in der Nephrologie/Hypertensiologie
G. Schultze-Werninghaus, Bochum	in der Pneumologie
E. Genth, Aachen:	in der Rheumatologie
K. Werdan, Halle:	in der internistischen Intensivmedizin
A.M. Gressner, Aachen:	in der Laboratoriumsmedizin
W. Heindel, Münster:	in den bildgebenden Verfahren
T. Sauerbruch, Bonn:	in der Gastroenterologie
W.A. Scherbaum, Düsseldorf:	in Endokrinologie und Diabetologie

Gastvortrag: D. Müller-Oerlinghausen, Berlin „Interaktionen zwischen Pharmazeutischer Industrie und Ärzteschaft – cui bono?"

14 thematisch passende freie Kurzvorträge wurden im Rahmen der Hauptsitzungen gehalten. - Postersitzungen: 75 Beiträge.

Organisation der Industrieausstellung durch Ruhr-Agentur B. Müller, Hattingen: 19 Aussteller und Sponsoren.

7./8. November 2003

178. Tagung der RWGIM im Bayer-Kommunikationszentrum in Leverkusen

Tagungsleitung: N. Niederle, Leverkusen

Hauptthema:

Innere Medizin im Zentrum interdisziplinärer Kooperation. – Interdiziplinäre Ansätze in der Endokrinologie, Onkologie, Palliativmedizin, bei kardiovaskulären Erkrankungen, in der Gastroenterologie, in der Hämatologie, Freie Vorträge, Kasuistiken, Poster

Referate:

Palliativmedizin/Schmerztherapie

L. Radbruch, Aachen: Das Fatigue-Syndrom: Ein diagnostisches und therapeutisches Problem

M. Kloke, Essen: Pharmakologische Therapie von Nausea und Emesis

C. Gropp, Gütersloh: Strukturierung einer Palliativstation

H. Delbrück, Wuppertal: Rehabilitation: Pro und Kontra

Kardiovaskuläre Erkrankungen

G. V. Sabin, Essen: Moderne Bildgebung kardiovaskulärer Erkrankungen

G. O. Kerkhoff, Essen: Neue schnelle kardiale Bildgebung – EBT/MSCT: Diagnostische Möglichkeiten und Integration in den klinischen Alltag

O. Bruder, M. Jochims, W. Schüler, W. Schulte, u. Constabel, J. Barkhausen, G. V. Sabin, Essen: Cardio-MRT in der Diagnostik der kardialen Sarkoidose

B. Schwartzkopff, Düsseldorf: Klinik, Diagnostik und Therapie der hypertrophen Kardiomyopathie

R. Geppert, Leverkusen: Interdisziplinäre Notaufnahme – 3 1/2 Jahre Erfahrung

F. M. Baer, Köln: Verfahren der koronaren Revaskularisation

T. I. Schneider, V. Schlienkamp, D. Moka, H. W. Höpp, F. M. Baer, Köln: Prävention der In-Stent-Restenose durch intrakoronare Bestrahlung mit ^{188}Rhenium

W. Jansen, Leverkusen: Management des akuten Myokardinfarktes im Zeitraum 1990-2002 in einem Schwerpunktkrankenhaus. Was hat sich geändert?

M. Brehm, Düsseldorf: Stammzellen nach Myokardinfarkt

Hämatologie

C. Aul, Duisburg: Myelodysplastisches Syndrom – Klassifikation und Therapie

D. W. Beelen, Essen: Hämatopoietische Stammzellentransplantation – ein kuratives internistisches Verfahren auf interdisziplinärer Basis

P. Koch, Münster: Interdisziplinäre Diagnostik und Therapie gastrointestinaler Lymphome

S. Schmitz, Köln: Kompetenznetzwerk Lymphome

C. Lange, T. Heuer, D. Kohl, D. Berkovic, H. E. Reis, Mönchengladbach: Chlorome der Ovarien als seltene Manifestation einer akuten myeloischen Leukämie

G. Strohmeyer, Düsseldorf: 100 Jahre Rheinisch-Westfälische Gesellschaft für Innere Medizin

Festvortrag

M. Schneider, Leverkusen: Globalisierung – Fluch oder Segen

Gastroenterologie

H. E. Adamek, Leverkusen: Vorsorgekoloskopie: Ist die virtuelle Untersuchung schon Realität?

F. L. Dumoulin, Bonn: Interdisziplinäre Diagnostik und Therapie von Gallenwegserkrankungen

T. Heuer, H. Gerards, D. Berkovic, H. E. Reis, Mönchengladbach: Intraductale Endosonographie des Gallenganges mit der 20MHz-Minisonde: Teuere Spielerei oder diagnostischer Zugewinn?

M. Schepke, L. Koch,Rabe, J. Heller, H. Schild[1], T. Sauerbruch, Bonn: Klinische Bedeutung portal-hämodynamischer Messparameter bei TIPS-Anlage für den Langzeitverlauf

H. Rhode, I. de Haas, G. Richter, K. Schwarz, Köln: Hämorrhoiden: Sind sie wirklich so häufig wie allgemein angenommen?

W. Hoffmann, Herne: Interdisziplinäre gastroenterologisch-chirurgische Station – aus der Sicht des Internisten

K. H. Vestweber, Leverkusen: Aus der Sicht des Chirurgen

Ausgewählte Literatur

Ackermann, Helmut: „Ich bin krank gewesen ..." Das Evangelische Krankenhaus Düsseldorf 1849-1999, Düsseldorf 1999.

Alemann-Schwartz, Monika von: „... dem Menschen verpflichtet". Die Geschichte der Stiftung Evangelisches Kranken- und Versorgungshaus zu Mülheim an der Ruhr 1850-2000, Mülheim an der Ruhr 2000.

Brünner,H./Eigler,F.W./Kort,J.: 100 Jahre Vereinigung Niederrheinisch-westfälischer Chirurgen, Oberhausen 1998.

Brzosa, Ulrich: 100 Jahre Caritasverband für die Stadt Düsseldorf, Köln/Weimar/Wien 2004

Budelmann, Günther: 50 Jahre Nordwestdeutsche Gesellschaft für innere Medizin 1924-1974 – Daten und Erinnerungen, o.O. und o.J. (1974).

Classen, Meinhard (Hg.): Internisten und Innere Medizin im 20. Jahrhundert, München/Wien/Baltimore 1994.

Classen, Meinhard (Hg.): Tagungen der Deutschen Gesellschaft für Verdauungs- und Stoffwechselkrankheiten 1914-1997, 2. Bde, Gräfelfing 1997.

Claussen, Gerd: Beitrag zur Geschichte des Baues I der ehemaligen Krankenanstalten des jetzigen Gebäudes 14.79 der Universität Düsseldorf, Düsseldorf 1987.

Creutzfeldt, Werner/Martini, Gustav Adolf/Strohmeyer, Georg: Meilensteine der Gastroenterologie und Stoffwechselforschung in den deutschsprachigen Ländern, Freiburg 1997.

Das Krankenhaus Detmold im Wandel der Zeiten, hg.v. Kreiskrankenhaus Detmold, Detmold 1986.

Dokumente zur neueren Geschichte der Hepatologie, zusammengestellt von Franz Hermann Franken, Mannheim 1969.

Esch, Michael G./Griese, Kerstin/Sparing, Frank/Woelk, Wolfgang (Hg.): Die Medizinische Akademie Düsseldorf im Nationalsozialismus, Düsseldorf 1997.

Fischer, Rolf: Im Dienste des Menschen. 1876-2001: 125 Jahre Städtische Kliniken Dortmund, Dortmund 2001.

Franken, Franz Hermann: Auf schmalem Grat. Band 3: Kliniker in Düsseldorf und Wuppertal, Teil 1: Düsseldorf 1956 – 1970, Düsseldorf 2002.

Gatz, Erwin: Hospitäler und Krankenhäuser im Kreise Kempen-Krefeld, Kempen 1970.

Gesundheit in der Industriestadt. Medizin und Ärzte in Düsseldorf 1802 –1933. Ein Findbuch zu den Quellen, bearb. von Wolfgang Woelck, Düsseldorf 1996.

Huerkamp Claudia: Der Aufstieg der Ärzte im 19. Jahrhundert. Vom gelehrten Stand zum professionellen Experten: Das Beispiel Preußens (Kritische Studien zur Geschichtswissenschaft 68), Göttingen 1985.

Hundert Jahre Deutsche Gesellschaft für innere Medizin. Die Kongreß-Eröffnungsreden der Vorsitzenden 1882-1982, hg. von H.G. Lasch und B. Schlegel, München 1982.

100 Jahre Verein der Ärzte Düsseldorfs. Festschrift zur Erinnerung an die Gründung des Vereins im Jahre 1865, hg. im Auftrag der Ärztekammer Nordrhein, Kreisstelle Düsseldorf und Hans Schadewaldt, in Zusammenarbeit mit Johannes Chevalier, Neuss 1965.

100 Jahre Bergmannsheil, hg.v. der Bergbau-Berufsgenossenschaft Bochum, Bochum o.J.

125 Jahre Alfried Krupp von Bohlen und Halbach-Krankenhaus. Der Patient zwischen Technik und Zuwendung, Essen 1995.

125 Jahre Allgemeines Krankenhaus für die Stadt Hagen 1853-1978, Hagen o.J.

125 Jahre Ferdinand-Sauerbruch-Klinikum Wuppertal-Elberfeld, Wuppertal o.J.

125 Jahre St,Marien-Hospital Lünen 1865-1990, Hamm 1990.

Jütte, Robert (Hg.): Geschichte der deutschen Ärzteschaft. Organisierte Berufs- und Gesundheitspolitik im 19. Und 20. Jahrhundert, Köln 1997.

125 Jahre Kliniken Maria Hilf Mönchengladbach, Mönchengladbach 1979.

Kaiser, Gert (Hrsg.): Jahrbuch der Heinrich-Heine-Universität Düsseldorf 2002: Max Plassmann und Karoline Riener: Die ersten Jahre der Universität Düsseldorf (1965-1970) – von der „schleichenden" Gründung bis zum Namensstreit. Düsseldorf 2003

Klinikum Leverkusen, hg.v. Verlag „Das Journal", Leverkusen o.J.
Krause, Paul: Zur Geschichte der Rheinisch-westfälischen Gesellschaft für innere Medizin (Arbeiten zur Kenntnis der Medizin im Rheinland und in Westfalen, Heft 2), Jena 1929.
Labisch, Alfons (Hg.): Johann Peter Brinckmann. Patriotische Vorschläge zur Verbesserung der Medicinalanstalten hauptsächlich der Wundarznei und Hebammenkunst auf dem Platten Land., Düsseldorf 1997.
Lüderitz, B./Arnold, G. (Hg.): 75 Jahre Deutsche Gesellschaft für Kardiologie – Herz- und Kreislaufforschung, Berlin/Heidelberg/New York 2002.
Ludwig, Hans (Hg.): Vom Programm zur Botschaft. Deutsche Gesellschaft für Gynäkologie und Geburtshilfe, o.O. 2002.
Meuthen, Erich: Kölner Universitätsgeschichte, 3 Bde., Köln/Wien 1988.
Moritz, Maria S.: Deutsche Kliniker um die Jahrhundertwende, Köln 1958.
Müller, Walter: Vom Wöchnerinnenasyl zum Universitätsklinikum. Die Geschichte des Städtischen Krankenhauswesens in Essen, Münster 1981.
Murken, Axel Hinrich (Hg.): Festschrift zum 25jährigen Bestehen der Medizinischen Fakultät der Rheinisch-Westfälischen Technischen Hochschule Aachen, Aachen 1991.
Murken, Axel Hinrich: Vom Armenhospital zum Großklinikum, Köln 1988.
„Nicht nur zur Pflege der Kollegialität" – Verein der Ärzte Düsseldorfs vor 125 Jahren gegründet, in: Rheinisches Ärzteblatt, Heft 12 vom 25. Juni 1990.
Pomiluek, Klaus-Dieter: „... ein Denkmal edlen Bürgersinns ..." 150 Jahre Städtische Krankenanstalten Krefeld, Krefeld 1995.
Rheinisch-Westfälische Gesellschaft für Innere Medizin. Mitgliederverzeichnis und Satzung. Stand: 1. März 1997.
Rheinisch-Westfälische Gesellschaft für Innere Medizin: Einladungen/Tagesordnungen 1947 - 2002.
Rheinisch-Westfälische Gesellschaft für Innere Medizin: Satzungen, Vereinsregistereintragungen (Amtsgericht Düsseldorf).
Rheinisch-Westfälische Gesellschaft für Innere Medizin: Sitzungsberichte 1926 – 1939 (Münchener Medizinische Wochenschrift).
Rumpe, Robert: Die Gesundheitspflege in der Provinz Westfalen (= Arbeiten zur Kenntnis der Medizin im Rheinland und in Westfalen, Heft 12), Jena 1933.
Rumpe, Robert: Die Gesundheitspflege in der Rheinprovinz (= Arbeiten zur Kenntnis der Medizin im Rheinland und in Westfalen, Heft 5), Jena 1931.
Schadewaldt, Hans: Düsseldorf und seine Krankenanstalten, Düsseldorf 1969.
Schadewaldt, Hans (Hg.): Von der Medizinischen Akademie zur Universität Düsseldorf 1923-1973, Düsseldorf 1973.
Schönberg, Volker: Die Geschichte der I. Medizinischen Klinik A und B an der Universtität Düsseldorf von der Begründung im Jahr 1907 bis zum Jahre 1973, Dissertation Düsseldorf 1975.
Schoenemann, Julius: St. Elisabeth-Krankenhaus Köln-Hohenlind. 24 Jahre Medizinische Klinik, Köln 2000.
Schott, Heinz (Hg.): Universitätskliniken und Medizinische Fakultät Bonn 1950-2000, Festschrift zum 50jährigen Jubiläum des Neuanfangs auf dem Venusberg, Neuwied 2000.
Simons, Konrad: 125 Jahre Evangelischer Krankenhausverein zu Aachen. Luisenhospital Haus Cadenbach 1867-1992, Aachen 1992.
Sonnwald, Karl-Heinz: Die Entwicklung des Krankenhauswesens der Stadt Dortmund von 1849 bis zum Ausbruch des Ersten Weltkrieges 1914, Münster 1981.
Toellner, Richard: Medizin in Münster, in: Festschrift zur 200-Jahrfeier. Die Universität Münster 1780-1980, Münster 1980, S.285-307.
Vom Klösterchen zum Klinikum 1896-1996: Marien-Krankenhaus Bergisch Gladbach, Bergisch Gladbach 1996.
Zöllner, Nepomuk/Hofmann Alan F.: Siegfried Thannhauser (1885 – 1962) Ein Leben als Arzt und Forscher in bewegter Zeit, o.O. 2000.

Sachregister

Personenregister

Bildquellenverzeichnis

Alfried-Krupp-Krankenhaus, Essen: 86; Archiv der Kaiserswerther Diakonie, Fachbibliothek für Frauen-Diakonie und Fliedner-Archiv (AKD): 48,84; Archiv der Verfasser: 1, 31, 36, 40, 45, 59, 73, 74; Ärztekammer Nordrhein, Kreisstelle Düsseldorf: 17; Bayer Archiv, Leverkusen: 58; J.F. Bergmann Verlag, München: 27, 39 (aus: Hundert Jahre Deutsche Gesellschaft für innere Medizin. Die Kongreß-Eröffnungsreden der Vorsitzenden 1882-1982, hrsg. von H.G. Lasch u. B. Schlegel, 1982); Berufsgenossenschaftliche Krankenanstalten Bergmannsheil, Universitätsklinik, Bochum: 70-72; Bundesarchiv, Koblenz: 28; Deutscher Ärzte-Verlag, Köln: 2, 5-11, 25, 32-35 (aus: Robert Jütte, Hrsg., Geschichte der deutschen Ärzteschaft. Organisierte Berufs- und Gesundheitspolitik im 19. und 20. Jahrhundert, 1997); DUMONT Buchverlag, Köln: 3, 4, 46, 47 (aus: Axel Hinrich Murken, Vom Armenhospital zum Großklinikum. Die Geschichte des Krankenhauses vom 18. Jahrhundert bis zur Gegenwart, 1988); Heinle, Wisch und Partner, Stuttgart: 57; Heinrich Heine Universität Düsseldorf, Universitätskliniken: 63, 66; Herz- und Diabeteszentrum Nordrhein-Westfalen, Bad Oeynhausen: 76; Klartext Verlag, Essen: 68 (aus: Die Medizinische Akademie Düsseldorf im Nationalsozialismus, hrsg. von Michael G. Esch u.a., 1997); Klinikum Leverkusen: 81, 82; Paul Krause, Zur Geschichte der Rheinisch-westfälischen Gesellschaft für innere Medizin, Verlag Gustav Fischer, Jena 1929: 20-24, 29,30; Kupka Verlag, Düsseldorf: 16 (aus: Johann Peter Brinckmann, Patriotische Vorschläge ... (1778), Einführung: Alfons Labisch, 1997); Länderdienst-Verlag, Berlin: 60-64, 69 (aus: Hans Schadewaldt, Hrsg., Von der Medizinischen Akademie zur Universität Düsseldorf 1923-1973. Festschrift, 1973); Rheinisches Bildarchiv, Köln: 55; Ferdinand Schöningh, Paderborn, Verlagsarchiv: 15, 38; St. Elisabeth-Krankenhaus, Köln-Hohenlind: 80; Stadtarchiv Krefeld: 85; Stadtgeschichtliches Museum Düsseldorf: 18; Stadtmuseum Köln: 56; Städtische Kliniken Dortmund: 87; Universitätsklinik Marienhospital Herne, Pressestelle: 75; Universitätskliniken und Medizinische Fakultät Bonn 1950-2000. Festschrift zum 50jährigen Jubiläum des Neuanfangs auf dem Venusberg, hrsg. von Heinz Schott, Bonn 2000: 49-54, 67; Universität Wien, Institut für Geschichte der Medizin: 41, 42; Urban & Schwarzenberg, München: 12-14, 43, 44, 65 (aus: Meinhard Classen, Hrsg., Internisten und Innere Medizin im 20. Jahrhundert, 1994); Vereinigung Niederrheinisch-Westfälischer Chirurgen: 19; Verlag Dr. Rudolf Georgi, Aachen: 83 (aus: Konrad Simons, 125 Jahre Evangelischer Krankenhausverein zu Aachen, 1992. Photo: Walter J. Neumann); Verlag Murken-Altrogge, Münster: 77-79 (aus: Walter Müller, Vom Wöchnerinnenasyl zum Universitätsklinikum. Die Geschichte des Städtischen Krankenhauswesens in Essen, 1981); Nepomuk Zöllner/Alan F. Hofmann, Siegfried Thannhauser (1885-1962). Ein Leben als Arzt und Forscher in bewegter Zeit, München/San Diego 2000: 26; 37.